重庆市社会科学规划科普项目

药名体诗词中药注解

主 编 孙景环

主 审 李延萍

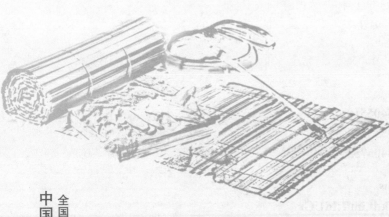

全国百佳图书出版单位

中国中医药出版社

·北京·

图书在版编目（CIP）数据

药名体诗词中药注解 / 孙景环主编. -- 北京 ： 中
国中医药出版社，2025.2.
ISBN 978-7-5132-9326-6

Ⅰ．R28

中国国家版本馆 CIP 数据核字第 2025GF8954 号

中国中医药出版社出版

北京经济技术开发区科创十三街 31 号院二区 8 号楼
邮政编码　100176
传真　010-64405721
河北省武强县画业有限责任公司印刷
各地新华书店经销

开本 710×1000　1/16　印张 24　字数 376 千字
2025 年 2 月第 1 版　2025 年 2 月第 1 次印刷
书号　ISBN 978-7-5132-9326-6

定价　95.00 元
网址　www.cptcm.com

服 务 热 线　010-64405510
购 书 热 线　010-89535836
维 权 打 假　010-64405753

微信服务号　zgzyycbs
微商城网址　https://kdt.im/LIdUGr
官 方 微 博　http://e.weibo.com/cptcm
天猫旗舰店网址　https://zgzyycbs.tmall.com

如有印装质量问题请与本社出版部联系（010-64405510）

重庆市社会科学规划科普项目

本图书为 2024 年度重庆市社科规划科普项目：古代药名体诗词整理及中药注解研究（批准号：2024KP036）的项目成果。

编 委 会

中药的诗意，自西周初期至春秋中叶的《诗经》起，到唐宋元明清时期的诗词歌赋，均可见其踪迹。药名体，作为一个特殊的诗词文化现象，承载了中医药几千年厚重的文化，尤其是人文。已知药名诗最早诞生于南朝时期，以药名罗列镶嵌入诗，这与当时的中药知识普及密切相关。至唐宋时期，诗词文化繁荣，药名体诗词多见于唐宋诗词集、医药文学著作及医学史料中。元代，文人仕途受限，传统诗词逐渐式微，新兴的散曲和杂剧共同构成了"元曲"，其间还出现了药名体的元曲作品。明清时期，药名体已成为一种展示文人技艺的文体，"本草戏"也随之而生。

以诗歌为载体进行中医药文化传承，对诗歌形式的多样化发展起到了一定的促进作用。纸上风雅，纸下用实。医药名入诗词，也是疗己心。如"四海无远志，一溪甘遂心"的黄庭坚，"湖海早知身汗漫，谁伴？只甘松竹共凄凉"的辛弃疾；亦有王安石用药名体来劝酒，孔平仲用其来送别，陈亚用其来解相思。中药名中所含的词汇也极为雅致，如半夏、茯苓、紫菀、青黛，恰如女子之名，白薇、黄芩、泽兰、豆蔻、红花，清雅如画。药名寓意，如姜维《报母书》云"良田百顷，不计一亩，但见远志，无有当归"，乃魏主令姜母托病求寄当归，姜维用中药远志、当归回信，以明志向高远，且表不归降之决心。

药之诗意，在其名雅，在其意美。诗词之中，融入中药，草木医人，诗词医俗。本草芬芳，千年诗香。闲读诗词，美不胜收。忙中用药，救人疾苦。闲忙相宜，以美传技。吾等历经三年，收集从南北朝至清代药名体诗词，共157首，集高朋胜友，合众弟子，查阅典籍，详注细解，并呈恩师审之。药诗文化，流传千年，收集整理，意在传承，启儿童之蒙，共青年之鸣，引学者之玉，行而不辍，乃出版之本意。

诗有雅俗，药分五味，众口难调，书中难免有瑕，望读者海涵。注解引用诸家本草典籍，参考注明若有所漏，亦请君子谅吾所失。

孙景环

2024年5月于重庆

注解说明

　　药名诗是杂体诗的一种，其特点是以药名罗列镶嵌入诗，即诗人根据药名表面词义和药物的特性，采取借代、双关、比喻等修辞手法，择要将药名嵌入诗中。本书根据引入药名的不同方式，进行筛选注解。引用形式说明如下：

　　1. 本义引用。

　　本义引用为直接引入药名，药名在诗中的词义仅是药名本身的意义。如《王良百一歌·医候十首·九》为："天门还治肺，地骨也医肝。心热黄芩妙，人参性不寒。"诗中引入中药"天门冬""地骨皮""黄芩""人参"，为中药本义。

　　2. 双关引用。

　　双关引用有谐音双关和语义双关两种形式。谐音双关，是利用中药名的同音或音近条件构成的双关。如"地居京界足亲知，倩借寻常无歇时"中的"京界"谐音中药"荆芥"。语义双关，是利用中药名的字面多义性构成的双关，如《药名诗奉送杨十三子问省亲清江》中的"杨侯济北使君子，幕府从容理文史"，"使君子"既是中药，也表明了杨侯的身份；"从容"既谐音中药"肉苁蓉"，也使用语义双关表达了诗人对世事的淡定从容之态。

　　3. 比喻引用。

　　比喻引用指诗中所用中药名的词义是比喻义。如"一时罗列遍，先与推大腹"中的"大腹"为中药"大腹皮"，诗中将"大腹"比喻为重要的战略要地。

　　4. 借代引用。

　　借代引用指用药名的典型特征代指其他事物。如"野翁宜散诞，故纸任纵横"中"故纸"为中药"补骨脂"，别名"破故纸"，诗中指旧书籍。

　　5. 离合引用。

　　明代徐师曾在《文体明辩》中指出"离合诗有四体……其四，不离偏旁，但以一物二字离于一句之首尾，而首尾相续为一物，如县名、药名，离合是也"。以离合的方式将药名隐藏于相连的两个诗句中，即为离合引用。如"江皋岁暮相逢地，黄叶霜前半夏枝"第一句的末尾字"地"与第二句的首字"黄"，构成中药名"地黄"。

　　6. 省字引用。

　　省字引用指将药名所属的科属、用药部位或药名中的某个字为了诗词意义的需要而省略。如"同槃夜结合欢带，织女新嫁牵牛夫"中的"合欢"为中药"合欢花"省去"花"，"牵牛"为中药"牵牛子"省去"子"。

南北朝

奉和药名诗 …………………………………………… 003
药名诗 ……………………………………………… 005
奉和竟陵王药名诗 ………………………………… 007
药名诗 ……………………………………………… 011

唐 代

答鄱阳客药名诗 …………………………………… 017
药名诗 ……………………………………………… 019
药名离合夏日即事三首·其一 …………………… 020
药名离合夏日即事三首·其二 …………………… 021
药名离合夏日即事三首·其三 …………………… 022
和袭美怀锡山药名离合二首·其一 ……………… 023
和袭美怀锡山药名离合二首·其二 ……………… 024
怀锡山药名离合二首·其一 ……………………… 025
怀锡山药名离合二首·其二 ……………………… 026
药名联句 …………………………………………… 027
奉和鲁望药名离合夏月即事三首·其一 ………… 032
奉和鲁望药名离合夏月即事三首·其二 ………… 033
奉和鲁望药名离合夏月即事三首·其三 ………… 034
庭前 ………………………………………………… 035
王良百一歌·医候十首·九 ……………………… 036
游登高山 …………………………………………… 037

宋 代

登湖州销暑楼 ……………………………………… 041
生查子·其四·同上 ……………………………… 043

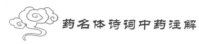

句·其三 …………………………………………… 045

句·其七 …………………………………………… 045

药名诗 ……………………………………………… 046

嗤人面黑 …………………………………………… 047

再作药名诗一首寄宣父并用本字更不假借此诸名布在本草中虽或
　　隐晦然以为不当但取世俗之所知而遗其所不知亦君子之用心也
　　至于搜索牵合亦可以发人意思而消磨光景请宣父同作 …… 048

送李思中服阕入京 ………………………………… 056

酬惠诗 ……………………………………………… 059

再作药名诗一篇呈器之 …………………………… 061

七夕一首呈席上 …………………………………… 067

寄芸叟年兄（药名） ……………………………… 069

再赋·其一 ………………………………………… 077

再赋·其二 ………………………………………… 078

新作西庵将及春景戏成两诗请李思中节推同赋·其一 … 080

新作西庵将及春景戏成两诗请李思中节推同赋·其二 … 082

药名离合四时四首·其一 ………………………… 084

药名离合四时四首·其二 ………………………… 085

药名离合四时四首·其三 ………………………… 086

药名离合四时四首·其四 ………………………… 087

药名离合寄孙虢州·其一 ………………………… 088

药名离合寄孙虢州·其二 ………………………… 090

与董承君棋辄胜四筹作药名五言诗奉戏 ………… 092

萧器之小饮诵王舒公药名诗因效其体 …………… 098

宣甫寄示庐山高药名诗亦作一首奉酬不犯唱首兼用本字
　　更不假借 ……………………………………… 102

西安谒陆蒙者老大夫观著述之富戏用蒙老新体作·其二 … 107

港口野步怀归 ……………………………………… 111

和子由记园中草木十一首·其八 ………………… 113

再赋·其一 ………………………………………… 114

再赋·其二 ………………………………………… 116

再赋·其一 …………………………………………………… 118

再赋·其二 …………………………………………………… 119

寄芸叟（药名）其一 ………………………………………… 121

代陈均辅赠马则贤 …………………………………………… 122

生查子·其一·药名寄章得象陈情 ………………………… 127

药名诗奉送杨十三子问省亲清江 ………………………… 129

荆州即事药名诗八首·其一 ……………………………… 136

荆州即事药名诗八首·其二 ……………………………… 137

荆州即事药名诗八首·其三 ……………………………… 138

荆州即事药名诗八首·其四 ……………………………… 139

荆州即事药名诗八首·其五 ……………………………… 140

荆州即事药名诗八首·其六 ……………………………… 141

荆州即事药名诗八首·其七 ……………………………… 142

荆州即事药名诗八首·其八 ……………………………… 143

谢胡编校惠药医膝病遂以药名赋 ………………………… 144

河传·咏甘草 ………………………………………………… 146

行香子 ……………………………………………………… 148

寄题喻叔奇国傅郎中园亭二十六咏·其十五·药畦 …… 149

夜梦与罗子和论药名诗 …………………………………… 150

次耿令君药名韵 …………………………………………… 154

再次韵熟药名 ……………………………………………… 157

新秋药名·其一 …………………………………………… 158

新秋药名·其二 …………………………………………… 160

效皮陆体药名诗寄李献甫 ………………………………… 162

生查子·其二·药名闺情 ………………………………… 169

满庭芳·静夜思 …………………………………………… 171

定风波·用药名招婺源马荀仲游雨岩马善医 …………… 177

定风波·其三·再和前韵药名 …………………………… 179

施汤 ………………………………………………………… 180

减字木兰花 ………………………………………………… 181

既别羊王二君与同官会饮于城南因成一篇追寄 …………… 183

和微之药名劝酒 …………… 186

山家小憩即景效药名体 …………… 190

清真香歌 …………… 192

药名一绝 …………… 195

药名七夕行 …………… 196

次韵补之药名十绝·其一 …………… 199

次韵补之药名十绝·其二 …………… 200

次韵补之药名十绝·其三 …………… 202

次韵补之药名十绝·其四 …………… 203

次韵补之药名十绝·其五 …………… 205

次韵补之药名十绝·其六 …………… 206

次韵补之药名十绝·其七 …………… 207

次韵补之药名十绝·其八 …………… 208

次韵补之药名十绝·其九 …………… 209

次韵补之药名十绝·其十 …………… 210

次韵申伯上杭道中见示二首·其一 …………… 211

病中戏作本草诗 …………… 212

金 代

望蓬莱·十七首首化姚玹 …………… 223

元 代

采药 …………… 229

病后夏初杂书近况十首 …………… 232

画二首·其二 …………… 233

【中吕】粉蝶儿·海马闲骑（节选） …………… 234

满庭芳 …………… 242

药名诗 …………… 246

交趾桥市驿戏作药名诗 …………… 247

明　代

戏作次药名十首·其一 ……………………………… 253

戏作次药名十首·其二 ……………………………… 255

戏作次药名十首·其三 ……………………………… 257

戏作次药名十首·其四 ……………………………… 258

戏作次药名十首·其五 ……………………………… 260

戏作次药名十首·其六 ……………………………… 261

戏作次药名十首·其七 ……………………………… 263

戏作次药名十首·其八 ……………………………… 264

戏作次药名十首·其九 ……………………………… 266

戏作次药名十首·其十 ……………………………… 267

途次病目，因检药楪，戏作药名诗 ………………… 269

药房闲咏·其一 ……………………………………… 272

药房闲咏·其二 ……………………………………… 273

药名诗 ………………………………………………… 275

桂枝儿·其一 ………………………………………… 276

桂枝儿·其二 ………………………………………… 279

桂枝儿·其三 ………………………………………… 281

药名诗赠郑完·其一 ………………………………… 282

药名诗赠郑完·其二 ………………………………… 284

药名诗赠郑完·其三 ………………………………… 286

药名诗赠郑完·其四 ………………………………… 288

太行山五十韵 ………………………………………… 289

东园八景·其八·竹屏 ……………………………… 297

次倪孟明集药名之作呈徐梅所座主·其一 ………… 298

次倪孟明集药名之作呈徐梅所座主·其二 ………… 300

药名闺情诗二首·其一 ……………………………… 302

药名闺情诗二首·其二 ……………………………… 304

丁未岁病起入都有怀里中诸友作药名诗贻之 …… 306

赠史君美为黄云卿赋 ………………………………… 309

五月望舟中书怀 ······························ 313

北蛾驿戏作药名诗 ·························· 315

山居杂体药名 ································ 319

赠御医尹巨川 ································ 321

西游记 ······································ 323

和栖贤山居韵·其十七 ······················ 325

清 代

生查子·春闺·俱戏用药名 ·················· 329

生查子·夏闺·俱戏用药名 ·················· 331

生查子·秋闺·俱戏用药名 ·················· 333

生查子·冬闺·俱戏用药名 ·················· 335

菩萨蛮·闺情·再用药名二首·其一 ·········· 336

菩萨蛮·闺情·再用药名二首·其二 ·········· 338

凤凰台上忆吹箫·闺怨集药名 ················ 340

拟怀锡山药名离合二首·其一 ················ 344

拟怀锡山药名离合二首·其二 ················ 345

秋宵吟·避乱汉皋，得夔笙讣，泪枯词竭。长至阁雪，江云奔黯，

　谱此醉之 ································ 346

南乡子·其二·病集药名 ···················· 348

续断令·万红友出所制药名藏头词视余，辄戏为之 ···· 351

药名诗 ······································ 355

浣溪沙·集药名 ······························ 363

夏初临·药名闺怨，和周羽步 ················ 365

参考书目 ···································· 371

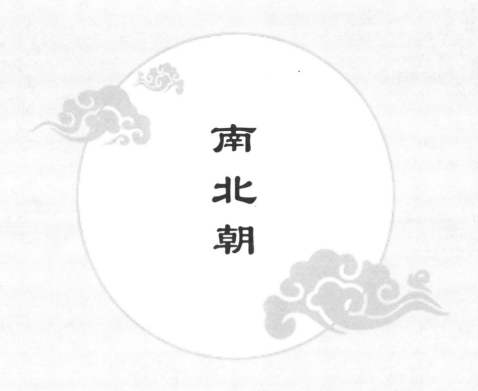

南北朝

奉和药名诗

庾肩吾

英王[1]牧荆[2]楚，听讼[3]出池台。

督邮[4]称蝗去，亭长[5]说乌来。

行塘[6]朱鹭响，当道[7]赤帷开。

马鞭[8]聊写赋，竹叶[9]暂倾怀。

【作者】庾肩吾（487—551），字子慎，一作慎之。中国南朝梁代文学家、书法理论家。初为晋安王萧纲常侍，历任云麾参军、兼记室参军。萧纲即帝位（简文帝），任度支尚书。《隋书·经籍志》载有《梁度支尚书庾肩吾集》十卷，唐代诗人李贺在《还自会稽歌序》中表达了未能见其遗文的遗憾。明代张溥辑有《庾度支集》，收入《汉魏六朝百三家集》中。

---

[1]英王：即玉英，神仙掌花的别名，为仙人掌科植物仙人掌及绿仙人掌的花。性味：甘，凉。功能主治：凉血止血；主治吐血。用法用量：内服，煎汤，3～9g。（《中华本草》）

[2]牧荆：为马鞭草科牡荆属植物牡荆的叶。性味：微苦、辛，平。归经：归肺经。功能主治：祛痰，止咳，平喘；主治风寒感冒、胃痛、疝气腹痛等。用法用量：9～30g（鲜品30～60g）；外用，适量，煎水洗或捣敷；鲜用，供提取牡荆油。（《全国中草药汇编》）

[3]听讼：《春秋元命苞》中有"树槐，听讼其下"之说。树槐即槐花，为豆科植物槐的花蕾及花。性味：苦，微寒。归经：归肝、大肠经。功能主治：凉血止血，清肝明目；主治肠风便血，痔疮下血，血痢，尿血，血淋，崩漏，吐血，衄血，肝热头痛，目赤肿痛，痈肿疮疡。用法用量：内服，煎汤，5～10g，或入丸、散；外用，适量，煎水熏洗，或研末撒。使用注意：脾胃

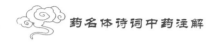

虚寒者慎服。(《中华本草》)

[4]督邮:即鬼督邮,徐长卿的别名。徐长卿为萝藦科植物徐长卿的干燥根和根茎。性味:辛,温。归经:归肝、胃经。功能主治:祛风,化湿,止痛,止痒;主治风湿痹痛,胃痛胀满,牙痛,腰痛,跌仆伤痛,风疹,湿疹。用法用量:3 ~ 12g,后下。(《中国药典》2020年版)

[5]亭长:葛上亭长的别名,为芫菁科动物豆芫菁的全虫。性味:辛,温;有毒。功能主治:逐瘀,破积,攻毒;主治血瘀经闭,癥瘕积聚,白癜。用法用量:内服,入丸、散,1 ~ 2只;外用,适量,捣烂敷,或煮酒搽。使用注意:内服宜慎,体弱者及孕妇禁服。(《中华本草》)

[6]行塘:行唐、莨菪、天仙子的别名,为茄科植物莨菪的干燥成熟种子。性味:苦、辛,温;有大毒。归经:归心、胃、肝经。功能主治:解痉止痛,平喘,安神;主治胃脘挛痛,喘咳,癫狂。用法用量:0.06 ~ 0.6g。使用注意:心脏病、心动过速、青光眼患者及孕妇禁用。(《中国药典》2020年版)

[7]当道:车前子的别名,为车前科植物车前或平车前的干燥成熟种子。性味:甘,寒。归经:归肝、肾、肺、小肠经。功能主治:清热利尿通淋,渗湿止泻,明目,祛痰;主治热淋涩痛,水肿胀满,暑湿泄泻,目赤肿痛,痰热咳嗽。用法用量:9 ~ 15g,包煎。(《中国药典》2020年版)《神农本草经疏》曰:"内伤劳倦、阳气下陷之病,皆不当用,肾气虚脱者,忌与淡渗药同用。"《本草汇言》曰:"肾气虚寒者,尤宜忌之。"

[8]马鞭:即马鞭草,为马鞭草科植物马鞭草的干燥地上部分。性味:苦,凉。归经:归肝、脾经。功能主治:活血散瘀,解毒,利水,退黄,截疟;主治癥瘕积聚,痛经经闭,喉痹,痈肿,水肿,黄疸,疟疾。用法用量:5 ~ 10g。(《中国药典》2020年版)

[9]竹叶:即淡竹叶,为禾本科植物淡竹叶的干燥茎叶。性味:甘、淡,寒。归经:归心、胃、小肠经。功能主治:清热泻火,除烦止渴,利尿通淋;主治热病烦渴,小便短赤涩痛,口舌生疮。用法用量:6 ~ 10g。(《中国药典》2020年版)

(孙景环、周红)

药 名 诗

王 融

重台[1]信严敞，陵泽[2]乃间荒。

石蚕[3]终未茧，垣衣[4]不可裳。

秦芎[5]留近咏，楚蘅[6]揩远翔。

韩原结神草[7]，随庭衔夜光[8]。

【作者】 王融（467—493），字元长。南朝齐大臣、文学家，东晋宰相王导的六世孙，庐陵太守王道琰之子。王融早孤，聪慧过人，博涉经籍，富有文才。举秀才出身，进入竟陵王萧子良幕府，名列"竟陵八友"之一。其骈文多是应用文字，如永明九年和十一年的《策秀才文》即出自其手，被收入《文选》。此外，《求自试启》《画汉武北伐图上疏》及代萧子良所作《与刘虬书》等，文字流畅，符合钟嵘所说"词美英净"。

---

[1]重台：玄参的别名，为玄参科植物玄参及北玄参的根。性味：甘、苦、咸，微寒。归经：归肺、胃、肾经。功能主治：清热凉血，滋阴降火，解毒散结；主治温热病热入营血，身热，烦渴，舌绛，发斑，吐血衄血，骨蒸劳嗽，虚烦不寐，津伤便秘，目涩昏花，咽喉肿痛，瘰疬痰核，痈疽疮毒。用法用量：内服，煎汤，9～15g。使用注意：脾虚便溏或有湿者禁服。（《中华本草》）

[2]陵泽：甘遂的别名，为大戟科植物甘遂的块根。性味：苦，寒；有毒。归经：归肺、肾、大肠经。功能主治：泻水逐饮，消肿散结；主治水肿胀满，胸腹积水，痰饮积聚，气逆咳喘，二便不利，风痰癫痫，痈肿疮毒。用法用量：0.5～1.5g，炮制后多入丸散用；外用，适量，生用。使用注意：孕妇禁用，不宜与甘草同用。（《中国药典》2020年版）

[3]石蚕：为石蚕科昆虫石蛾或其近缘昆虫的幼虫。性味：咸，寒。（《中

药大辞典》)《神农本草经》曰:"主五癃,破石淋,堕胎。内解结气,利水道,除热。"《名医别录》曰:"有毒,生汉江。"

[4]垣衣:即真藓,为真藓科植物真藓的植物体。性味:甘、微涩,凉。功能主治:清热解毒,止血;主治细菌性痢疾,黄疸,鼻窦炎,痈疮肿毒,烫火伤,衄血,咳血。(《中华本草》)《新修本草》云垣衣:"味酸,无毒。主黄疸,心烦,咳逆,血气,暴热在肠胃,金疮内塞。久服补中益气,长肌,好颜色。一名昔邪,一名乌韭,一名垣蠃,一名天韭,一名鼠韭。生古垣墙阴或屋上。三月三日采,阴干。"

[5]秦艽:即京芎、川芎,为伞形科植物川芎的干燥根茎。性味:辛,温。归经:归肝、胆、心包经。功能主治:活血行气,祛风止痛;主治胸痹心痛,胸胁刺痛,跌仆肿痛,月经不调,经闭痛经,癥瘕腹痛,头痛,风湿痹痛。用法用量:3 ~ 10g。(《中国药典》2020年版)

[6]楚蘅:即杜衡,为马兜铃科植物杜衡和小叶马蹄香的全草、根茎或根。性味:辛,温;有小毒。归经:归肺、肾经。功能主治:祛风散寒,消痰行水,活血止痛,解毒;主治风寒感冒,痰饮喘咳,水肿,风寒湿痹,跌打损伤,头痛,齿痛,胃痛,痧气腹痛,瘰疬,肿毒,蛇咬伤。用法用量:内服,煎汤,1.5 ~ 6g,研末,0.6 ~ 3g,或浸酒;外用,适量,研末吹鼻,或鲜品捣敷。使用注意:体虚多汗、咳嗽咯血患者及孕妇禁服。(《中华本草》)

[7]神草:即人参,为五加科植物人参的干燥根和根茎。性味:甘、微苦,微温。归经:归脾、肺、心、肾经。功能主治:大补元气,复脉固脱,补脾益肺,生津养血,安神益智;主治体虚欲脱,肢冷脉微,脾虚食少,肺虚喘咳,津伤口渴,内热消渴,气血亏虚,久病虚羸,惊悸失眠,阳痿宫冷。用法用量:3 ~ 9g,另煎兑服;也可研粉吞服,一次2g,1日2次。使用注意:不宜与藜芦、五灵脂同用。(《中国药典》2020年版)

[8]夜光:道教传说的神芝、灵芝,为多孔菌科真菌赤芝或紫芝的干燥子实体。性味:甘,平。归经:归心、肺、肝、肾经。功能主治:补气安神,止咳平喘;主治心神不宁,失眠心悸,肺虚咳喘,虚劳短气,不思饮食。用法用量:6 ~ 12g。(《中国药典》2020年版)《本草经集注》曰:"恶恒山。畏扁青、茵陈蒿。"

(孙景环、周红)

奉和竟陵王药名诗

沈 约

丹草秀朱翘[1]，重台[2]架危岊。

木兰[3]露易饮，射干[4]枝可结。

阳曜采辛夷[5]，寒山望积雪[6]。

玉泉[7]亟周流，云华[8]乍明灭。

合欢[9]叶暮卷，爵林[10]声夜切。

垂景[11]迫连桑，思仙[12]慕云埒。

荆实[13]剖丹瓶，龙刍[14]汗奔血。

别握乃夜光[15]，盈车非玉屑[16]。

细柳空葳蕤[17]，水萍[18]终委绝。

黄符[19]若可拖，长生[20]永昭晢。

【作者】沈约（441—513），字休文。南朝梁开国功臣，政治家、文学家、史学家，刘宋建威将军沈林子之孙、刘宋淮南太守沈璞之子。南齐建立后，任征虏记室、太子家令、著作郎、国子祭酒。梁武帝萧衍即位，授尚书仆射，册封建昌县侯，历任左仆射、中书令、尚书令、左光禄大夫、侍中、太子少傅。沈约学问渊博，精通音律，与周颙等创四声八病之说，为当时韵文创作开辟了新境界。沈约是永明体的倡导者之一，著有《晋书》《宋书》《齐纪》《梁武帝本纪》等史书，其中《宋书》入二十四史，其文学主张和创作实践引领了时代的风气。

---

[1]朱翘：又名连翘，为木犀科植物连翘的干燥果实。性味：苦，微寒。归经：归肺、心、小肠经。功能主治：清热解毒，消肿散结，疏散风热；主

治痈疽，瘰疬，乳痈，丹毒，风热感冒，温病初起，温热入营，高热烦渴，神昏发斑，热淋涩痛。用法用量：6～15g。（《中国药典》2020年版）《神农本草经疏》曰："痈疽已溃勿服。火热由于虚者勿服。脾胃薄弱，易于作泄者勿服。"

[2]重台：又名玄参，为玄参科植物玄参的干燥根。性味：甘、苦、咸，微寒。归经：归肺、胃、肾经。功能主治：清热凉血，滋阴降火，解毒散结；主治热入营血，温毒发斑，热病伤阴，舌绛烦渴，津伤便秘，骨蒸劳嗽，目赤，咽痛，白喉，瘰疬，痈肿疮毒。用法用量：9～15g。使用注意：不宜与藜芦同用。（《中国药典》2020年版）

[3]木兰：即木兰花，为木兰科植物天目木兰、天女木兰、黄山木兰的花蕾。性味：苦，寒。归经：归肝、脾经。功能主治：利尿消肿，润肺止咳；主治肺虚咳嗽，痰中带血，酒疸，重舌，痈肿。用法用量：内服，煎汤，15～30g。（《中华本草》）

[4]射干：为鸢尾科植物射干的干燥根茎。性味：苦，寒。归经：归肺经。功能主治：清热解毒，消痰，利咽；主治热毒痰火郁结，咽喉肿痛，痰涎壅盛，咳嗽气喘。用法用量：3～10g。（《中国药典》2020年版）

[5]辛夷：为木兰科植物望春花、玉兰或武当玉兰的干燥花蕾。性味：辛，温。归经：归肺、胃经。功能主治：散风寒，通鼻窍；主治风寒头痛，鼻塞流涕，鼻鼽，鼻渊。用法用量：3～10g，包煎；外用，适量。（《中国药典》2020年版）《本草经集注》曰："芎䓖为之使。恶五石脂。畏菖蒲、蒲黄、黄连、石膏、黄环。"《神农本草经疏》曰："气虚人不宜服……头脑痛属血虚火炽者，不宜用。齿痛属胃火者，不宜用。"《本草汇言》曰："气虚之人，虽偶感风寒，致诸窍不通者，不宜用。"

[6]积雪，对应的中药为积雪草。积雪草为伞形科植物积雪草的干燥全草。性味：苦、辛，寒。归经：归肝、脾、肾经。功能主治：清热利湿，解毒消肿；主治湿热黄疸，中暑腹泻，石淋血淋，痈肿疮毒，跌仆损伤。用法用量：15～30g。（《中国药典》2020年版）

[7]玉泉：又名玉液。《神农本草经》载："玉泉，味甘，平。主五脏百病，柔筋强骨，安魂魄，长肌肉，益气。久服耐寒暑，不饥渴，不老神仙。人临死服五斤，死三年，色不变。一名玉札。生山谷。"

[8] 云华：云母别名，为硅酸盐类云母族矿物白云母。性味：甘，温。归经：归心、肝、肺经。功能主治：安神镇惊，敛疮止血；主治心悸、失眠，眩晕，癫痫，久泻，带下，外伤出血，湿疹。用法用量：内服，煎汤，10～15g，或入丸、散；外用，适量，研末撒或调敷。使用注意：阴虚火旺及大便秘结者禁服。(《中华本草》)《本草经集注》曰："泽泻为之使，畏鮀甲及流水。"《药性论》曰："恶徐长卿，忌羊血。"《本经逢原》云："阴虚火炎者，慎勿误与。"

[9] 合欢

①合欢皮：为豆科植物合欢的干燥树皮。性味：甘，平。归经：归心、肝、肺经。功能主治：解郁安神，活血消肿；主治心神不安，忧郁失眠，肺痈，疮肿，跌仆伤痛。用法用量：6～12g；外用，适量，研末调敷。(《中国药典》2020年版)

②合欢花：为豆科植物合欢的干燥花序或花蕾。性味：甘，平。归经：归心、肝经。功能主治：解郁安神；主治心神不安，忧郁失眠。用法用量：5～10g。(《中国药典》2020年版)

[10] 爵林："爵"通"雀"，对应的中药为雀林草，又名酢浆草。酢浆草为酢浆草科植物酢浆草的全草。性味：酸，寒。归经：归肝、肺、膀胱经。功能主治：清热利湿，凉血散瘀，消肿解毒；主治湿热泄泻，痢疾，黄疸，淋证，带下，吐血，衄血，尿血，月经不调，跌打损伤，咽喉肿痛，痈肿疔疮，丹毒，湿疹，疥癣，痔疮，麻疹，烫火伤，蛇虫咬伤。用法用量：内服，煎汤，9～15g(鲜品30～60g)，或研末，或鲜品绞汁饮；外用，适量，煎水洗、捣烂敷、捣汁涂或煎水漱口。(《中华本草》)

[11] 垂景：又名垂盆草，为景天科植物垂盆草的干燥全草。性味：甘、淡，凉。归经：归肝、胆、小肠经。功能主治：利湿退黄，清热解毒；主治湿热黄疸，小便不利，痈肿疮疡。用法用量：15～30g。(《中国药典》2020年版)

[12] 思仙：又名杜仲，为杜仲科植物杜仲的干燥树皮。性味：甘，温。归经：归肝、肾经。功能主治：补肝肾，强筋骨，安胎；主治肝肾不足，腰膝酸痛，筋骨无力，头晕目眩，妊娠漏血，胎动不安。用法用量：6～10g。(《中国药典》2020年版)《本草经集注》曰："畏蛇蜕皮、玄参。"《神农本草经疏》

云："肾虚火炽者不宜用。即用当与黄柏、知母同入。"《得配本草》云："内热、精血燥，二者禁用。"

[13]荆实：又名蔓荆子，为马鞭草科植物单叶蔓荆或蔓荆的干燥成熟果实。性味：辛、苦，微寒。归经：归膀胱、肝、胃经。功能主治：疏散风热，清利头目；主治风热感冒，头痛，齿龈肿痛，目赤多泪，目暗不明，头晕目眩。用法用量：5～10g。(《中国药典》2020年版)

[14]龙刍：即石龙刍，为灯心草科植物野灯心草的全草。性味：苦，凉。归经：归心、小肠经。功能主治：利水通淋，泄热，安神，凉血止血；主治热淋，肾炎水肿，心热烦躁，心悸失眠，口舌生疮，咽痛，齿痛，目赤肿痛，衄血，咯血，尿血。用法用量：内服，煎汤，9～15g；或烧存性研末。使用注意：溲多者勿用。(《中华本草》)

[15]夜光：又名夜明砂，为蝙蝠科动物蝙蝠、大管鼻蝠、普通伏翼、大耳蝠、华南大棕蝠、蹄蝠科动物大马蹄蝠及菊头蝠科动物马铁菊头蝠等的粪便。性味：辛，寒。归经：归肝经。功能主治：清肝明目，散瘀消积；主治青盲，雀目，目赤肿痛，白睛溢血，内外翳障，小儿疳积，瘰疬，疟疾。用法用量：内服，煎汤，布包，3～10g，或研末，每次1～3g；外用，适量，研末调涂。使用注意：目疾无瘀滞者及孕妇慎服。(《中华本草》)

[16]玉屑：为矿物软玉的碎粒。性味：甘，平。归经：归肺经。功能主治：润心肺，清胃热；主治喘息烦满，消渴；外用去目翳。用法用量：内服，煎汤或入丸；外用，研末调敷。(《中药大辞典》)《本草纲目》云："玉屑恶鹿角，畏蟾肪。"

[17]葳蕤：玉竹的别名，为百合科植物玉竹的干燥根茎。性味：甘，微寒。归经：归肺、胃经。功能主治：养阴润燥，生津止渴；主治肺胃阴伤，燥热咳嗽，咽干口渴，内热消渴。用法用量：6～12g。(《中国药典》2020年版)

[18]水萍：又名浮萍，为浮萍科植物紫萍的干燥全草。性味：辛，寒。归经：归肺经。功能主治：宣散风热，透疹，利尿；主治麻疹不透，风疹瘙痒，水肿尿少。用法用量：3～9g；外用，适量，煎汤浸洗。(《中国药典》2020年版)《神农本草经疏》曰："表气虚而自汗者勿用。"《本草从新》云："非大实大热，不可轻试。"《得配本草》云："血虚肤燥，气虚风痛，二者禁用。"

[19]黄符：又名黄石脂，为硅酸盐类水云母族矿物水云母——伊利石（含

氢氧化铁）或／和高岭石族矿物高岭石－多水高岭石为主要组分的细分散多矿物集合体。性味：苦，平；无毒。归经：归脾、大肠经。功能主治：健脾涩肠，止血敛疮；主治泄痢脓血，痈疽恶疮，久不收口。用法用量：内服，煎汤，10～20g，打碎先煎。使用注意：有湿热积滞者慎服。（《中华本草》）

[20] 长生：又名长生草、丹草，为铁线蕨科植物单盖铁线蕨的全草。性味：咸，微寒；有小毒。功能主治：清热化痰，解毒；主治肺热咳嗽，感冒发热，痈肿疔毒。用法用量：内服，煎汤，9～15g；外用，适量，捣敷。（《中华本草》）

（孙景环）

药 名 诗

萧　纲

朝风动春草[1]，落日照横塘[2]。

重台[3]荡子妾，黄昏[4]独自伤。

烛映合欢[5]被，帷飘苏合香[6]。

石墨[7]聊书赋，铅华[8]试作妆。

徒令惜萱草[9]，蔓延[10]满空房。

【作者】萧纲（503—551），字世赞，小字六通，南北朝时期南梁第二位皇帝，梁武帝萧衍第三子，昭明太子萧统同母弟，母为贵嫔丁令光。初封晋安郡王，累迁骠骑将军、扬州刺史。侯景之乱导致梁武帝萧衍受囚并饿死后，太清三年五月二十七日，萧纲即位称帝。天正元年，萧纲被侯景杀害，时年四十九岁。葬于庄陵，庙号太宗，谥号简文皇帝。作为南朝文学家，萧纲以轻艳文辞描述宫廷生活，时称"宫体诗"流派。

---

[1]春草：又名白薇，为萝藦科植物白薇或蔓生白薇的干燥根及根茎。性味：苦、咸，寒。归经：归胃、肝、肾经。功能主治：清热凉血，利尿通淋，解毒疗疮；主治温邪伤营发热，阴虚发热，骨蒸劳热，产后血虚发热，热淋，血淋，痈疽肿毒。用法用量：5～10g。(《中国药典》2020年版)

[2]横塘：释名莨菪，又名天仙子，为茄科植物莨菪的干燥成熟种子。性味：苦、辛，温；有大毒。归经：归心、胃、肝经。功能主治：解痉止痛，平喘，安神；主治胃脘挛痛，喘咳，癫狂。用法用量：0.06～0.6g。使用注意：心脏病、心动过速、青光眼患者及孕妇禁用。(《中国药典》2020年版)

[3]重台：又名玄参，为玄参科植物玄参的干燥根。性味：甘、苦、咸，微寒。归经：归肺、胃、肾经。功能主治：清热凉血，滋阴降火，解毒散结；主治热入营血，温毒发斑，热病伤阴，舌绛烦渴，津伤便秘，骨蒸劳嗽，目赤，咽痛，白喉，瘰疬，痈肿疮毒。用法用量：9～15g。使用注意：不宜与藜芦同用。(《中国药典》2020年版)

[4]黄昏：即合欢皮，为豆科植物合欢的干燥树皮。性味：甘，平。归经：归心、肝、肺经。功能主治：解郁安神，活血消肿；主治心神不安，忧郁失眠，肺痈，疮肿，跌仆伤痛。用法用量：6～12g；外用，适量，研末调敷。(《中国药典》2020年版)

[5]合欢

①合欢皮：见黄昏。

②合欢花：为豆科植物合欢的干燥花序或花蕾。性味：甘，平。归经：归心、肝经。功能主治：解郁安神；主治心神不安，忧郁失眠。用法用量：5～10g。(《中国药典》2020年版)

[6]苏合香：为金缕梅科植物苏合香树的树干渗出的香树脂经加工精制而成。性味：辛，温。归经：归心、脾经。功能主治：开窍，辟秽，止痛；主治中风痰厥，猝然昏倒，胸痹心痛，胸腹冷痛，惊痫。用法用量：0.3～1g，宜入丸散服。(《中国药典》2020年版)

[7]石墨：即石炭，为可燃性有机岩、煤岩中的烟煤或无烟煤。性味：甘、辛，温；有毒。功能主治：活血止血，化积止痛；主治血瘀疼痛，月经不调，金疮出血，疮毒。用法用量：内服，研末，0.3～0.6g，酒或米粥送服；外用，适量，研末掺。使用注意：内服宜慎。(《中华本草》)

[8] 铅华：即铅丹，为纯铅加工制成的四氧化三铅。性味：辛，微寒；有毒。归经：归心、肝经。功能主治：解毒祛腐，收湿敛疮，坠痰镇惊；主治痈疽疮疡，外痔，湿疹，烧烫伤。用法用量：外用，适量，研末撒、调敷；或熬膏敷贴，每次不得超过20g，用药范围应小于$30cm^2$；内服，每日0.15～0.3g，入丸、散，时间不能超过2个星期。使用注意：铅丹有毒，且有蓄积作用；外敷不宜大面积、长时间使用，以防引起中毒；一般不作内服，必要时应控制剂量，只可暂用，并严密观察；服药期间禁止饮酒，防止过劳、饥饿、感染，以免使潜在铅游离出来，引起急性中毒；孕妇、哺乳妇女及儿童禁用。(《中华本草》)《神农本草经疏》曰："吐逆由于胃虚及因寒发吐者，皆不宜服。"《本草汇言》曰："惊痫由于血虚者，吐逆由于胃弱者，毋乱投也。"

[9] 萱草：一般入药的是为百合科植物萱草、北黄花菜、黄花菜和小黄花菜的根，即萱草根。性味：甘，凉；有毒。归经：归脾、肝、膀胱经。功能主治：清热利湿，凉血止血，解毒消肿；主治黄疸，水肿，淋浊，带下，衄血，便血，崩漏，瘰疬，乳痈，乳汁不通。用法用量：内服，煎汤6～9g；外用，适量，捣敷。(《中华本草》)

[10] 蔓延：又名王孙、七叶一枝花，为百合科植物巴山重楼的根茎。性味：苦、辛，温。功能主治：散寒祛湿，通络止痛，止血生肌；主治寒湿久痹，腰肢冷痛，外伤出血。用法用量：内服，煎汤，3～9g；外用，适量，捣敷或研末撒。(《中华本草》)

（孙景环、周红）

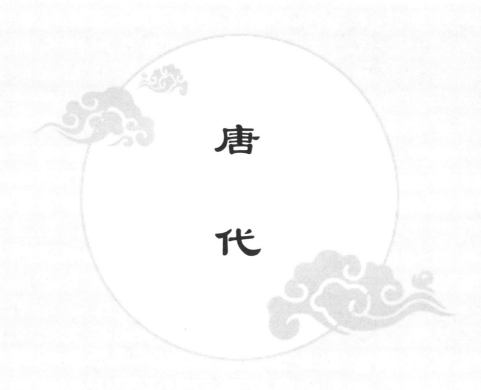

唐代

答鄱阳客药名诗

张　籍

江皋岁暮相逢地，黄[1]叶霜前半夏[2]枝。
子[3]夜吟诗向松桂，心[4]中万事喜君知[5]。

【作者】张籍（约772—830），字文昌，元和诗坛代表诗人，中唐时代的现实主义诗人，在乐府诗方面取得了成就，与王建并称为张王乐府。因张籍曾任官水部员外郎，所以人称"张水部"。贞元十五年，张籍经韩愈推荐，在长安进士及第。元和元年调补太常寺太祝，与白居易相识，对各自的创作产生了积极的影响。长庆元年，受韩愈荐为国子博士，迁水部员外郎。大和二年，迁国子司业。张籍的诗变革了诗坛旧习，继承了杜甫之简丽诗风而成一家。给唐朝中期的诗坛带来了生机与活力，为中唐文学的复兴和唐代文学的第二次辉煌奠定了基础。其代表作有《江南曲》《江村行》《湘江曲》《泗水行》等。

[1]地黄：即生地黄，为玄参科植物地黄的新鲜或干燥块根。秋季采挖，除去芦头、须根及泥沙，鲜用；或将地黄缓缓烘焙至约八成干。前者习称"鲜地黄"，后者习称"生地黄"。性味：鲜地黄为甘、苦，寒；生地黄为甘，寒。归经：归心、肝、肾经。功能主治：鲜地黄清热生津、凉血、止血，主治热病伤阴、舌绛烦渴、温毒发斑、吐血衄血、咽喉肿痛；生地黄清热凉血、养阴生津，主治热入营血、温毒发斑、吐血衄血、热病伤阴、舌绛烦渴、津伤便秘、阴虚发热、骨蒸劳热、内热消渴。用法用量：鲜地黄为 12 ~ 30g，生地黄为 10 ~ 15g。（《中国药典》2020 年版）

[2]半夏：为天南星科植物半夏的干燥块茎。性味：辛，温；有毒。归经：归脾、胃、肺经。功能主治：燥湿化痰，降逆止呕，消痞散结；主治湿痰寒痰、咳喘痰多、痰饮眩悸、风痰眩晕、痰厥头痛、呕吐反胃、胸脘痞闷、梅

核气，外治痈肿痰核。用法用量：内服一般炮制后使用，3～9g；外用，适量，磨汁涂或研末以酒调敷患处。使用注意：不宜与川乌、制川乌、草乌、制草乌、附子同用；生品内服宜慎。（《中国药典》2020 年版）

[3]枝子：即栀子，为茜草科植物栀子的干燥成熟果实。性味：苦，寒。归经：归心、肺、三焦经。功能主治：泻火除烦、清热利湿、凉血解毒，外用消肿止痛；主治热病心烦、湿热黄疸、淋证涩痛、血热吐衄、目赤肿痛、火毒疮疡，外治扭挫伤痛。用法用量：6～9g；外用生品适量，研末调敷。（《中国药典》2020 年版）《得配本草》云："清虚火上升，二者禁用。"

[4]桂心：桂去内外皮者，即为桂心。用紫色厚者，去上粗皮，并内薄皮，取心中味辛者用。性味：苦、辛；无毒。归经：入手少阴经血分。功能主治：主治九种心痛，腹内冷气，痛不可忍，咳逆结气，壅痹，脚痹不仁，止下痢，杀三虫；治鼻中息肉，破血通利月闭，胞衣不下；治一切风气，补五劳七伤，通九窍，利关节，益精明目，暖腰膝；治风痹骨节挛缩，续筋骨，生肌肉，消瘀血，破痃癖癥瘕，内托痈疽痘疮，能引血化汗化脓，解蛇蝮毒。（《本草纲目》）

[5]喜君知：即使君子，为使君子科植物使君子的干燥成熟果实。性味：甘，温。归经：归脾、胃经。功能主治：杀虫消积；主治蛔虫病，蛲虫病，虫积腹痛，小儿疳积。用法用量：使君子9～12g，捣碎入煎剂；使君子仁6～9g，多入丸散或单用，1～2次分服；小儿每岁1～1.5粒，炒香嚼服，1日总量不超过 20 粒。使用注意：服药时忌饮浓茶。（《中国药典》2020 年版）《本草纲目》言："忌饮热茶，犯之即泻。"《神农本草经疏》言："忌食热物。"《本草汇言》云："脾胃虚寒之子，又不宜多用，多食则发呃……苟无虫积，服之必致损人。"

（杨倩玫）

药 名 诗

权德舆

七泽兰[1]芳千里春，潇湘花落石磷[2]磷。

有时浪白薇[3]风起，坐钓藤[4]阴不见人。

【作者】权德舆（759—818），字载之。名士权皋之子，唐朝宰相、诗人、文学家、文章家。权德舆四岁能诗，少时便以文章知名，著有《童蒙集》。权德舆主张德治和法治并用，始终认为民为邦本，"天下理在百姓安，百姓安在赋税减，赋税减在经费省"，对人民的疾苦，倍加关注。权德舆是中唐时期台阁体的重要作家，其诗以五言居多，五古、五律赡缛浑厚，颇多佳诗。诗集保留青少年时代的作品较多，传世作品有《权载之文集》。

[1]泽兰：为唇形科植物毛叶地瓜儿苗的干燥地上部分。性味：苦、辛，微温。归经：归肝、脾经。功能主治：活血调经，祛瘀消痈，行水消肿；主治月经不调，经闭，痛经，产后瘀血腹痛，疮痈肿毒，水肿腹水。用法用量：6 ～ 12g。（《中国药典》2020 年版）

[2]石磷：即磷石，亦名云母，为硅酸盐类云母族矿物白云母。性味：甘，温。归经：归心、肝、肺经。功能主治：安神镇惊，敛疮止血；主治心悸，失眠，眩晕，癫痫，久泻，带下，外伤出血，湿疹。用法用量：内服，煎汤，10 ～ 15g，或入丸、散；外用，适量，研末撒或调敷。使用注意：阴虚火旺及大便秘结者禁服。（《中华本草》）《本草经集注》曰："泽泻为之使。畏鲍甲及流水。"《药性论》曰："恶徐长卿，忌羊血。"《本经逢原》云："阴虚火炎者，慎勿误与。"

[3]白薇：即白薇，为萝藦科植物白薇或蔓生白薇的干燥根和根茎；春、秋二季采挖，洗净，干燥。性味：苦、咸，寒。归经：归胃、肝、肾经。功

能主治：清热凉血，利尿通淋，解毒疗疮；主治温邪伤营发热，阴虚发热，骨蒸劳热，产后血虚发热，热淋，血淋，痈疽肿毒。用法用量：5～10g。(《中国药典》2020年版)

[4]钩藤：即钩藤，为茜草科植物钩藤、大叶钩藤、毛钩藤、华钩藤或无柄果钩藤的干燥带钩茎枝。性味：甘，凉。归经：归肝、心包经。功能主治：息风定惊，清热平肝；主治肝风内动，惊痫抽搐，高热惊厥，感冒夹惊，小儿惊啼，妊娠子痫，头痛眩晕。用法用量：3～12g，后下。(《中国药典》2020年版)

（杨倩玫）

药名离合夏日即事三首·其一

陆龟蒙

乘屐著来幽砌滑，石^[1]罌煎得远泉甘。
草^[2]堂祇待新秋景，天^[3]色微凉酒半酣。

【作者】陆龟蒙（？—约881），字鲁望，自号天随子、甫里先生、江湖散人。唐代诗人、文学家、农学家。曾任湖州、苏州刺史幕僚，后隐居松江甫里，编著有《甫里先生文集》等。他的小品文主要收在《笠泽丛书》中，所作诗文对晚唐时弊多有抨击，现实针对性强，议论也颇精切，如《野庙碑》《记稻鼠》等。陆龟蒙与皮日休为友，世称"皮陆"，诗以写景咏物为多。其七绝具有较高的审美价值，《怀宛陵旧游》《白莲》等作，情趣清高，神韵颇佳，后人有"诗中画本""取神之作"的赞誉。

[1]滑石：为硅酸盐类矿物滑石族滑石，主含含水硅酸镁。性味：甘、淡、寒。归经：归膀胱、肺、胃经。功能主治：利尿通淋，清热解暑，外用祛湿

敛疮；内服主治热淋、石淋、尿热涩痛、暑湿烦渴、湿热水泻，外用主治湿疹、湿疮、痱子。用法用量：10 ~ 20g，先煎；外用，适量。(《中国药典》2020 年版)

[2]甘草：为豆科植物甘草、胀果甘草或光果甘草的干燥根和根茎。性味：甘，平。归经：归心、肺、脾、胃经。功能主治：补脾益气，清热解毒，祛痰止咳，缓急止痛，调和诸药；主治脾胃虚弱、倦怠乏力、心悸气短、咳嗽痰多、脘腹和四肢挛急疼痛、痈肿疮毒，缓解药物毒性、烈性。用法用量：2 ~ 10g。使用注意：不宜与海藻、京大戟、红大戟、甘遂、芫花同用。(《中国药典》2020 年版)

[3]景天：为景天科植物八宝的全草。性味：苦、酸，寒。归经：归心、肝经。功能主治：清热解毒，止血；主治赤游丹毒，疔疮痈疖，火眼目翳，烦热惊狂，风疹，漆疮，烧烫伤，蛇虫咬伤，吐血，咯血，月经量多，外伤出血。用法用量：内服，煎汤，15 ~ 30g（鲜品 50 ~ 100g），或捣汁；外用，适量，捣敷，或取汁摩涂、滴眼，或研粉调搽，或煎水外洗。使用注意：脾胃虚寒者慎服。(《中华本草》)《神农本草经疏》言："一切病得之寒湿，恶寒喜热者，勿服。"《本草汇言》曰："苟非实热火邪，勿得轻用，以动脾气，惟外涂无碍耳。"

药名离合夏日即事三首·其二

陆龟蒙

避暑最须从朴野，葛[1]巾筇席更相当。
归[2]来又好乘凉钓，藤[3]蔓阴阴著雨香。

[1]野葛：即葛根，为豆科植物野葛的干燥根。性味：甘、辛，凉。归经：归脾、胃、肺经。功能主治：解肌退热，生津止渴，透疹，升阳止泻，

通经活络，解酒毒；主治外感发热头痛、项背强痛、口渴、消渴、麻疹不透、热痢、泄泻、眩晕头痛、中风偏瘫、胸痹心痛、酒毒伤中。用法用量：10～15g。（《中国药典》2020年版）

[2] 当归：为伞形科植物当归的干燥根。性味：甘、辛，温。归经：归肝、心、脾经。功能主治：补血活血、调经止痛、润肠通便，主治血虚萎黄、眩晕心悸、月经不调、经闭痛经、虚寒腹痛、风湿痹痛、跌仆损伤、痈疽疮疡、肠燥便秘；酒当归活血通经，主治经闭痛经、风湿痹痛、跌仆损伤。用法用量：6～12g。（《中国药典》2020年版）《本草经集注》言："畏菖蒲、海藻、牡蒙。"《神农本草经疏》言："肠胃薄弱，泄泻溏薄及一切脾胃病，恶食，不思食及食不消，并禁用之，即在产后胎前，亦不得入。"《本草汇言》云："风寒未清，恶寒发热，表证外见者，并禁用之。"

[3] 钓藤：即钩藤，为茜草科植物钩藤、大叶钩藤、毛钩藤、华钩藤或无柄果钩藤的干燥带钩茎枝。性味：甘，凉。归经：归肝、心包经。功能主治：息风定惊，清热平肝；主治肝风内动，惊痫抽搐，高热惊厥，感冒夹惊，小儿惊啼，妊娠子痫，头痛眩晕。用法用量：3～12g，后下。（《中国药典》2020年版）

药名离合夏日即事三首·其三

陆龟蒙

窗外晓帘还自卷，柏[1]烟兰露思晴空。
青箱[2]有意终须续，断[3]简遗编一半通。

---

[1] 卷柏：为卷柏科植物卷柏或垫状卷柏的干燥全草。性味：辛，平。归经：归肝、心经。功能主治：活血通经，主治经闭痛经、癥瘕痞块、跌仆损伤；卷柏炭化瘀止血，主治吐血、崩漏、便血、脱肛。用法用量：5～10g。

使用注意：孕妇慎用。(《中国药典》2020 年版)

　　[2]青葙：即青葙子，为苋科植物青葙的干燥成熟种子。性味：苦，微寒。归经：归肝经。功能主治：清肝泻火，明目退翳；主治肝热目赤，目生翳膜，视物昏花，肝火眩晕。用法用量：9 ～ 15g。使用注意：本品有扩散瞳孔的作用，青光眼患者禁用。(《中国药典》2020 年版)

　　[3]续断：为川续断科植物川续断的干燥根。性味：苦、辛，微温。归经：归肝、肾经。功能主治：补肝肾、强筋骨、续折伤、止崩漏，主治肝肾不足、腰膝酸软、风湿痹痛、跌仆损伤、筋伤骨折、崩漏、胎漏；酒续断多主治风湿痹痛、跌仆损伤、筋伤骨折；盐续断多主治腰膝酸软。用法用量：9 ～ 15g。(《中国药典》2020 年版)《本草经集注》言："地黄为之使，恶雷丸。"《得配本草》云："初痢勿用，怒气郁者禁用。"

（孙景环、周红、周源）

和袭美怀锡山药名离合二首·其一

陆龟蒙

鹤伴前溪栽白杏，人[1]来阴洞写枯松。
萝[2]深境静日欲落，石[3]上未眠闻远钟。

　　[1]杏人：谐音杏仁，一般入药的多为苦杏仁。苦杏仁为蔷薇科植物山杏、西伯利亚杏、东北杏或杏的干燥成熟种子。性味：苦，微温；有小毒。归经：归肺、大肠经。功能主治：降气止咳平喘，润肠通便；主治咳嗽气喘，胸满痰多，肠燥便秘。用法用量：5 ～ 10g，生品入煎剂后下。(《中国药典》2020 年版)《本草经集注》曰："得火良，恶黄芪、黄芩、葛根、胡粉，畏蘘草。"《神农本草经疏》云："阴虚咳嗽、肺家有虚热、热痰者忌之。"《本草正》云："元气虚陷者勿用，恐其沉降太泄。"《本经逢原》云："亡血家尤为切禁。"

《本草从新》云："因虚而咳嗽便闭者忌之。"

[2]松萝：为松萝平植物长松萝、环裂松萝的地衣体。归经：归心、肾、肺经。性味：甘、苦，平。功能主治：祛痰止咳，清热解毒，除湿通络，止血调经，驱虫；主治痰热温疟，咳喘，肺痨，头痛，目赤云翳，痈肿疮毒，瘰疬，乳痈，烫火伤，毒蛇咬伤，风湿痹痛，跌打损伤，骨折，外伤出血，吐血，便血，崩漏，月经不调，白带，蛔虫病，血吸虫病。用法用量：内服，煎汤，6~9g；外用，适量，煎汤洗，或研末敷。（《中华本草》）

[3]落石：即络石藤，为夹竹桃科植物络石的干燥带叶藤茎。性味：苦，微寒。归经：归心、肝、肾经。功能主治：祛风通络，凉血消肿；主治风湿热痹，筋脉拘挛，腰膝酸痛，喉痹，痈肿，跌仆损伤。用法用量：6~12g。（《中国药典》2020年版）

和袭美怀锡山药名离合二首·其二

陆龟蒙

佳句成来谁不伏，神[1]丹偷去亦须防。
风[2]前莫怪携诗藁，本[3]是吴吟荡桨郎。

---

[1]伏神：即茯神，为多孔菌科真菌茯苓菌核中间抱有松根（茯神木）的白色部分。性味：甘、淡，平。归经：归心、脾经。功能主治：宁心，安神，利水；主治惊悸，怔忡，健忘失眠，惊痫，小便不利。用法用量：内服，煎汤，9~15g，或入丸、散。使用注意：肾虚小便不利或不禁、虚寒滑精者慎服。（《中华本草》）

[2]防风：为伞形科植物防风的根。性味：辛、甘，微温。归经：归膀胱、肝、脾经。功能主治：祛风解表，胜湿止痛，止痉；主治感冒头痛，风湿痹痛，风疹瘙痒，破伤风。用法用量：5~10g。（《中国药典》2020年版）《本

草经集注》言："恶干姜、藜芦、白蔹、芫花。"《新修本草》曰："畏萆薢。"《神农本草经疏》云："诸病血虚痉急，头痛不因于风寒，溏泄不因于寒湿，二便秘涩，小儿脾虚，发搐，慢惊，慢脾风，气升作呕，火升发嗽，阴虚盗汗，阳虚自汗等病，法所同忌。"《得配本草》云："元气虚，病不因风湿者，禁用。"

[3]藁本：为伞形科藁本属植物藁本或辽藁本的干燥根茎和根。性味：辛，温。归经：归膀胱经。功能主治：祛风，散寒，除湿，止痛；主治风寒感冒，颠顶疼痛，风湿痹痛。用法用量：3～10g。(《中国药典》2020年版)

（孙景环、周红、周源）

怀锡山药名离合二首·其一

皮日休

暗窦养泉容决决，明[1]园护桂放亭亭。
历[2]山居处当天半，夏[3]里松风尽足听。

【作者】 皮日休（约834—883），字袭美，一字逸少。曾居住在鹿门山，自号鹿门子，又号间气布衣、醉吟先生。晚唐文学家、散文家，与陆龟蒙齐名，世称"皮陆"。咸通八年，进士及第。历任苏州军事判官（《吴越备史》）、著作佐郎、太常博士、毗陵副使。后参加黄巢起义，或言"陷巢贼中"（《唐才子传》），任翰林学士，起义失败后，下落不明。诗文兼有奇朴二态，且多为同情民间疾苦之作。《新唐书·艺文志》录有《皮日休集》《皮子》《皮氏鹿门家钞》。

[1]决明：即决明子，为豆科植物纯叶决明或决明（小决明）的干燥成熟种子。性味：甘、苦、咸，微寒。归经：归肝、大肠经。功能主治：清热明目，润肠通便；主治目赤涩痛，羞明多泪，头痛眩晕，目暗不明，大便秘结。用法用量：9～15g。(《中国药典》2020年版)《本草经集注》曰："蓍实为之使。

恶大麻子。"

　　[2]亭历：即葶苈子，为十字花科植物播娘蒿或独行菜的干燥成熟种子。性味：辛、苦，大寒。归经：归肺、膀胱经。功能主治：泻肺平喘，行水消肿；主治痰涎壅肺，喘咳痰多，胸胁胀满，不得平卧，胸腹水肿，小便不利。用法用量：3 ～ 10g，包煎。（《中国药典》2020 年版）《名医别录》云："久服令人虚。"《神农本草经疏》云："不利于脾胃虚弱及真阴不足之人。凡肿满由于脾虚不能制水，水气泛溢；小便不通由于膀胱虚，无气以化者，法所咸忌。"《本草便读》云："寒饮、阴水等证及虚弱者，不可用也。"

　　[3]半夏：为天南星科植物半夏的干燥块茎。性味：辛，温；有毒。归经：归脾、胃、肺经。功能主治：燥湿化痰，降逆止呕，消痞散结；主治湿痰寒痰、咳喘痰多、痰饮眩悸、风痰眩晕、痰厥头痛、呕吐反胃、胸脘痞闷、梅核气，外治痈肿痰核。用法用量：内服一般炮制后使用，3 ～ 9g；外用，适量，磨汁涂或研末以酒调敷患处。使用注意：不宜与川乌、制川乌、草乌、制草乌、附子同用；生品内服宜慎。（《中国药典》2020 年版）

怀锡山药名离合二首·其二

皮日休

晓景半和山气白，薇[1]香清净杂纤云。
实[2]头自是眠平石，脑[3]侧空林看虎群。

---

　　[1]白薇：为萝藦科植物白薇或蔓生白薇的干燥根和根茎；春、秋二季采挖，洗净，干燥。性味：苦、咸，寒。归经：归胃、肝、肾经。功能主治：清热凉血，利尿通淋，解毒疗疮；主治温邪伤营发热，阴虚发热，骨蒸劳热，产后血虚发热，热淋，血淋，痈疽肿毒。用法用量：5 ～ 10g。（《中国药典》2020 年版）

[2]纤云实：即芡实，为睡莲科植物芡的干燥成熟种仁。性味：甘、涩、平。归经：归脾、肾经。功能主治：益肾固精，补脾止泻，除湿止带；主治遗精滑精，遗尿尿频，脾虚久泻，白浊，带下。用法用量：9～15g。（《中国药典》2020年版）

[3]石脑：《本草经集注》载其"味甘，温，无毒；主治风寒虚损，腰脚疼痹，安五脏，益气。一名石饴饼。生名山土石中，采无时。此石亦钟乳之类，形如曾青而白色黑斑，软脆易破，今茅山东及西平山并有，凿土堪取之。世方不见用，《仙经》有刘君导仙散用之。又《真诰》云：李整采服，治风痹虚损，而得长生也"。

（孙景环、周红、高丽萍）

药名联句

为待防风[1]饼，须添薏苡[2]杯。　　　　——张贲

香然柏子[3]后，尊泛菊花[4]来。　　　　——皮日休

石耳[5]泉能洗，垣衣[6]雨为裁。　　　　——陆龟蒙

从容[7]犀局静，断续[8]玉琴哀。　　　　——张贲

白芷[9]寒犹采，青箱[10]醉尚开。　　　　——皮日休

马衔[11]衰草卧，乌啄[12]蠹根回。　　　　——陆龟蒙

雨过兰[13]芳好，霜多桂[14]末摧。　　　　——张贲

朱儿[15]应作粉，云母[16]讵成灰。　　　　——皮日休

艺可屠龙胆[17]，家曾近燕胎[18]。　　　　——陆龟蒙

墙高牵薜荔[19]，障软撼玫瑰[20]。　　　　——张贲

鼯鼠[21]啼书户，蜗牛[22]上研台。　　　　——皮日休

谁能将藁本^[23]，封与玉泉^[24]才。　　——陆龟蒙

【作者】张赟，字润卿，河南南阳人，生卒年不详，约唐懿宗咸通前后在世，宣宗大中进士。张赟曾隐于茅山，后寓吴中，与皮日休、陆龟蒙多有交游。唐末，其官至广文博士。赟所作之诗，《全唐诗》今存十六首。

皮日休简介见《怀锡山药名离合二首·其一》。

陆龟蒙简介见《药名离合夏日即事三首·其一》。

[1]防风：为伞形科植物防风的根。性味：辛、甘，微温。归经：归膀胱、肝、脾经。功能主治：祛风解表，胜湿止痛，止痉；主治感冒头痛，风湿痹痛，风疹瘙痒，破伤风。用法用量：5～10g。（《中国药典》2020年版）《本草经集注》言："恶干姜、藜芦、白蔹、芫花。"《新修本草》曰："畏萆薢。"《神农本草经疏》云："诸病血虚痉急，头痛不因于风寒，溏泄不因于寒湿，二便秘涩，小儿脾虚，发搐，慢惊，慢脾风，气升作呕，火升发嗽，阴虚盗汗，阳虚自汗等病，法所同忌。"《得配本草》云："元气虚，病不因风湿者，禁用。"

[2]薏苡：即薏苡仁，为禾本科植物薏米的干燥成熟种仁。性味：甘、淡，凉。归经：归脾、胃、肺经。功能主治：利水渗湿，健脾止泻，除痹，排脓，解毒散结；主治水肿，脚气，小便不利，脾虚泄泻，湿痹拘挛，肺痈，肠痈，赘疣，癌肿。用法用量：9～30g。使用注意：孕妇慎用。（《中国药典》2020年版）

[3]柏子：即柏子仁，为柏科植物侧柏的干燥成熟种仁。性味：甘，平。归经：归心、肾、大肠经。功能主治：养心安神，润肠通便止汗；主治阴血不足，虚烦失眠，心悸怔忡，肠燥便秘，阴虚盗汗。用法用量：3～10g。（《中国药典》2020年版）

[4]菊花：为菊科植物菊的干燥头状花序。性味：甘、苦，微寒。归经：归肺、肝经。功能主治：散风清热，平肝明目，清热解毒；主治风热感冒，头痛眩晕，目赤肿痛，眼目昏花，疮痈肿毒。用法用量：5～10g。（《中国药典》2020年版）

[5]石耳：即灵芝，为多孔菌科真菌赤芝或紫芝的干燥子实体。性味：甘，

平。归经：归心、肺、肝、肾经。功能主治：补气安神，止咳平喘；主治心神不宁，失眠心悸，肺虚咳喘，虚劳短气，不思饮食。用法用量：6～12g。（《中国药典》2020年版）《本草经集注》曰："恶恒山。畏扁青、茵陈蒿。"

[6]垣衣：别名真藓、屋游、古屋瓦苔、银叶真藓，为真藓科植物真藓的植物体。性味：甘、微涩，凉。功能主治：清热解毒，止血；主治细菌性痢疾、黄疸、鼻窦炎、痈疮肿毒、烫火伤、衄血、咳血。用法用量：内服，煎汤，10～15g；外用，适量，研末调敷，或捣碎后用纱布包好塞鼻孔。（《中华本草》）《本草经集注》云："此瓦屋上青苔衣。"《新修本草》云垣衣："味酸，无毒。主黄疸，心烦，咳逆，血气，暴热在肠胃，金疮内塞。久服补中益气，长肌，好颜色。一名昔邪，一名乌韭，一名垣嬴，一名天韭，一名鼠韭。生古垣墙阴或屋上。三月三日采，阴干。"

[7]从容：即肉苁蓉，为列当科植物肉苁蓉或管花肉苁蓉的干燥带鳞叶的肉质茎。性味：甘、咸，温。归经：归肾、大肠经。功能主治：补肾阳，益精血，润肠通便；主治肾阳不足，精血亏虚，阳痿不孕，腰膝酸软，筋骨无力，肠燥便秘。用法用量：6～10g。（《中国药典》2020年版）《本草蒙筌》云："忌经铁器。"《神农本草经疏》云："泄泻禁用，肾中有热，强阳易兴而精不固者，忌之。"《雷公炮制药性解》云："相火旺者忌用。"《得配本草》云："忌铜、铁……火盛便秘，阳道易举，心虚气胀，皆禁用。"

[8]断续：即续断，为川续断科植物川续断的干燥根。性味：苦、辛，微温。归经：归肝、肾经。功能主治：补肝肾、强筋骨、续折伤、止崩漏，主治肝肾不足、腰膝酸软、风湿痹痛、跌仆损伤、筋伤骨折、崩漏、胎漏；酒续断多主治风湿痹痛、跌仆损伤、筋伤骨折；盐续断多主治腰膝酸软。用法用量：9～15g。（《中国药典》2020年版）《本草经集注》言："地黄为之使，恶雷丸。"《得配本草》云："初痢勿用，怒气郁者禁用。"

[9]白芷：为伞形科植物白芷或杭白芷的干燥根。性味：辛，温。归经：归胃、大肠、肺经。功能主治：解表散寒，祛风止痛，宣通鼻窍，燥湿止带，消肿排脓；主治感冒头痛，眉棱骨痛，鼻塞流涕，鼻鼽，鼻渊，牙痛，带下，疮疡肿痛。用法用量：3～10g。（《中国药典》2020年版）《神农本草经疏》云："呕吐因于火者，禁用。漏下赤白，阴虚火炽血热所致者，勿用。痈疽已溃，宜渐减去。"

[10]青箱：即青葙子，为苋科植物青葙的干燥成熟种子。性味：苦，微寒。归经：归肝经。功能主治：清肝泻火，明目退翳；主治肝热目赤，目生翳膜，视物昏花，肝火眩晕。用法用量：9～15g。使用注意：本品有扩散瞳孔作用，青光眼患者禁用。（《中国药典》2020年版）

[11]马衔：即川芎，为伞形科植物川芎的干燥根茎。性味：辛，温。归经：归肝、胆、心包经。功能主治：活血行气，祛风止痛；主治胸痹心痛，胸胁刺痛，跌仆肿痛，月经不调，经闭痛经，癥瘕腹痛，头痛，风湿痹痛。用法用量：3～10g。（《中国药典》2020年版）

[12]乌啄：即乌头。

①川乌：为毛茛科植物乌头的干燥母根。性味：辛、苦，热；有大毒。归经：归心、肝、肾、脾经。功能主治：祛风除湿，温经止痛；主治风寒湿痹，关节疼痛，心腹冷痛，寒疝作痛，可用于麻醉止痛。用法用量：一般炮制后用。使用注意：生品内服宜慎，孕妇禁用，不宜与半夏、瓜蒌、瓜蒌子、瓜蒌皮、天花粉、川贝母、浙贝母、平贝母、伊贝母、湖北贝母、白蔹、白及同用。（《中国药典》2020年版）

②附子：为毛茛科植物乌头的子根的加工品。性味：辛、甘，大热；有毒。归经：归心、肾、脾经。功能主治：回阳救逆，补火助阳，散寒止痛；主治亡阳虚脱，肢冷脉微，心阳不足，胸痹心痛，虚寒吐泻，脘腹冷痛，肾阳虚衰，阳痿宫冷，阴寒水肿，阳虚外感，寒湿痹痛。用法用量：3～15g，先煎，久煎。使用注意：孕妇慎用，不宜与半夏、瓜蒌、瓜蒌子、瓜蒌皮、天花粉、川贝母、浙贝母、平贝母、伊贝母、湖北贝母、白蔹、白及同用。（《中国药典》2020年版）

[13]兰：即兰花，为兰科植物建兰、春兰、蕙兰、寒兰、多花兰或台兰的花。性味：辛，平。归经：归肺、脾、肝经。功能主治：调气和中，止咳，明目；主治胸闷、腹泻、久咳、青盲、内障。用法用量：内服，泡茶或水炖，3～9g。（《中华本草》）

[14]桂：即桂花，为木犀科植物木犀的花。性味：辛，温。归经：归肺、脾、肾经。功能主治：温肺化饮，散寒止痛；主治痰饮咳喘，脘腹冷痛，肠风血痢，经闭痛经，寒疝腹痛，牙痛，口臭。用法用量：内服，煎汤，3～9g，或泡茶；外用，适量，煎汤含漱或蒸热外熨。（《中华本草》）

[15] 朱儿：即朱砂，为硫化物类矿物辰砂族辰砂，主含硫化汞。性味：甘，微寒；有毒。归经：归心经。功能主治：清心镇惊，安神，明目，解毒；主治心悸易惊，失眠多梦，癫痫发狂，小儿惊风，视物昏花，口疮，喉痹，疮疡肿毒。用法用量：0.1 ~ 0.5g，多入丸散服，不宜入煎剂；外用，适量。使用注意：本品有毒，不宜大量服用，也不宜少量久服；孕妇及肝肾功能不全者禁用。（《中国药典》2020 年版）《吴普本草》云："畏磁石，恶咸水。"《本草备要》云："忌一切血。"《本草从新》云："独用多用，令人呆闷。"

[16] 云母：为硅酸盐类云母族矿物白云母。性味：甘，温。归经：归心、肝、肺经。功能主治：安神镇惊，敛疮止血；主治心悸，失眠，眩晕，癫痫，久泻，带下，外伤出血，湿疹。用法用量：内服，煎汤，10 ~ 15g，或入丸、散；外用，适量，研末撒或调敷。使用注意：阴虚火旺及大便秘结者禁服。（《中华本草》）《本草经集注》曰："泽泻为之使。畏鮀甲及流水。"《药性论》曰："恶徐长卿，忌羊血。"《本经逢原》云："阴虚火炎者，慎勿误与。"

[17] 龙胆：为龙胆科植物条叶龙胆、三花龙胆或坚龙胆的干燥根和根茎。性味：苦，寒。归经：归肝、胆经。功能主治：清热燥湿，泻肝胆火；主治湿热黄疸，阴肿阴痒，带下，湿疹瘙痒，肝火目赤，耳鸣耳聋，胁痛口苦，强中，惊风抽搐。用法用量：3 ~ 6g。（《中国药典》2020 年版）

[18] 燕胎：传说中的仙芝名。《太平御览》引《茅君内传》云："勾曲山上有神芝五种……第三曰燕胎芝，其色紫，形如葵，叶燕象，如欲飞状，光明洞彻。"

[19] 薜荔：为桑科植物薜荔的茎、叶。性味：酸，凉。功能主治：祛风除湿，活血通络，解毒消肿；主治风湿痹痛，坐骨神经痛，泻痢，尿淋，水肿，疟疾，闭经，产后瘀血腹痛，咽喉肿痛，睾丸炎，漆疮，痈疮肿毒，跌打损伤。用法用量：内服，煎汤，9 ~ 15g（鲜品 60 ~ 90g），捣汁、浸酒或研末；外用，适量，捣汁涂或煎水熏洗。（《中华本草》）

[20] 玫瑰：即玫瑰花，为蔷薇科植物玫瑰的干燥花蕾。性味：甘、微苦，温。归经：归肝、脾经。功能主治：行气解郁，和血，止痛；主治肝胃气痛，食少呕恶，月经不调，跌仆伤痛。用法用量：3 ~ 6g。（《中国药典》2020 年版）

[21] 鼺鼠：即鼺鼠，为鼯鼠科动物棕鼯鼠的全体。性味：甘，温。功能主治：催产，止痛；主治难产，产后腰痛，关节痛，头风痛。用法用量：内服，

泡酒服，15 ~ 30g。使用注意：血虚无瘀滞者忌用，孕妇慎用。(《中华本草》)

[22]蜗牛：为巴蜗牛科动物同型巴蜗牛、华蜗牛及其同科近缘种的全体。性味：咸，寒；有小毒。归经：归膀胱、胃、大肠经。功能主治：清热解毒，镇惊，消肿；主治风热惊痫，小儿脐风，消渴，喉痹，疰腮，瘰疬，痈肿丹毒，痔疮，脱肛，蜈蚣咬伤。用法用量：内服，煎汤，30 ~ 60g，或捣汁，或焙干研末，1 ~ 3g；外用，适量，捣敷，或焙干研末调敷。使用注意：不宜久服，脾胃虚寒者禁用。(《中华本草》)《本草纲目》云："畏盐。"《神农本草经疏》云："非真有风热者不宜用，小儿薄弱多泄者不宜用。"

[23]藁本：为伞形科藁本属植物藁本或辽藁本的干燥根茎和根。性味：辛，温。归经：归膀胱经。功能主治：祛风，散寒，除湿，止痛；主治风寒感冒，颠顶疼痛，风湿痹痛。用法用量：3 ~ 10g。(《中国药典》2020 年版)

[24]玉泉：又名玉液。《神农本草经》载："玉泉，味甘，平。主五脏百病，柔筋强骨，安魂魄，长肌肉，益气。久服耐寒暑，不饥渴，不老神仙。人临死服五斤，死三年，色不变。一名玉札。生山谷。"

（孙景环）

奉和鲁望药名离合夏月即事三首·其一

皮日休

季春人病抛芳杜，仲[1]夏溪波绕坏垣。

衣[2]典浊醪身倚桂，心[3]中无事到云昏。

---

[1]杜仲：为杜仲科植物杜仲的干燥树皮。性味：甘，温。归经：归肝、肾经。功能主治：补肝肾，强筋骨，安胎；主治肝肾不足，腰膝酸痛，筋骨无力，头晕目眩，妊娠漏血，胎动不安。用法用量：6 ~ 10g。(《中国药典》2020 年版)《本草经集注》曰："畏蛇蜕皮、玄参。"《神农本草经疏》云："肾

虚火炽者不宜用。即用当与黄柏、知母同入。"《得配本草》云："内热、精血燥，二者禁用。"

[2]垣衣：别名真藓、屋游、古屋瓦苔、银叶真藓，为真藓科植物真藓的植物体。性味：甘、微涩，凉。功能主治：清热解毒，止血；主治细菌性痢疾，黄疸，鼻窦炎，痈疮肿毒，烫火伤，衄血，咳血。用法用量：内服，煎汤，10～15g；外用，适量，研末调敷，或捣碎后用纱布包好塞鼻孔。(《中华本草》)《本草经集注》云："此瓦屋上青苔衣。"

[3]桂心：桂去内外皮者，即为桂心。用紫色厚者，去上粗皮，并内薄皮，取心中味辛者用。性味：苦、辛；无毒。归经：入手少阴经血分。功能主治：主治九种心痛，腹内冷气，痛不可忍，咳逆结气，壅痹，脚痹不仁，止下痢，杀三虫；治鼻中息肉，破血通利月闭，胞衣不下；治一切风气，补五劳七伤，通九窍，利关节，益精明目，暖腰膝；治风痹骨节挛缩，续筋骨，生肌肉，消瘀血，破痃癖癥瘕，内托痈疽痘疮，能引血化汗化脓，解蛇蝮毒。(《本草纲目》)

奉和鲁望药名离合夏月即事三首·其二

皮日休

数曲急溪冲细竹，叶[1]舟来往尽能通。
草[2]香石冷无辞远，志[3]在天台一遇中。

[1]竹叶：即淡竹叶，为禾本科植物淡竹叶的干燥茎叶。性味：甘、淡，寒。归经：归心、胃、小肠经。功能主治：清热泻火，除烦止渴，利尿通淋；主治热病烦渴，小便短赤涩痛，口舌生疮。用法用量：6～10g。(《中国药典》2020年版）

[2]通草：为五加科植物通脱木的茎髓。性味：甘、淡，微寒。归经：归

肺、胃经。功能主治：清热利尿、通气下乳；主治湿热淋证，水肿尿少，乳汁不下。用法用量：3～5g。适用注意：孕妇慎用。(《中国药典》2020年版)

[3]远志：为远志科植物远志或卵叶远志的干燥根。性味：苦、辛，温。归经：归心、肾、肺经。功能主治：安神益智，交通心肾，祛痰，消肿；主治心肾不交引起的失眠多梦、健忘惊悸、神志恍惚，咳痰不爽，疮疡肿毒，乳房肿痛。用法用量：3～10g。(《中国药典》2020年版)《本草经集注》云："得茯苓、冬葵子、龙骨良，杀天雄、附子毒，畏真珠、藜芦、蜚蠊、齐蛤。"《证类本草》载《药性论》云："远志畏蛴螬。"

奉和鲁望药名离合夏月即事三首·其三

皮日休

桂叶似茸含露紫，葛[1]花如绶蘸溪黄。

连[2]云更入幽深地，骨[3]录闲携相猎郎。

[1]紫葛：为葡萄科植物异叶蛇葡萄的根皮。性味：甘、微苦，寒；无毒。功能主治：清热补虚，散瘀通络，解毒；主治产后心烦口渴，中风半身不遂，跌打损伤，痈肿恶疮。用法用量：内服，煎汤，15～30g；外用，适量，捣敷。(《中华本草》)

[2]黄连：为毛茛科植物黄连、三角叶黄连或云连的干燥根茎。性味：苦，寒。归经：归心、脾、胃、肝、胆、大肠经。功能主治：清热燥湿，泻火解毒，主治湿热痞满、呕吐吞酸、泻痢、黄疸、高热神昏、心火亢盛、心烦不寐、心悸不宁、血热吐衄、目赤、牙痛、消渴、痈肿疔疮，外治湿疹、湿疮、耳道流脓；酒黄连善清上焦火热，主治目赤、口疮；姜黄连清胃和胃止呕，主治寒热互结、湿热中阻、痞满呕吐；萸黄连疏肝和胃止呕，主治肝胃不和、呕吐吞酸。用法用量：2～5g；外用，适量。(《中国药典》2020年版)

[3] 地骨：即地骨皮，为茄科植物枸杞或宁夏枸杞的干燥根皮。性味：甘，寒。归经：归肺、肝、肾经。功能主治：凉血除蒸，清肺降火；主治阴虚潮热，骨蒸盗汗，肺热咳嗽，咯血，衄血，内热消渴。用法用量：9 ~ 15g。(《中国药典》2020 年版)

（孙景环、周红）

庭　前

陆龟蒙

合欢[1]能解恚，萱草[2]信忘忧。
尽向庭前种，萋萋特地愁。

[1] 合欢

①合欢皮：为豆科植物合欢的干燥树皮。性味：甘，平。归经：归心、肝、肺经。功能主治：解郁安神，活血消肿；主治心神不安，忧郁失眠，肺痈，疮肿，跌仆伤痛。用法用量：6 ~ 12g，外用，适量，研末调敷。(《中国药典》2020 年版)

②合欢花：为豆科植物合欢的干燥花序或花蕾。性味：甘，平。归经：归心、肝经。功能主治：解郁安神；主治心神不安，忧郁失眠。用法用量：5 ~ 10g。(《中国药典》2020 年版)

[2] 萱草：一般入药的是百合科植物萱草、北黄花菜、黄花菜和小黄花菜的根，即萱草根。性味：甘，凉；有毒。归经：归脾、肝、膀胱经。功能主治：清热利湿，凉血止血，解毒消肿；主治黄疸，水肿，淋浊，带下，衄血，便血，崩漏，瘰疬，乳痈，乳汁不通。用法用量：内服，煎汤6 ~ 9g；外用，适量，捣敷。(《中华本草》)

（杨倩玫）

王良百一歌·医候十首·九

徐 成

天门^[1]还治肺，地骨^[2]也医肝。
心热黄芩^[3]妙，人参^[4]性不寒。

【作者】徐成，字子长，代郡人，官江淮津督。主要作品有《王良百一歌》《宝金篇》《王良百一诗》等。

---

[1] 天门：即天门冬、天冬，为百合科植物天冬的干燥块根。性味：甘、苦，寒。归经：归肺、肾经。功能主治：养阴润燥，清肺生津；主治肺燥干咳，顿咳痰黏，腰膝酸痛，骨蒸潮热，内热消渴，热病津伤，咽干口渴，肠燥便秘。用法用量：6～12g。(《中国药典》2020年版)

[2] 地骨：即地骨皮，为茄科植物枸杞或宁夏枸杞的干燥根皮。性味：甘，寒。归经：归肺、肝、肾经。功能主治：凉血除蒸，清肺降火；主治阴虚潮热，骨蒸盗汗，肺热咳嗽，咯血，衄血，内热消渴。用法用量：9～15g。(《中国药典》2020年版)

[3] 黄芩：为唇形科植物黄芩的干燥根。性味：苦，寒。归经：归肺、胆、脾、大肠、小肠经。功能主治：清热燥湿，泻火解毒，止血，安胎；主治湿温、暑湿，胸闷呕恶，湿热痞满，泻痢，黄疸，肺热咳嗽，高热烦渴，血热吐衄，痈肿疮毒，胎动不安。用法用量：3～10g。(《中国药典》2020年版)《神农本草经疏》云："脾肺虚热者忌之。凡中寒作泄，中寒腹痛，肝肾虚而少腹痛，血虚腹痛，脾虚泄泻，肾虚溏泻，脾虚水肿，血枯经闭，气虚小水不利，肺受寒邪喘咳，及血虚胎不安，阴虚淋露，法并禁用。"

[4] 人参：为五加科植物人参的干燥根和根茎。性味：甘、微苦，微温。归经：归脾、肺、心、肾经。功能主治：大补元气，复脉固脱，补脾益肺，

生津养血，安神益智；主治体虚欲脱，肢冷脉微，脾虚食少，肺虚喘咳，津伤口渴，内热消渴，气血亏虚，久病虚羸，惊悸失眠，阳痿宫冷。用法用量：3～9g，另煎兑服；也可研粉吞服，一次2g，1日2次。使用注意：不宜与藜芦、五灵脂同用。(《中国药典》2020年版)

（杨倩玫）

游登高山

黄　麟

上至登高眼界宽，蜜陀僧[1]舍富琅玕[2]。

天雄[3]峻塔凌穹漠，泽泻[4]巍阶铁护栏。

虎脑[5]已回仙枕梦，鸡头[6]宁愧国香兰[7]。

登临岂止黄花日，川练[8]常随夜月寒。

【作者】黄麟，生卒年不详。历任监察御史、侍御史兼殿中。天宝三载前曾任金部员外郎，后来迁任洪州刺史。事迹散见《国秀集》目录、《御史台精舍碑》《太平广记》卷三八一引《广异记》。芮挺章选其诗1首入《国秀集》。《全唐诗》存诗1首。《郡中客舍》是他的代表作之一。

[1]蜜陀僧：即密陀僧，为硫化物类方铅矿族矿物方铅矿提炼银、铅时沉积的炉底，或为铅熔融后的加工制成品。性味：咸、辛，平；有毒。归经：归肝、脾经。功能主治：燥湿，杀虫，解毒，收敛，防腐；主治疮疡溃烂久不收敛、口疮、湿疹、疥癣、狐臭、汗斑、烧烫伤等。用法用量：外用，适量，研末撒或调涂，或制成膏药、软膏、油剂等；内服，研末，0.2～0.5g，或入丸、散。使用注意：本品以外用为主，长期大量使用易引起铅中毒，内服宜慎，不可过量，不能超过1个星期，体虚及孕妇、儿童禁服。(《中华本草》)

[2] 琅玕：即青琅玕，为鹿角珊瑚科动物鹿角珊瑚群体的骨骼及其共肉（软体部分）。性味：辛，平。功能主治：祛风止痒，解毒，行瘀；主治皮肤瘙痒，白秃，痈疡，产后瘀血内停，石淋。用法用量：内服，研末，0.3 ～ 0.6g，或煎汤，15 ～ 30g；外用，适量，研末调涂。（《中华本草》）

[3] 天雄：为毛茛科植物乌头形长的块根。性味：辛，热；有大毒。归经：归肾经。功能主治：祛风散寒，益火助阳；主治风寒湿痹，历节风痛，四肢拘挛，心腹冷痛，痃癖癥瘕。用法用量：内服，煎汤，2 ～ 6g，或入丸、散；外用，适量，研末调敷。使用注意：内服宜炮制后用，阴虚阳盛者及孕妇禁服。（《中华本草》）

[4] 泽泻：为泽泻科植物东方泽泻或泽泻的干燥块茎。性味：甘、淡，寒。归经：归肾、膀胱经。功能主治：利水渗湿，泄热，化浊降脂；主治小便不利，水肿胀满，泄泻尿少，痰饮眩晕，热淋涩痛，高脂血症。用法用量：6 ～ 10g。（《中国药典》2020 年版）

[5] 虎脑：即艾虎脑，为鼬科动物艾鼬的脑髓。性味：甘、咸，微寒。功能主治：解毒；主治食物中毒，药物中毒。用法用量：内服，煮食，20 ～ 50g；或和面粉制饼后研末，适量。（《中华本草》）

[6] 鸡头：即芡实，为睡莲科植物芡的干燥成熟种仁。性味：甘、涩，平。归经：归脾、肾经。功能主治：益肾固精，补脾止泻，除湿止带；主治遗精滑精，遗尿尿频，脾虚久泻，白浊，带下。用法用量：9 ～ 15g。（《中国药典》2020 年版）

[7] 香兰：即兰香草，为马鞭草科植物兰香草的全草。性味：辛，温。功能主治：疏风解表，祛寒除湿，散瘀止痛；主治风寒感冒，头痛，咳嗽，脘腹冷痛，伤食吐泻，寒瘀痛经，产后瘀滞腹痛，风寒湿痹，跌打瘀肿，阴疽不消，湿疹，蛇伤。用法用量：内服，煎汤，10 ～ 15g，或浸酒；外用，适量，捣烂敷，或绞汁涂，或煎水熏洗。（《中华本草》）

[8] 川练：即川楝子，为楝科植物川楝的干燥成熟果实。性味：苦，寒；有小毒。归经：归肝、小肠、膀胱经。功能主治：疏肝泄热，行气止痛，杀虫；主治肝郁化火，胸胁、脘腹胀痛，疝气疼痛，虫积腹痛。用法用量：5 ～ 10g；外用，适量，研末调涂。（《中国药典》2020 年版）

（周红）

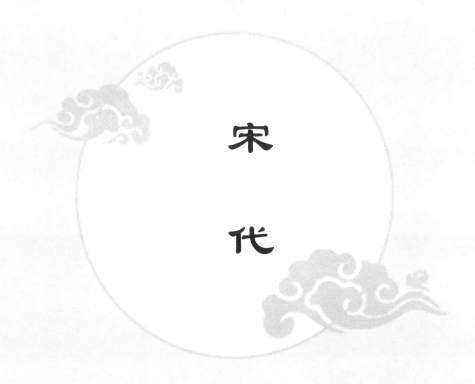

宋代

登湖州销暑楼

陈 亚

重楼[1]肆登赏，岂羡石为[2]廊。
风月前湖[3]近，轩窗半夏[4]凉。
曾青[5]识渔浦，芝紫[6]认仙乡。
却恐当归[7]阙，灵台为别伤。

【作者】陈亚，字亚之，生卒年均不详，约宋真宗天禧初年前后在世。咸平五年进士。尝为杭之於潜令，守越州、润州、湖州，仕至太常少卿。亚好以药名为诗词，有药名诗百首，其中佳句如"风月前湖近，轩窗半夏凉"，颇为人所称道。药名词如生查子，称道之者亦多。《全宋词》录其《生查子》药名词四首。吴处厚《青箱杂记》卷一云："虽一时俳谐之词，然所寄兴，亦有深意。"陈亚著有《澄源集》，已佚。其事迹散见于《至顺镇江志》卷二一、《黄豫章先生文集》卷二六。

---

[1]重楼：为百合科植物云南重楼或七叶一枝花的干燥根茎。性味：苦，微寒；有小毒。归经：归肝经。功能主治：清热解毒，消肿止痛，凉肝定惊；主治疔疮痈肿，咽喉肿痛，蛇虫咬伤，跌仆伤痛，惊风抽搐。用法用量：3～9g；外用，适量，研末调敷。(《中国药典》2020年版)《本草汇言》云："热伤营阴，吐衄血证，忌用之。"《本经逢原》云："元气虚者禁用。"

[2]石为：与"石韦"谐音，为水龙骨科植物庐山石韦、石韦或有柄石韦的干燥叶。性味：甘、苦，微寒。归经：归肺、膀胱经。功能主治：利尿通淋，清肺止咳，凉血止血；主治热淋，血淋，石淋，小便不通，淋沥涩痛，肺热喘咳，吐血，衄血，尿血，崩漏。用法用量：6～12g。(《中国药典》2020年版)

[3]前湖：谐音前胡，为伞形科植物白花前胡的干燥根。性味：苦、辛，

微寒。归经：归肺经。功能主治：降气化痰，散风清热；主治痰热喘满，咯痰黄稠，风热咳嗽痰多。用法用量：3～10g。(《中国药典》2020年版）《神农本草经疏》云："不可施诸气虚血少之病。凡阴虚火炽，煎熬真阴，凝结为痰而发咳嗽；真气虚而气不归元，以致胸胁逆满；头痛不因于痰，而因于阴血虚；内热心烦，外现寒热而非外感者，法并禁用。"

[4]半夏：为天南星科植物半夏的干燥块茎。性味：辛，温；有毒。归经：归脾、胃、肺经。功能主治：燥湿化痰，降逆止呕，消痞散结；主治湿痰寒痰、咳喘痰多、痰饮眩悸、风痰眩晕、痰厥头痛、呕吐反胃、胸脘痞闷、梅核气，外治痈肿痰核。用法用量：内服一般炮制后使用，3～9g；外用，适量，磨汁涂或研末以酒调敷患处。使用注意：不宜与川乌、制川乌、草乌、制草乌、附子同用；生品内服宜慎。(《中国药典》2020年版）

[5]曾青：又名朴青，为碳酸盐类、孔雀石族蓝铜矿的具层壳结构的结核状集合体。性味：酸，寒；有小毒。归经：归肝经。功能主治：凉肝明目，祛风定惊；主治目赤疼痛，涩痒，眵多赤烂，头风，惊痫，风痹。用法用量：外用，适量，研末，点眼，或外敷；内服，研末，每次0.1～0.3g，或入丸、散。使用注意：内服宜慎。(《中华本草》)

[6]芝紫：即紫林芝、灵芝，为多孔菌科真菌赤芝或紫芝的干燥子实体。性味：甘，平。归经：归心、肺、肝、肾经。功能主治：补气安神，止咳平喘；主治心神不宁，失眠心悸，肺虚咳喘，虚劳短气，不思饮食。用法用量：6～12g。(《中国药典》2020年版）《本草经集注》曰："恶恒山。畏扁青、茵陈蒿。"

[7]当归：为伞形科植物当归的干燥根。性味：甘、辛，温。归经：归肝、心、脾经。功能主治：补血活血、调经止痛、润肠通便，主治血虚萎黄、眩晕心悸、月经不调、经闭痛经、虚寒腹痛、风湿痹痛、跌仆损伤、痈疽疮疡、肠燥便秘；酒当归活血通经，主治经闭痛经、风湿痹痛、跌仆损伤。用法用量：6～12g。(《中国药典》2020年版）《本草经集注》言："畏菖蒲、海藻、牡蒙。"《神农本草经疏》言："肠胃薄弱，泄泻溏薄及一切脾胃病，恶食，不思食及食不消，并禁用之，即在产后胎前，亦不得入。"《本草汇言》云："风寒未清，恶寒发热，表证外见者，并禁用之。"

（杨倩玫）

生查子·其四·同上

陈 亚

浪荡[1]去未来，踯躅[2]花频换。

可惜石榴[3]裙，兰麝[4]香销半。

琵琶[5]闲抱理相思[6]，必拨[7]朱弦断。

拟续断[8]朱弦，待这[9]冤家看。

---

[1]浪荡：谐音莨菪，又名天仙子，为茄科植物莨菪的干燥成熟种子。性味：苦、辛，温；有大毒。归经：归心、胃、肝经。功能主治：解痉止痛，平喘，安神；主治胃脘挛痛，喘咳，癫狂。用法用量：0.06～0.6g。使用注意：心脏病、心动过速、青光眼患者及孕妇禁用。（《中国药典》2020年版）

[2]踯躅：即红踯躅、山踯躅，杜鹃花的别名，为杜鹃花科植物杜鹃花的花。性味：甘、酸，平。功能主治：和血，调经，止咳，祛风湿，解疮毒；主治吐血，衄血，崩漏，月经不调，咳嗽，风湿痹痛，痈疖疮毒。用法用量：内服，煎汤，9～15g；外用，适量，捣敷。（《中华本草》）

[3]石榴：石榴皮、叶、根均可入药。

①石榴皮：为石榴科植物石榴的干燥果皮。性味：酸、涩，温。归经：归大肠经。功能主治：涩肠止泻，止血，驱虫；主治久泻，久痢，便血，脱肛，崩漏，带下，虫积腹痛。用法用量：3～9g。（《中国药典》2020年版）

②石榴叶：为石榴科植物石榴的叶。功能主治：收敛止泻，解毒杀虫；主治泄泻，痘风疮，癞疮，跌打损伤。用法用量：内服，煎汤，15～30g；外用，适量，煎水洗，或捣敷。（《中华本草》）

③石榴根：为石榴科植物石榴的根或根皮。性味：酸、涩，温。功能主治：驱虫，涩肠，止带；主治蛔虫，绦虫，久泻，久痢，赤白带下。用法用

量：内服，煎汤，6～12g。（《中华本草》）

[4] 兰麝：对应的中药为麝香。麝香为鹿科动物林麝、马麝、原麝成熟雄体香囊中的干燥分泌物。性味：辛，温。归经：归心、脾经。功能主治：开窍醒神，活血通经，消肿止痛；主治热病神昏，中风痰厥，气郁暴厥，中恶昏迷，经闭，癥瘕，难产死胎，胸痹心痛，心腹暴痛，跌仆伤痛，痹痛麻木，痈肿瘰疬，咽喉肿痛。用法用量：0.03～0.1g，多入丸散用；外用，适量。使用注意：孕妇禁用。（《中国药典》2020年版）

[5] 琵琶：即枇杷，为蔷薇科植物枇杷的果实。性味：甘、酸，凉。归经：归肺、脾经。功能主治：润肺下气，止渴；主治肺热咳喘，吐逆，烦渴。用法用量：内服，生食或煎汤，30～60g。使用注意：不宜多食。（《中华本草》）《随息居饮食谱》云：“多食助湿生痰，脾虚滑泄者忌之。”

[6] 相思：对应的中药为相思子，别称红豆。相思子为豆科植物相思子的成熟种子。性味：苦、辛，平；有大毒。功能主治：清热解毒，祛痰，杀虫；主治痈疮，腮腺炎，疥癣，风湿骨痛。用法用量：外用，适量，研末调敷，或煎水洗，或熬膏涂。（《中华本草》）

[7] 必拨：谐音荜茇，为胡椒科植物荜茇的干燥近成熟或成熟果穗。性味：辛，热。归经：归胃、大肠经。功能主治：温中散寒，下气止痛；主治脘腹冷痛，呕吐，泄泻，寒凝气滞，胸痹心痛，头痛，牙痛。用法用量：1～3g；外用，适量，研末塞龋齿孔中。（《中国药典》2020年版）

[8] 续断：为川续断科植物川续断的干燥根。性味：苦、辛，微温。归经：归肝、肾经。功能主治：补肝肾、强筋骨、续折伤、止崩漏，主治肝肾不足、腰膝酸软、风湿痹痛、跌仆损伤、筋伤骨折、崩漏、胎漏；酒续断多主治风湿痹痛、跌仆损伤、筋伤骨折；盐续断多主治腰膝酸软。用法用量：9～15g。（《中国药典》2020年版）《本草经集注》言：“地黄为之使，恶雷丸。”《得配本草》云：“初痢勿用，怒气郁者禁用。”

[9] 待这：谐音代赭，即代赭石，为氧化物类矿物刚玉族赤铁矿，主含三氧化二铁。性味：苦，寒。归经：归肝、心、肺、胃经。功能主治：平肝潜阳，重镇降逆，凉血止血；主治眩晕耳鸣，呕吐，噫气，呃逆，喘息，吐血，衄血，崩漏下血。用法用量：9～30g，先煎。使用注意：孕妇慎用。（《中国药典》2020年版）《神农本草经疏》言：“下部虚寒者，不宜用；阳虚阴萎者

忌之。"《得配本草》云："气不足、津液燥者，禁用。"

（孙景环、周红、马洪癸）

句·其三

陈　亚

布袍袖里怀漫刺，到处迁延胡索[1]人。

---

　　[1] 延胡索：为罂粟科植物延胡索的干燥块茎。性味：辛、苦，温。归经：归肝、脾经。功能主治：活血，行气，止痛；主治胸胁、脘腹疼痛，胸痹心痛，经闭痛经，产后瘀阻，跌仆肿痛。用法用量：3～10g；研末吞服，一次1.5～3g。（《中国药典》2020年版）《本草品汇精要》云："妊娠不可服。"《神农本草经疏》曰："经事先期及一切血热为病……法所应禁。"《本草正》云："产后血虚或经血枯少不利，气虚作痛者，皆大非所宜。"

句·其七

陈　亚

无雨若还过半夏[1]，和师晒作葫芦巴[2]。

---

　　[1] 半夏：为天南星科植物半夏的干燥块茎。性味：辛，温；有毒。归经：归脾、胃、肺经。功能主治：燥湿化痰，降逆止呕，消痞散结；主治湿痰寒痰、咳喘痰多、痰饮眩悸、风痰眩晕、痰厥头痛、呕吐反胃、胸脘痞闷、梅核气，外治痈肿痰核。用法用量：内服一般炮制后使用，3～9g；外用，适

量，磨汁涂或研末以酒调敷患处。使用注意：不宜与川乌、制川乌、草乌、制草乌、附子同用；生品内服宜慎。（《中国药典》2020年版）

[2]葫芦巴：即胡芦巴，为豆科植物胡芦巴的干燥成熟种子。性味：苦，温。归经：归肾经。功能主治：温肾助阳，祛寒止痛；主治肾阳不足，下元虚冷，小腹冷痛，寒疝腹痛，寒湿脚气。用法用量：5～10g。（《中国药典》2020年版）

（孙景环、周红、王琼）

药 名 诗

陈 亚

地居京界[1]足亲知，倩借寻常无歇[2]时。
但看车前[3]牛领上，十家皮没五家皮[4]。

---

[1]京界：谐音荆芥，为唇形科植物荆芥的干燥地上部分。性味：辛，微温。归经：归肺、肝经。功能主治：解表散风，透疹，消疮；主治感冒，头痛，麻疹，风疹，疮疡初起。用法用量：5～10g。（《中国药典》2020年版）《证类本草》言："久服动渴疾。"《本草纲目》载《苇航纪谈》云："凡服荆芥风药，忌食鱼。"《本草纲目》曰："反驴肉、无鳞鱼。"《神农本草经疏》云："病人表虚有汗者忌之；血虚寒热，而不因于风湿风寒者勿用；阴虚火炎面赤，因而头痛者，慎勿误入。"

[2]无歇：对应的中药为全蝎。全蝎为钳蝎科动物东亚钳蝎的干燥体。性味：辛，平；有毒。归经：归肝经。功能主治：息风镇痉，通络止痛，攻毒散结；主治肝风内动，痉挛抽搐，小儿惊风，中风口㖞，半身不遂，破伤风，风湿顽痹，偏正头痛，疮疡，瘰疬。用法用量：3～6g。使用注意：孕妇禁用。（《中国药典》2020年版）

[3]车前

①车前子：为车前科植物车前或平车前的干燥成熟种子。性味：甘，寒。归经：归肝、肾、肺、小肠经。功能主治：清热利尿通淋，渗湿止泻，明目，祛痰；主治热淋涩痛，水肿胀满，暑湿泄泻，目赤肿痛，痰热咳嗽。用法用量：9 ~ 15g，包煎。(《中国药典》2020年版)《神农本草经疏》曰："内伤劳倦、阳气下陷之病，皆不当用，肾气虚脱者，忌与淡渗药同用。"《本草汇言》曰："肾气虚寒者，尤宜忌之。"

②车前草：为车前科植物车前或平车前的干燥全草。性味：甘，寒。归经：归肝、肾、肺、小肠经。功能主治：清热利尿通淋，祛痰，凉血，解毒；主治热淋涩痛，水肿尿少，暑湿泄泻，痰热咳嗽，吐血衄血，痈肿疮毒。用法用量：9 ~ 30g。(《中国药典》2020年版)《本经逢原》曰："若虚滑精气不固者禁用。"

[4]五家皮：谐音五加皮，为五加科植物细柱五加的干燥根皮。性味：辛、苦，温。归经：归肝、肾经。功能主治：祛风除湿，补益肝肾，强筋壮骨，利水消肿；主治风湿痹病，筋骨痿软，小儿行迟，体虚乏力，水肿，脚气。用法用量：5 ~ 10g。(《中国药典》2020年版)

（马洪癸、孙景环、周红）

嗤人面黑

陈　亚

笑似乌梅[1]裂，啼如豉汁[2]流。
眉间粘帖子[3]，已上是幞头[4]。

------

[1]乌梅：为蔷薇科植物梅的干燥近成熟果实。性味：酸、涩，平。归经：归肝、脾、肺、大肠经。功能主治：敛肺，涩肠，生津，安蛔；主治肺虚久

咳，久泻久痢，虚热消渴，蛔厥呕吐腹痛。用法用量：6 ～ 12g。（《中国药典》2020 年版）

[2] 豉汁：对应的中药为淡豆豉。淡豆豉为豆科植物大豆的干燥成熟种子（黑豆）的发酵加工品。性味：苦、辛，凉。归经：归肺、胃经。功能主治：解表，除烦，宣发郁热；主治感冒，寒热头痛，烦躁胸闷，虚烦不眠。用法用量：6 ～ 12g。（《中国药典》2020 年版）

[3] 粘帖子：对应的中药为牛蒡子。牛蒡子为菊科植物牛蒡的干燥成熟果实。性味：辛、苦，寒。归经：归肺、胃经。功能主治：疏散风热，宣肺透疹，解毒利咽；主治风热感冒，咳嗽痰多，麻疹，风疹，咽喉肿痛，痄腮，丹毒，痈肿疮毒。用法用量：6 ～ 12g。《神农本草经疏》曰："痘疮家惟宜于血热便闭之证，若气虚色白，大便自利或泄泻者，慎勿服之。瘄疹不忌泄泻，故用之无妨。痈疽已溃，非便闭不宜服。"

[4] 幞头：《本草纲目》载 "幞头，朝服也。北周武帝始用漆纱制之，至唐又有纱帽之制，逮今用之。主治：烧烟，熏产后血运；烧灰水服，治血崩及妇人交肠病。"

（孙景环、周红、余梦）

再作药名诗一首寄宣父并用本字更不假借此诸名布在本草中虽或隐晦然以为不当但取世俗之所知而遗其所不知亦君子之用心也至于搜索牵合亦可以发人意思而消磨光景请宣父同作

孔平仲

忆昔见子龙沙[1]边，冰台[2]玉壶气凛然。

才薄人微[3]辱取友，青蒿[4]愧倚昆仑颠。

诗锋利如[5]立刀剑，谈经辨博森戈[6]鋋。

贤愚校我几百倍[7]，预知子[8]必转青天。

别来喧卑共[9]谁语，神游阆苑长思仙[10]。

京师再见空草[11]草，琐细辛[12]勤官事牵。

如今相去水[13]南北，一别羁[14]旅还隔年。

每思益[15]友在咫尺，九江地与蕲黄连[16]。

作诗寄我解离[17]恨，紫贝珊瑚[18]堆目前。

灵蛇含[19]珠久不吐，骏马衔[20]脱谁能先。

弥天雄[21]句骇俗耳，入木香[22]煤濡绿笺。

嗟余鄙讷会[23]强敌，蜀鸡格[24]斗非所便。

未甘遽[25]服强一战，光焰消[26]缩何由然。

我居此土颇大适[27]，门对庐山飞玉泉[28]。

火云烧赤赫[29]日炽，委蛇退[30]食甘昼眠。

环池老木自却暑[31]，清波白石明[32]相鲜。

木香[33]漠漠初过雨，水英[34]灿灿新开莲。

区区余心最念子[35]，空对黄昏[36]江月圆。

重楼[37]远望君不见，淮南细草[38]迷苍烟。

【作者】孔平仲（1044—1111），字毅父，北宋文学家、诗人，孔子后裔。历任密州教授、秘书省校书郎、衢州军事推官、秘书省著作郎和虔州骑都尉等多个职务。绍圣元年，言官参劾他元祐时期附和旧党当权者，被削官，出知衡州。又有人弹劾他不推行常平仓法，而徙官韶州。因他上书辩解，再贬为惠州别驾，安置编管于英州。宋徽宗即位，被召为户部、金部郎中，后出任外官，提举永兴路刑狱，帅鄜延、环庆等路。党论再起，被罢官，不久去世。孔平仲与他的两位

兄长孔文仲、孔武仲均以文章闻名于世，时人称为"三孔"。有黄庭坚"二苏（苏轼、苏辙）联璧，三孔分鼎"之誉。孔平仲长于史学，工于文词，辞藻华丽，著有《珩璜新论》《续世说》《孔氏谈苑》《朝散集》等作品。其中，《清江三孔集》四十卷中，孔平仲的作品占据了二十一卷。

----

[1]龙沙：即麻黄，为麻黄科植物草麻黄、中麻黄或木贼麻黄的干燥草质茎。性味：辛、微苦，温。归经：归肺、膀胱经。功能主治：发汗解表、宣肺平喘、利水消肿，主治风寒感冒、胸闷喘咳、风水浮肿；蜜麻黄润肺止咳，多主治表证已解的气喘咳嗽。用法用量：2 ~ 10g。（《中国药典》2020 年版）

[2]冰台：即艾叶，为菊科植物艾的干燥叶。性味：辛、苦，温；有小毒。归经：归肝、脾、肾经。功能主治：温经止血、散寒止痛，外用祛湿止痒，主治吐血、衄血、崩漏、月经过多、胎漏下血、少腹冷痛、经寒不调、宫冷不孕，外治皮肤瘙痒；醋艾炭温经止血，主治虚寒性出血。用法用量：3 ~ 9g。（《中国药典》2020 年版）

[3]人微：即人参，为五加科植物人参的干燥根和根茎。性味：甘、微苦，微温。归经：归脾、肺、心、肾经。功能主治：大补元气，复脉固脱，补脾益肺，生津养血，安神益智；主治体虚欲脱，肢冷脉微，脾虚食少，肺虚喘咳，津伤口渴，内热消渴，气血亏虚，久病虚羸，惊悸失眠，阳痿宫冷。用法用量：3 ~ 9g，另煎兑服；也可研粉吞服，一次 2g，1 日 2 次。使用注意：不宜与藜芦、五灵脂同用。（《中国药典》2020 年版）

[4]青蒿：为菊科植物黄花蒿的干燥地上部分。性味：苦、辛，寒。归经：归肝、胆经。功能主治：清虚热，除骨蒸，解暑热，截疟，退黄；主治温邪伤阴，夜热早凉，阴虚发热，骨蒸劳热，暑邪发热，疟疾寒热，湿热黄疸。用法用量：6 ~ 12g，后下。（《中国药典》2020 年版）《神农本草经疏》言："产后气虚，内寒作泻及饮食停滞泄泻者，勿用。"《本草通玄》云："胃虚者，不敢投也。"

[5]利如：即桔梗，为桔梗科植物桔梗的干燥根。性味：苦、辛，平。归经：归肺经。功能主治：宣肺，利咽，祛痰，排脓；主治咳嗽痰多，胸闷不畅，咽痛音哑，肺痈吐脓。用法用量：3 ~ 10g。（《中国药典》2020 年版）《医学入门》载朱丹溪云："下虚及怒气上升者不宜。"《本经逢原》曰："阴虚久

嗽不宜用，以其通阳泄气也。"

[6]森戈：即葛根，为豆科植物野葛的干燥根。性味：甘、辛，凉。归经：归脾、胃、肺经。功能主治：解肌退热，生津止渴，透疹，升阳止泻，通经活络，解酒毒；主治外感发热头痛，项背强痛，口渴，消渴，麻疹不透，热痢，泄泻，眩晕头痛，中风偏瘫，胸痹心痛，酒毒伤中。用法用量：10～15g。(《中国药典》2020年版)

[7]百倍：即牛膝，为苋科植物牛膝的干燥根。性味：苦、甘、酸，平。归经：归肝、肾经。功能主治：逐瘀通经，补肝肾，强筋骨，利尿通淋，引血下行；主治经闭，痛经，腰膝酸痛，筋骨无力，淋证，水肿，头痛，眩晕，牙痛，口疮，吐血，衄血。用法用量：5～12g。使用注意：孕妇慎用。(《中国药典》2020年版)《得配本草》云："中气不足，小便自利，俱禁用。"《神农本草经疏》云："经闭未久，疑似有娠者勿用；上焦药中勿入；血崩不止者，忌之。"《本草通玄》曰："梦失遗精者，在所当禁。"《本草正》云："脏寒便滑，下元不固者，当忌用之。"

[8]预知子：别名八月札、木通子，为木通科植物木通、三叶木通或白木通的成熟果实。性味：微苦，平。归经：归肝、胃、膀胱经。功能主治：疏肝和胃，活血止痛，软坚散结，利小便；主治肝胃气滞，脘腹、胁肋胀痛，饮食不消，下痢，疝气疼痛，腰痛，经闭痛经，瘿瘤瘰疬，恶性肿瘤。用法用量：内服，煎汤，9～15g，大剂量可用30～60g，或浸酒。使用注意：孕妇慎服。(《中华本草》)《神农本草经疏》云："凡病人脾虚作泄泻者勿服。"

[9]卑共：别名茵芋，为芸香科植物茵芋或乔木茵芋茎叶。性味：辛、苦，温；有毒。归经：归肝、肾经。功能主治：祛风胜湿；主治风湿痹痛，四肢挛急，两足软弱。用法用量：内服，浸酒或入丸剂，0.9～1.8g。使用注意：阴虚而无风湿实邪者禁服；茵芋有毒，内服宜慎，用量不宜过大，否则易引起中毒，轻者可见轻度痉挛，重者则可引起血压下降，心肌麻痹而死亡。(《中华本草》)

[10]思仙：又名杜仲，为杜仲科植物杜仲的干燥树皮。性味：甘，温。归经：归肝、肾经。功能主治：补肝肾，强筋骨，安胎；主治肝肾不足，腰膝酸痛，筋骨无力，头晕目眩，妊娠漏血，胎动不安。用法用量：6～10g。(《中国药典》2020年版)《本草经集注》曰："畏蛇蜕皮、玄参。"《神农本草经疏》

云："肾虚火炽者不宜用。即用当与黄柏、知母同入。"《得配本草》云："内热、精血燥，二者禁用。"

[11]空草：对应的中药为川贝母。川贝母为百合科植物川贝母、暗紫贝母、甘肃贝母、棱砂贝母、太白贝母或瓦布贝母的干燥鳞茎。性味：苦、甘，微寒。归经：归肺、心经。功能主治：清热润肺，化痰止咳，散结消痈；主治肺热燥咳，干咳少痰，阴虚劳嗽，痰中带血，瘰疬，乳痈，肺痈。用法用量：3～10g；研粉冲服，一次1～2g。使用注意：不宜与川乌、制川乌、草乌、制草乌、附子同用。(《中国药典》2020年版)

[12]细辛：为马兜铃科植物北细辛、汉城细辛或华细辛的干燥根和根茎。性味：辛，温。归经：归心、肺、肾经。功能主治：解表散寒，祛风止痛，通窍，温肺化饮；主治风寒感冒，头痛，牙痛，鼻塞流涕，鼻衄，鼻渊，风湿痹痛，痰饮喘咳。用法用量：1～3g，散剂每次服0.5～1g；外用，适量。使用注意：不宜与藜芦同用。(《中国药典》2020年版)《神农本草经疏》云："凡病内热及火升炎上，上盛下虚，气虚有汗，血虚头痛，阴虚咳嗽，法皆禁用。"

[13]去水：即芫花，为瑞香科植物芫花的干燥花蕾。性味：苦、辛，温；有毒。归经：归肺、脾、肾经。功能主治：泻水逐饮，外用杀虫疗疮；主治水肿胀满、胸腹积水、痰饮积聚、气逆咳喘、二便不利，外治疥癣秃疮、痈肿、冻疮。用法用量：1.5～3g；醋芫花研末吞服，一次0.6～0.9g，1日1次；外用，适量。使用注意：孕妇禁用；不宜与甘草同用。(《中国药典》2020年版)《本草经集注》言："决明为之使。反甘草。"

[14]别羁：《神农本草经》云："味苦；微温。主风寒湿痹，身重，四肢疼酸，寒邪，历节痛。"《名医别录》曰："一名别枝，一名别骑，一名鳖羁，生蓝田，二月、八月采。"陶弘景云："方家时有用处，今俗亦绝耳。"

[15]思益：即蛇床子，为伞形科植物蛇床的干燥成熟果实。性味：辛、苦，温；有小毒。归经：归肾经。功能主治：燥湿祛风，杀虫止痒，温肾壮阳；主治阴痒带下，湿疹瘙痒，湿痹腰痛，肾虚阳痿，宫冷不孕。用法用量：3～10g；外用，适量，多煎汤熏洗，或研末调敷。(《中国药典》2020年版)

[16]黄连：为毛茛科植物黄连、三角叶黄连或云连的干燥根茎。性味：苦，寒。归经：归心、脾、胃、肝、胆、大肠经。功能主治：清热燥湿，泻

火解毒，主治湿热痞满、呕吐吞酸、泻痢、黄疸、高热神昏、心火亢盛、心烦不寐、心悸不宁、血热吐衄、目赤、牙痛、消渴、痈肿疔疮，外治湿疹、湿疮、耳道流脓；酒黄连善清上焦火热，主治目赤、口疮；姜黄连清胃和胃止呕，主治寒热互结、湿热中阻、痞满呕吐；萸黄连疏肝和胃止呕，主治肝胃不和、呕吐吞酸。用法用量：2 ~ 5g；外用，适量。（《中国药典》2020 年版）

[17] 解离：对应的中药为防己。防己为防己科植物粉防己的干燥根。性味：苦，寒。归经：归膀胱、肺经。功能主治：祛风止痛，利水消肿；主治风湿痹痛，水肿脚气，小便不利，湿疹疮毒。用法用量：5 ~ 10g。（《中国药典》2020 年版）

[18] 珊瑚：为红珊瑚科动物红珊瑚、日本红珊瑚、巧红珊瑚、皮滑红珊瑚、瘦长红珊瑚等多种红珊瑚的骨骼。性味：甘，平。功能主治：去翳明目，安神镇惊，敛疮止血；主治目生翳障、惊痫、吐衄、烧烫伤。用法用量：内服，研末，0.3 ~ 0.6g；外用，适量，研细末点眼或调敷。（《中华本草》）

[19] 蛇含：为蔷薇科植物蛇含委陵菜的带根全草。性味：苦，微寒。归经：归肝、肺经。功能主治：清热定惊，截疟，止咳化痰，解毒活血；主治高热惊风，疟疾，肺热咳嗽，百日咳，痢疾，疮疖肿毒，咽喉肿痛，风火牙痛，带状疱疹，目赤肿痛，虫蛇咬伤，风湿麻木，跌打损伤，月经不调，外伤出血。用法用量：内服，煎汤，9 ~ 15g（鲜品倍量）；外用，适量，煎水洗或捣敷，或捣汁涂，或煎水含漱。（《中华本草》）

[20] 马衔：即川芎，为伞形科植物川芎的干燥根茎。性味：辛，温。归经：归肝、胆、心包经。功能主治：活血行气，祛风止痛；主治胸痹心痛，胸胁刺痛，跌仆肿痛，月经不调，经闭痛经，癥瘕腹痛，头痛，风湿痹痛。用法用量：3 ~ 10g。（《中国药典》2020 年版）

[21] 天雄：为毛茛科植物乌头形长的块根。性味：辛，热；有大毒。归经：归肾经。功能主治：祛风散寒，益火助阳；主治风寒湿痹，历节风痛，四肢拘挛，心腹冷痛，疝癖癥瘕。用法用量：内服，煎汤，2 ~ 6g，或入丸、散；外用，适量，研末调敷。使用注意：内服宜炮制后用，阴虚阳盛者及孕妇禁服。（《中华本草》）

[22] 木香：为菊科植物木香的干燥根。性味：辛、苦，温。归经：归脾、胃、大肠、三焦、胆经。功能主治：行气止痛、健脾消食，主治胸胁脘腹胀

痛、泻痢后重、食积不消、不思饮食；煨木香实肠止泻，主治泄泻腹痛。用法用量：3 ~ 6g。（《中国药典》2020 年版）

[23] 讷会：即芦荟，为百合科植物库拉索芦荟、好望角芦荟或其他同属近缘植物叶的汁液浓缩干燥物。性味：苦，寒。归经：归肝、胃、大肠经。功能主治：泻下通便，清肝泻火，杀虫疗疳；主治热结便秘，惊痫抽搐，小儿疳积；外治癣疮。用法用量：2 ~ 5g，宜入丸散；外用，适量，研末敷患处。（《中国药典》2020 年版）《神农本草经疏》曰："凡儿脾胃虚寒作泻及不思食者，禁用。"

[24] 鸡格：即黄精，为百合科滇黄精、黄精或多花黄精的干燥根茎。性味：甘，平。归经：归脾、肺、肾经。功能主治：补气养阴，健脾，润肺，益肾；主治脾胃气虚，体倦乏力，胃阴不足，口干食少，肺虚燥咳，劳嗽咳血，精血不足，腰膝酸软，须发早白，内热消渴。用法用量：内服，9 ~ 15g（《中国药典》2020 年版）

[25] 甘遂：为大戟科植物甘遂的干燥块根。性味：苦，寒；有毒。归经：归肺、肾、大肠经。功能主治：泻水逐饮，消肿散结；主治水肿胀满，胸腹积水，痰饮积聚，气逆咳喘，二便不利，风痰癫痫，痈肿疮毒。用法用量：0.5 ~ 1.5g，炮制后多入丸散用；外用，适量，生用。使用注意：孕妇禁用，不宜与甘草同用。（《中国药典》2020 年版）

[26] 焰消：即芒硝，为硫酸盐类矿物芒硝族芒硝，经加工精制而成的结晶体。性味：咸、苦，寒。归经：归胃、大肠经。功能主治：泻下通便，润燥软坚，清火消肿；主治实热积滞、腹满胀痛、大便燥结、肠痈肿痛，外治乳痈、痔疮肿痛。用法用量：6 ~ 12g，一般不入煎剂，待汤剂煎得后，溶入汤剂中服用；外用，适量。使用注意：孕妇慎用，不宜与硫黄、三棱同用。（《中国药典》2020 年版）

[27] 大适：即葶苈子，为十字花科植物播娘蒿或独行菜的干燥成熟种子。性味：辛、苦，大寒。归经：归肺、膀胱经。功能主治：泻肺平喘，行水消肿；主治痰涎壅肺，喘咳痰多，胸胁胀满，不得平卧，胸腹水肿，小便不利。用法用量：3 ~ 10g，包煎。（《中国药典》2020 年版）《名医别录》云："久服令人虚。"《神农本草经疏》云："不利于脾胃虚弱及真阴不足之人。凡肿满由于脾虚不能制水，水气泛溢；小便不通由于膀胱虚，无气以化者，法所咸

忌。"《本草便读》云："寒饮、阴水等证及虚弱者，不可用也。"

[28]玉泉：又名玉液。《神农本草经》载："玉泉，味甘，平。主五脏百病，柔筋强骨，安魂魄，长肌肉，益气。久服耐寒暑，不饥渴，不老神仙。人临死服五斤，死三年，色不变。一名玉札。生山谷。"

[29]赤赫：《新修本草》载"赤赫，味苦，寒，有毒。主痂疡恶败疮，除三虫，邪气。生益州川谷，二月、八月采"。

[30]蛇退：即蛇蜕，为游蛇科动物王锦蛇、红点锦蛇、黑眉锦蛇等多种蛇蜕下的皮膜。性味：甘、咸，平。归经：归肝经。功能主治：祛风、定惊、退翳、止痒、解毒消肿；主治惊痫抽搐，角膜翳障，风疹瘙痒，喉痹，口疮，龈肿，聤耳，痛疽，疔毒，瘰疬，恶疮，烫伤。用法用量：内服，煎汤，3～6g，研末，每次1.5～3g；外用，适量，煎汤洗，研末撒或调敷。使用注意：孕妇禁服。(《中华本草》)

[31]却暑：即枸杞子，为茄科植物宁夏枸杞的干燥成熟果实。性味：甘，平。归经：归肝、肾经。功能主治：滋补肝肾，益精明目；主治虚劳精亏，腰膝酸痛，眩晕耳鸣，内热消渴，血虚萎黄，目昏不明。用法用量：6～12g。(《中国药典》2020年版)

[32]石明：即石决明，为鲍科动物杂色鲍、皱纹盘鲍、羊鲍、澳洲鲍或白鲍的贝壳。性味：咸，寒。归经：归肝经。功能主治：平肝潜阳，清肝明目；主治头痛眩晕，目赤翳障，视物昏花，青盲雀目。用法用量：6～20g，先煎。(《中国药典》2020年版)

[33]木香：见[22]。

[34]水英：即水银，为自然元素类液态矿物自然汞，主要从辰砂矿经加工提炼制成。性味：辛，寒；有毒。归经：归心、肝、肾经。功能主治：杀虫，攻毒；主治疥癣，梅毒，恶疮，痔瘘。用法用量：外用，适量，涂擦。使用注意：大毒之品，不宜内服，孕妇禁用；外用亦不可过量或久用，主治溃疡创面时，尤须注意，以免吸收中毒。(《中华本草》)《证类本草》载陈藏器云："人患疮疥，多以水银涂之，性滑重，直入肉，宜慎之。"《神农本草经疏》云："头疮切不可用，恐入经络，必缓筋骨……惟宜外敷，不宜内服。"

[35]念子：即山稔子，别名桃金娘，为桃金娘科植物桃金娘的果实。性味：甘、涩，平。归经：归肝、脾经。功能主治：养血止血，涩肠固精；主

治血虚体弱，吐血，鼻衄，劳伤咳血，便血，崩漏，遗精，带下，痢疾，脱肛，烫伤，外伤出血。用法用量：内服，煎汤，6～15g（鲜品15～30g），或浸酒；外用，适量，烧存性，研末调敷。使用注意：大便秘结者禁服。(《中华本草》)

　　[36]黄昏：即合欢皮，为豆科植物合欢的干燥树皮。性味：甘，平。归经：归心、肝、肺经。功能主治：解郁安神，活血消肿；主治心神不安，忧郁失眠，肺痈，疮肿，跌仆伤痛。用法用量：6～12g；外用，适量，研末调敷。(《中国药典》2020年版)

　　[37]重楼：为百合科植物云南重楼或七叶一枝花的干燥根茎。性味：苦，微寒；有小毒。归经：归肝经。功能主治：清热解毒，消肿止痛，凉肝定惊；主治疔疮痈肿，咽喉肿痛，蛇虫咬伤，跌仆伤痛，惊风抽搐。用法用量：3～9g；外用，适量，研末调敷。(《中国药典》2020年版)《本草汇言》云："热伤营阴，吐衄血证，忌用之。"《本经逢原》云："元气虚者禁用。"

　　[38]细草：即远志，为远志科植物远志或卵叶远志的干燥根。性味：苦、辛，温。归经：归心、肾、肺经。功能主治：安神益智，交通心肾，祛痰，消肿；主治心肾不交引起的失眠多梦、健忘惊悸、神志恍惚，以及咳痰不爽，疮疡肿毒，乳房肿痛。用法用量：3～10g。(《中国药典》2020年版)《本草经集注》云："得茯苓、冬葵子、龙骨良，杀天雄、附子毒，畏真珠、藜芦、蜚蠊、齐蛤。"《证类本草》载《药性论》云："远志畏蛴螬。"

（孙景环）

送李思中服阕入京

孔平仲

久客乌头[1]白，家无石斛[2]储。
谙寻小草[3]木，心合大空[4]虚。
已耐冬[5]寒过，新知母[6]服除。

铜青^[7]即金紫，无患子^[8]穷居。

---

[1] 乌头

①川乌：为毛茛科植物乌头的干燥母根。性味：辛、苦，热；有大毒。归经：归心、肝、肾、脾经。功能主治：祛风除湿，温经止痛；主治风寒湿痹，关节疼痛，心腹冷痛，寒疝作痛，可用于麻醉止痛。用法用量：一般炮制后用。使用注意：生品内服宜慎，孕妇禁用，不宜与半夏、瓜蒌、瓜蒌子、瓜蒌皮、天花粉、川贝母、浙贝母、平贝母、伊贝母、湖北贝母、白蔹、白及同用。（《中国药典》2020年版）

②附子：为毛茛科植物乌头的子根的加工品。性味：辛、甘，大热；有毒。归经：归心、肾、脾经。功能主治：回阳救逆，补火助阳，散寒止痛；主治亡阳虚脱，肢冷脉微，心阳不足，胸痹心痛，虚寒吐泻，脘腹冷痛，肾阳虚衰，阳痿宫冷，阴寒水肿，阳虚外感，寒湿痹痛。用法用量：3～15g，先煎，久煎。使用注意：孕妇慎用，不宜与半夏、瓜蒌、瓜蒌子、瓜蒌皮、天花粉、川贝母、浙贝母、平贝母、伊贝母、湖北贝母、白蔹、白及同用。（《中国药典》2020年版）

[2] 石斛：为兰科植物金钗石斛、霍山石斛、鼓槌石斛或流苏石斛的栽培品及其同属植物近似种的新鲜或干燥茎。性味：甘，微寒。归经：归胃、肾经。功能主治：益胃生津，滋阴清热；主治热病津伤，口干烦渴，胃阴不足，食少干呕，病后虚热不退，阴虚火旺，骨蒸劳热，目暗不明，筋骨痿软。用法用量：6～12g（鲜品15～30g）。（《中国药典》2020年版）

[3] 小草：即远志，为远志科植物远志或卵叶远志的干燥根。性味：苦、辛，温。归经：归心、肾、肺经。功能主治：安神益智，交通心肾，祛痰，消肿；主治心肾不交引起的失眠多梦、健忘惊悸、神志恍惚，以及咳痰不爽，疮疡肿毒，乳房肿痛。用法用量：3～10g。（《中国药典》2020年版）《本草经集注》云："得茯苓、冬葵子、龙骨良，杀天雄、附子毒，畏真珠、藜芦、蜚蠊、齐蛤。"《证类本草》载《药性论》云："远志畏蛴螬。"

[4] 大空：《证类本草》载"味辛、苦，平；有小毒。主三虫，杀蚘虫。生山谷中。取根皮作末，油和涂，蚘虱皆死。唐本注云：根皮赤。叶似楮，小

圆厚。作小树，抽条高六七尺。出襄州山谷，所在亦有，秦陇人名为独空"。

[5]耐冬：山茶花的别名，为山茶科植物红山茶的花。性味：甘、苦、辛，凉。归经：归肝、肺、大肠经。功能主治：凉血止血，散瘀消肿；主治吐血，衄血，咳血，便血，痔血，赤血痢，血淋，血崩，带下，烫伤，跌仆损伤。用法用量：内服，煎汤，5～10g，或研末；外用，适量，研末麻油调涂。(《中华本草》)

[6]知母：为百合科植物知母的干燥根茎。性味：苦、甘、寒。归经：归肺、胃、肾经。功能主治：清热泻火，滋阴润燥；主治外感热病，高热烦渴，肺热燥咳，骨蒸潮热，内热消渴，肠燥便秘。用法用量：6～12g。(《中国药典》2020年版)

[7]铜青：即铜绿，为铜器表面经二氧化碳或醋酸作用后生成的绿色碱式碳酸铜。性味：酸、涩、微寒；有小毒。归经：归肝、胆经。功能主治：明目退翳，涌吐风痰，解毒祛腐，杀虫止痒；主治目翳，眼睑糜烂，中风痰壅，痈疽，鼻息肉，喉痹，牙疳，臁疮，狐臭，顽癣，痔瘘。用法用量：内服，入丸、散，0.5～1g；外用，适量，研末点涂或调敷。使用注意：本品有强烈的刺激性，无论内服外用，应严格控制剂量；服用过量能引起剧烈呕吐、流涎、腹痛、血痢、急性贫血、损害肝功能，甚至痉挛、谵语、脉搏细小、呼吸浅弱，终至虚脱而死亡。(《中华本草》)《神农本草经疏》云："目痛浮翳，不由风热外侵，而因于肝虚血少者，非所宜用。"《本草汇言》曰："多服、常服，有燥耗津液、枯损血气之患。"

[8]无患子：为无患子科植物无患子的种子。性味：苦、辛，寒；有小毒。功能主治：清热，祛痰，消积，杀虫；主治喉痹肿痛，肺热咳喘，音哑，食滞，疳积，蛔虫腹痛，滴虫性阴道炎，癣疾，肿毒。用法用量：内服，煎汤，3～6g，或研末；外用，适量，烧灰或研末吹喉、擦牙，或煎汤洗，或熬膏涂。(《中华本草》)

（孙景环、余梦）

酬 惠 诗

孔平仲

屡得真珠[1]玉，天葩兰麝香[2]。

书灯心[3]最苦，坐石胆[4]应凉。

松桂枝[5]柯老，蛟龙[6]骨骼长。

急追无及已[7]，请附子[8]余光。

---

[1]真珠：即珍珠，为珍珠贝科动物马氏珍珠贝、蚌科动物三角帆蚌或褶纹冠蚌等双壳类动物受刺激形成的珍珠。性味：甘、咸，寒。归经：归心、肝经。功能主治：安神定惊，明目消翳，解毒生肌，润肤祛斑；主治惊悸失眠，惊风癫痫，目赤翳障，疮疡不敛，皮肤色斑。用法用量：0.1～0.3g，多入丸散用；外用，适量。（《中华本草》)《海药本草》言珍珠"为药，须久研如粉面，方堪服饵。研之不细，伤人脏腑"。《神农本草经疏》云："病不由火热者勿用。"《本草新编》云："真珠，生肌最良，疮毒中必用之药。然内毒未净，遽用真珠以生肌，转难收口。"

[2]麝香：为鹿科动物林麝、马麝、原麝成熟雄体香囊中的干燥分泌物。性味：辛，温。归经：归心、脾经。功能主治：开窍醒神，活血通经，消肿止痛；主治热病神昏，中风痰厥，气郁暴厥，中恶昏迷，经闭，癥瘕，难产死胎，胸痹心痛，心腹暴痛，跌仆伤痛，痹痛麻木，痈肿瘰疬，咽喉肿痛。用法用量：0.03～0.1g，多入丸散用；外用，适量。使用注意：孕妇禁用。（《中国药典》2020年版）

[3]灯心：即灯心草，为灯心草科植物灯心草的干燥茎髓。性味：甘、淡，微寒。归经：归心、肺、小肠经。功能主治：清心火，利小便；主治心烦失眠，尿少涩痛，口舌生疮。用法用量：1～3g。（《中国药典》2020年版）

[4]石胆：别名胆矾，为硫酸盐类胆矾族矿物胆矾的晶体，或为硫酸作

用于铜而制成的含水硫酸铜结晶。性味：酸、辛，寒；有毒。归经：归肝、胆经。功能主治：涌吐，解毒，去腐；主治中风，癫痫，喉痹，喉风，痰涎壅塞，牙疳，口疮，烂弦风眼，痔疮，肿毒。用法用量：内服，温汤化，0.3～0.6g；内服催吐，限服1次；或入丸、散；外用，适量，研末撒，或调敷，或水溶化洗，或0.5%水溶液点眼。使用注意：本品无论内服外用都应控制剂量，不宜过量或久服，体虚者禁服，严防中毒；中毒表现为口中有金属涩味、咽干、恶心呕吐、腹痛腹泻、吐出物或排泄物呈蓝绿色、头晕头痛、眼花、疲乏、面色苍黄、黄疸、血压下降、心动过速、呼吸困难、少尿无尿，多因肾功能衰竭而死亡。(《中华本草》)

[5]桂枝：为樟科植物肉桂的干燥嫩枝。性味：辛、甘，温。归经：归心、肺、膀胱经。功能主治：发汗解肌，温通经脉，助阳化气，平冲降气；主治风寒感冒，脘腹冷痛，血寒经闭，关节痹痛，痰饮，水肿，心悸，奔豚。用法用量：3～10g。(《中国药典》2020年版)

[6]蛟龙：即蛟龙木，为豆科植物猴耳环的叶和果实。性味：微苦、涩，凉；有小毒。功能主治：清热解毒，凉血消肿；主治肠风下血，痔疮，疮痈疔肿，烧烫伤，湿疹。用法用量：内服，煎汤，9～15g；外用，适量，干品研粉油调涂，或鲜叶捣敷。(《中华本草》)

[7]及已：即及己，为金粟兰科植物及己的根。性味：苦，平；有毒。归经：归肝经。功能主治：活血散瘀，祛风止痛，解毒杀虫；主治跌打损伤，骨折，经闭，风湿痹痛，疔疮疖肿，疥癣，皮肤瘙痒，毒蛇咬伤。用法用量：外用，适量，捣敷或煎水熏洗；内服，煎汤，1.5～3g，或泡酒，或入丸、散。(《中华本草》)

[8]附子：为毛茛科植物乌头的子根的加工品。性味：辛、甘，大热；有毒。归经：归心、肾、脾经。功能主治：回阳救逆，补火助阳，散寒止痛；主治亡阳虚脱，肢冷脉微，心阳不足，胸痹心痛，虚寒吐泻，脘腹冷痛，肾阳虚衰，阳痿宫冷，阴寒水肿，阳虚外感，寒湿痹痛。用法用量：3～15g，先煎，久煎。使用注意：孕妇慎用，不宜与半夏、瓜蒌、瓜蒌子、瓜蒌皮、天花粉、川贝母、浙贝母、平贝母、伊贝母、湖北贝母、白蔹、白及同用。(《中国药典》2020年版)

（孙景环、余梦）

再作药名诗一篇呈器之

孔平仲

肥羊作朦香[1]出厨，膏粱姜[2]桂[3]品味俱。

夙开东阁戒[4]诸客，千金腾[5]踊沽酒壶。

飞觥倒杓约[6]不退，一卷百盏皆无馀[7]。

不须呼卢会[8]六博，笙簧琴[9]筑非真乐。

萧郎独[10]以酒娱宾，怜子心[11]勤憎子虐。

眼前覆花[12]不容起，面赤复令[13]须满酌。

更深闪闪灯焰消[14]，照天烛黄[15]蜡洒膏。

欲逃人[16]觉安敢去，饮水只[17]欲吞波涛。

青烟郁郁金[18]鸭细，花上红酥合香[19]蒂。

四垂银箔不知[20]寒，却劝金罂子[21]同醉。

久不见子眼空青[22]，见子宛[23]然犹旧情。

败船[24]如筛寄江水，天阴夜半防风[25]起。

告归急走城西角[26]，如粉霜花[27]衣上落。

屡蒙大幅[28]扫长篇，才薄何[29]由继高作。

---

[1] 朦香：即藿香，又名广藿香，为唇形科植物广藿香的地上部分。性味：辛，微温。归经：归脾、胃、肺经。功能主治：芳香化浊，和中止呕，发表解暑；主治湿浊中阻，脘痞呕吐，暑湿表证，湿温初起，发热倦怠，胸闷不舒，寒湿闭暑，腹痛吐泻，鼻渊头痛。用法用量：3～10g。(《中国药典》2020年版)《神农本草经疏》云："阴虚火旺，胃弱欲呕及胃热作呕，中焦火

盛热极，温病热病，阳明胃家邪实作呕作胀，法并禁用。"《本经逢原》云："其茎能耗气，用者审之。"

[2] 姜：即生姜，为姜科植物姜的新鲜根茎。性味：辛，微温。归经：归肺、脾、胃经。功能主治：解表散寒，温中止呕，化痰止咳，解鱼蟹毒；主治风寒感冒，胃寒呕吐，寒痰咳嗽，鱼蟹中毒。用法用量：3～10g。(《中国药典》2020 年版)

[3] 桂：即桂花，为木犀科植物木犀的花。性味：辛，温。归经：归肺、脾、肾经。功能主治：温肺化饮，散寒止痛；主治痰饮咳喘，脘腹冷痛，肠风血痢，经闭痛经，寒疝腹痛，牙痛，口臭。用法用量：内服，煎汤，3～9g，或泡茶；外用，适量，煎汤含漱或蒸热外熨。(《中华本草》)

[4] 阁戒：即蛤蚧，为壁虎科动物蛤蚧的干燥体。性味：咸，平。归经：归肺、肾经。功能主治：补肺益肾，纳气定喘，助阳益精；主治肺肾不足，虚喘气促，劳嗽咳血，阳痿，遗精。用法用量：3～6g，多入丸散或酒剂。(《中国药典》2020 年版)

[5] 千金腾：即千金藤，为防己科植物千金藤的根或茎叶。性味：苦、辛，寒。功能主治：清热解毒，祛风止痛，利水消肿；主治咽喉肿痛，痈肿疮疖，毒蛇咬伤，风湿痹痛，胃痛，脚气水肿。用法用量：内服，煎汤，9～15g；研末，每次1～1.5g，每日2～3次；外用，适量，研末撒或鲜品捣敷。(《中华本草》)

[6] 杓约：即芍药。

①白芍：为毛茛科植物芍药的干燥根。性味：苦、酸，微寒。归经：归肝、脾经。功能主治：养血调经，敛阴止汗，柔肝止痛，平抑肝阳；主治血虚萎黄，月经不调，自汗，盗汗，胁痛，腹痛，四肢挛痛，头痛眩晕。用法用量：6～15g。使用注意：不宜与藜芦同用。(《中国药典》2020 年版)

②赤芍：为毛茛科植物芍药或川赤芍的干燥根。性味：苦，微寒。归经：归肝经。功能主治：清热凉血，散瘀止痛；主治热入营血，温毒发斑，吐血衄血，目赤肿痛，肝郁胁痛，经闭痛经，癥瘕腹痛，跌仆损伤，痈肿疮疡。用法用量：6～12g。使用注意：不宜与藜芦同用。(《中国药典》2020 年版)

[7] 无馀：即吴茱萸，为芸香科植物吴茱萸、石虎或疏毛吴茱萸的干燥近成熟果实。性味：辛，苦，热；有小毒。归经：归肝、脾、胃、肾经。功能

主治：散寒止痛，降逆止呕，助阳止泻；主治厥阴头痛，寒疝腹痛，寒湿脚气，经行腹痛，脘腹胀痛，呕吐吞酸，五更泄泻。用法用量：2～5g；外用，适量。(《中国药典》2020年版)

[8]卢会：即芦荟，为百合科植物库拉索芦荟、好望角芦荟或其他同属近缘植物叶的汁液浓缩干燥物。性味：苦，寒。归经：归肝、胃、大肠经。功能主治：泻下通便，清肝泻火，杀虫疗疳；主治热结便秘，惊痫抽搐，小儿疳积，外治癣疮。用法用量：2～5g，宜入丸散；外用，适量，研末敷患处。(《中国药典》2020年版)《神农本草经疏》曰："凡儿脾胃虚寒作泻及不思食者，禁用。"

[9]篁琴：即黄芩，为唇形科植物黄芩的干燥根。性味：苦，寒。归经：归肺、胆、脾、大肠、小肠经。功能主治：清热燥湿，泻火解毒，止血，安胎；主治湿温、暑湿，胸闷呕恶，湿热痞满，泻痢，黄疸，肺热咳嗽，高热烦渴，血热吐衄，痈肿疮毒，胎动不安。用法用量：3～10g。(《中国药典》2020年版)《神农本草经疏》云："脾肺虚热者忌之。凡中寒作泄，中寒腹痛，肝肾虚而少腹痛，血虚腹痛，脾虚泄泻，肾虚溏泻，脾虚水肿，血枯经闭，气虚小水不利，肺受寒邪喘咳，及血虚胎不安，阴虚淋露，法并禁用。"

[10]郎独：即狼毒，为瑞香科植物瑞香狼毒的根。性味：苦、辛，平；有毒。归经：归肺、脾、肝经。功能主治：泻水逐饮，破积杀虫；主治水肿腹胀，痰食虫积，心腹疼痛，癥瘕积聚，结核，疥癣。用法用量：内服，煎汤1～3g，或入丸、散；外用，适量，研末调敷，或醋磨汁涂，或取鲜根去皮捣烂敷。使用注意：体质虚弱及孕妇禁服；本品有毒，内服宜慎，过量服用可引起中毒，出现腹痛、腹泻、里急后重等症，孕妇可致流产。(《中华本草》)《本草经集注》曰："大豆为之使。恶麦句姜。"《本草纲目》载："畏占斯、密陀僧。"《本草汇言》云："脾元不足，真气日乏者，不可妄施。"《得配本草》云："畏醋。"

[11]怜子心：即莲子心，为睡莲科植物莲的成熟种子中的干燥幼叶及胚根，除去莲心者称莲肉。性味：苦，寒。归经：归心、肾经。功能主治：清心安神，交通心肾，涩精止血；主治热入心包，神昏谵语，心肾不交，失眠遗精，血热吐血。用法用量：2～5g。(《中国药典》2020年版)

[12]前覆花：即旋覆花，为菊科植物旋覆花或欧亚旋覆花的干燥头状花

序。性味：苦、辛、咸，微温。归经：归肺、脾、胃、大肠经。功能主治：降气，消痰，行水，止呕；主治风寒咳嗽，痰饮蓄结，胸膈痞满，喘咳痰多，呕吐噫气，心下痞硬。用法用量：3 ~ 9g，包煎。（《中国药典》2020 年版）

[13] 复令：即茯苓，为多孔菌科真菌茯苓的菌核。性味：甘、淡，平。归经：归心、肺、脾、肾经。功能主治：渗湿利水，健脾和胃，宁心安神；主治小便不利，水肿胀满，痰饮咳逆，呕吐，脾虚食少，泄泻，心悸不安，失眠健忘，遗精白浊。用法用量：10 ~ 15g。（《中国药典》2020 年版）

[14] 焰消：即芒硝，为硫酸盐类矿物芒硝族芒硝，经加工精制而成的结晶体。性味：咸、苦，寒。归经：归胃、大肠经。功能主治：泻下通便，润燥软坚，清火消肿；主治实热积滞、腹满胀痛、大便燥结、肠痈肿痛，外治乳痈、痔疮肿痛。用法用量：6 ~ 12g，一般不入煎剂，待汤剂煎得后，溶入汤剂中服用；外用，适量。使用注意：孕妇慎用，不宜与硫黄、三棱同用。（《中国药典》2020 年版）

[15] 天烛黄：即天竺黄，为禾本科植物青皮竹或华思劳竹等秆内的分泌液干燥后的块状物。性味：甘，寒。归经：归心、肝经。功能主治：清热豁痰，凉心定惊；主治热病神昏，中风痰迷，小儿痰热惊痫、抽搐、夜啼。用法用量：3 ~ 9g。（《中国药典》2020 年版）

[16] 逃人：即桃仁，为蔷薇科植物桃或山桃的干燥成熟种子。性味：苦、甘，平。归经：归心、肝、大肠经。功能主治：活血祛瘀，润肠通便，止咳平喘；主治经闭痛经，癥瘕痞块，肺痈肠痈，跌仆损伤，肠燥便秘，咳嗽气喘。用法用量：5 ~ 10g。使用注意：孕妇忌服。（《中国药典》2020 年版）《医学入门》云："血燥虚者慎之。"《神农本草经疏》云："凡经闭不通由于血虚，而不由于留血结块，大便不通由于津液不足，而不由于血燥闭结，法并忌之。"

[17] 水只：即水蛭，为水蛭科动物蚂蟥、水蛭或柳叶蚂蟥的干燥全体。性味：咸、苦，平；有小毒。归经：归肝经。功能主治：破血通经，逐瘀消癥；主治血瘀经闭，癥瘕痞块，中风偏瘫，跌仆损伤。用法用量：1 ~ 3g。使用注意：孕妇禁用。（《中国药典》2020 年版）

[18] 郁金：为姜科植物温郁金、姜黄、广西莪术或蓬莪术的干燥块根。性味：辛、苦，寒。归经：归肝、心、肺经。功能主治：活血止痛，行气解郁，清心凉血，利胆退黄；主治胸胁刺痛，胸痹心痛，经闭痛经，乳房胀痛，热

病神昏，癫痫发狂，血热吐衄，黄疸尿赤。用法用量：3 ～ 10g。使用注意：不宜与丁香、母丁香同用。（《中国药典》2020 年版）

[19] 酥合香：即苏合香，为金缕梅科植物苏合香树的树干渗出的香树脂经加工精制而成。性味：辛，温。归经：归心、脾经。功能主治：开窍，辟秽，止痛；主治中风痰厥，猝然昏倒，胸痹心痛，胸腹冷痛，惊痫。用法用量：0.3 ～ 1g，宜入丸散服。（《中国药典》2020 年版）

[20] 箔不知：即补骨脂，为豆科植物补骨脂的干燥成熟果实。性味：辛、苦，温。归经：归肾、脾经。功能主治：温肾助阳、纳气平喘、温脾止泻，外用消风祛斑；主治肾阳不足、阳痿遗精、遗尿尿频、腰膝冷痛、肾虚作喘、五更泄泻，外用治疗白癜风、斑秃。用法用量：6 ～ 10g；外用 20% ～ 30% 酊剂涂患处。（《中国药典》2020 年版）《本草害利》云："凡病阴虚火动，梦遗、尿血，小便短涩及目赤口苦舌干，大便燥结，内热作渴，火升目赤，易饥嘈杂，湿热成痿，以致骨乏无力者，皆不宜服。"

[21] 金罂子：即金樱子，为蔷薇科植物金樱子的干燥成熟果实。性味：酸、甘、涩，平。归经：归肾、膀胱、大肠经。功能主治：固精缩尿，固崩止带，涩肠止泻；主治遗精滑精，遗尿尿频，崩漏带下，久泻久痢。用法用量：6 ～ 12g。（《中国药典》2020 年版）

[22] 空青：为碳酸盐类孔雀石族矿物蓝铜矿呈球形或中空者。性味：甘、酸，寒；有小毒。归经：归肝经。功能主治：凉肝清热，明目去翳，活血利窍；主治目赤肿痛，青盲，雀目，翳膜内障，中风口喎，手臂不仁，头风，耳聋。用法用量：外用，适量，研细，水飞，点眼；内服，研末，每次0.3 ～ 1g。使用注意：内服宜慎，不宜多服、久服。（《中华本草》）《药性论》云："畏菟丝子。"

[23] 子菀：即紫菀，为菊科植物紫菀的干燥根及根茎。性味：辛、苦，温。归经：归肺经。功能主治：润肺下气，消痰止咳；主治痰多喘咳，新久咳嗽，劳嗽咳血。用法用量：5 ～ 10g。（《中国药典》2020 年版）

[24] 败船：谐音百穿，又名蜂房，为胡蜂科昆虫果马蜂、日本长脚胡蜂或异腹胡蜂的巢。性味：甘，平。归经：归胃经。功能主治：攻毒杀虫，祛风止痛；主治疮疡肿毒，乳痈，瘰疬，皮肤顽癣，鹅掌风，牙痛，风湿痹痛。用法用量：3 ～ 5g；外用，适量，研末油调敷患处，或煎水漱，或洗患处。

（《中国药典》2020年版）

[25] 防风：为伞形科植物防风的根。性味：辛、甘，微温。归经：归膀胱、肝、脾经。功能主治：祛风解表，胜湿止痛，止痉；主治感冒头痛，风湿痹痛，风疹瘙痒，破伤风。用法用量：5～10g。（《中国药典》2020年版）《本草经集注》言："恶干姜、藜芦、白蔹、芫花。"《新修本草》曰："畏萆薢。"《神农本草经疏》云："诸病血虚痉急，头痛不因于风寒，溏泄不因于寒湿，二便秘涩，小儿脾虚，发搐，慢惊，慢脾风，气升作呕，火升发嗽，阴虚盗汗，阳虚自汗等病，法所同忌。"《得配本草》云："元气虚，病不因风湿者，禁用。"

[26] 西角：谐音犀角，为犀科动物印度犀、爪哇犀、苏门犀黑犀及白犀等的角。性味：苦、酸、咸，寒。归经：归心、肝经。功能主治：清热凉血，解毒定惊；主治烦躁惊狂，热病神昏谵语，斑疹，血热妄行，吐血，衄血，下血，痈疽肿毒，丹毒等。用法用量：内服，磨汁或研末，1.5～3g；煎汤，2.5～10g；或入丸、散；外用，磨汁涂。（《全国中草药汇编》）《雷公炮炙论》云："妇人有妊勿服，能消胎气。"《本草纲目》载："升麻为之使。恶雷丸、藿菌、乌头、乌喙。"

[27] 霜花：谐音双花，即金银花，为忍冬科植物忍冬的干燥花蕾或带初开的花。性味：甘，寒。归经：归肺、心、胃经。功能主治：清热解毒，疏散风热；主治痈肿疔疮，喉痹，丹毒，热毒血痢，风热感冒，温病发热。用法用量：6～15g。（《中国药典》2020年版）

[28] 大幅：即大腹皮，为棕榈科植物槟榔的干燥果皮。性味：辛，微温。归经：归脾、胃、大肠、小肠经。功能主治：行气宽中，行水消肿；主治湿阻气滞，脘腹胀闷，大便不爽，水肿胀满，脚气浮肿，小便不利。用法用量：5～10g。（《中国药典》2020年版）

[29] 薄何：即薄荷，为唇形科植物薄荷的干燥地上部分。性味：辛，凉。归经：归肺、肝经。功能主治：疏散风热，清利头目，利咽，透疹，疏肝行气；主治风热感冒，风温初起，头痛，目赤，喉痹，口疮，风疹，麻疹，胸胁胀闷。用法用量：3～6g，后下。（《中国药典》2020年版）《增广和剂局方药性总论》云："新病人勿食，令人虚汗不止。"《本经逢原》云："多服久服令人虚冷，瘦弱人多服动消渴病；阴虚发热，咳嗽自汗者勿施。"《本草从新》

云："辛香伐气，多服损肺伤心，虚者远之。"

（孙景环、余梦、刘文琴）

七夕一首呈席上

孔平仲

琥珀[1]杯浓酒味醇，郁金[2]裙转舞腰新。

铅华[3]第一人中白[4]，歌响几多梁上尘[5]。

玉漏将沉香[6]未断，银潢虽远志[7]相亲。

合欢[8]促席留君醉，最苦参[9]斜夜向晨。

---

[1] 琥珀：为古代松科松属植物的树脂，埋藏地下经年久转化而成的化石样物质。性味：甘，平。归经：归心、肝、膀胱经。功能主治：镇惊安神，散瘀止血，利水通淋，去翳明目；主治惊悸失眠，惊风癫痫，血滞经闭，产后瘀滞腹痛，癥瘕积聚，血淋尿血，目生障翳，痈肿疮毒。用法用量：内服，研末，1～3g，或入丸、散；外用，适量，研末撒，或点眼。使用注意：阴虚内热及无瘀滞者慎服。（《中华本草》）《神农本草经疏》云："凡阴虚内热，火炎水涸，小便因少而不利者，勿服琥珀以强利之，利之则愈损其阴。"

[2] 郁金：为姜科植物温郁金、姜黄、广西莪术或蓬莪术的干燥块根。性味：辛、苦，寒。归经：归肝、心、肺经。功能主治：活血止痛，行气解郁，清心凉血，利胆退黄；主治胸胁刺痛，胸痹心痛，经闭痛经，乳房胀痛，热病神昏，癫痫发狂，血热吐衄，黄疸尿赤。用法用量：3～10g。使用注意：不宜与丁香、母丁香同用。（《中国药典》2020年版）

[3] 铅华：即铅丹，为纯铅加工制成的四氧化三铅。性味：辛，微寒；有毒。归经：归心、肝经。功能主治：解毒祛腐，收湿敛疮，坠痰镇惊；主治痈疽疮疡，外痔，湿疹，烧烫伤。用法用量：外用，适量，研末撒、调

敷；或熬膏敷贴，每次不得超过 20g，用药范围应小于 30cm²；内服，每日 0.15 ~ 0.3g，入丸、散，时间不能超过 2 个星期。使用注意：铅丹有毒，且有蓄积作用；外敷不宜大面积、长时间使用，以防引起中毒；一般不作内服，必要时应控制剂量，只可暂用，并严密观察；服药期间禁止饮酒，防止过劳、饥饿、感染，以免使潜在铅游离出来，引起急性中毒；孕妇、哺乳妇女及儿童禁用。(《中华本草》)《神农本草经疏》曰："吐逆由于胃虚及因寒发吐者，皆不宜服。"《本草汇言》曰："惊痫由于血虚者，吐逆由于胃弱者，毋乱投也。"

[4]人中白：为人科健康人尿自然沉结的固体物。性味：咸，凉。归经：归肺、心、膀胱经。功能主治：清热降火，止血化瘀；主治肺痿劳热，吐血，衄血，喉痹，牙疳，口舌生疮，诸湿溃烂，烫火伤。用法用量：内服，研末，3 ~ 6g；外用，适量，研末吹、掺或调敷。(《中华本草》)《本草从新》云："阳虚无火，食不消，肠不实者忌之。"

[5]梁上尘：指古屋里的倒挂尘，亦名乌龙尾、烟珠。凡用倒挂尘，烧令烟尽，筛取末入药。性味：辛、苦，微寒；无毒。功能主治：腹痛，噎膈，中恶，鼻衄，小儿软疮，食积，止金疮血出，齿断出血。(《本草纲目》)

[6]沉香：为瑞香科植物白木香含有树脂的木材。性味：辛、苦，微温。归经：归脾、胃、肾经。功能主治：行气止痛，温中止呕，纳气平喘；主治胸腹胀闷疼痛，胃寒呕吐呃逆，肾虚气逆喘急。用法用量：1 ~ 5g，后下。(《中国药典》2020 年版)

[7]远志：为远志科植物远志或卵叶远志的干燥根。性味：苦、辛，温。归经：归心、肾、肺经。功能主治：安神益智，交通心肾，祛痰，消肿；主治心肾不交引起的失眠多梦、健忘惊悸、神志恍惚，以及咳痰不爽，疮疡肿毒，乳房肿痛。用法用量：3 ~ 10g。(《中国药典》2020 年版)《本草经集注》云："得茯苓、冬葵子、龙骨良，杀天雄、附子毒，畏真珠、藜芦、蜚蠊、齐蛤。"《证类本草》载《药性论》云："远志畏蛴螬。"

[8]合欢

①合欢皮：为豆科植物合欢的干燥树皮。性味：甘，平。归经：归心、肝、肺经。功能主治：解郁安神，活血消肿；主治心神不安，忧郁失眠，肺痈，疮肿，跌仆伤痛。用法用量：6 ~ 12g；外用，适量，研末调敷。(《中国药典》2020 年版)

请君先去采芝术[25]，我续随子[26]栖蒿蓬。

水甘松香[27]真胜境，云滑石[28]险多行踪。

半天河[29]汉倾瀑布，自然铜[30]吼闻霜钟。

董仙种杏人[31]竞取，渊明石床[32]苍藓封。

怡神曲[33]蘖有妙理，禾收石斛[34]岁屡丰。

林迥岩屋游[35]可遍，溪间小桥横木通[36]。

手扪松萝攀紫葛[37]，清凉半夏[38]如秋冬。

黄精[39]久饵助冰雪，与君同作白头翁[40]。

---

[1]天雄：为毛茛科植物乌头形长的块根。性味：辛，热；有大毒。归经：归肾经。功能主治：祛风散寒，益火助阳；主治风寒湿痹，历节风痛，四肢拘挛，心腹冷痛，疝癖癥瘕。用法用量：内服，煎汤，2～6g，或入丸、散；外用，适量，研末调敷。使用注意：内服宜炮制后用，阴虚阳盛者及孕妇禁服。（《中华本草》）

[2]远志：为远志科植物远志或卵叶远志的干燥根。性味：苦、辛，温。归经：归心、肾、肺经。功能主治：安神益智，交通心肾，祛痰，消肿；主治心肾不交引起的失眠多梦、健忘惊悸、神志恍惚，以及咳痰不爽，疮疡肿毒，乳房肿痛。用法用量：3～10g。（《中国药典》2020年版）《本草经集注》云："得茯苓、冬葵子、龙骨良，杀天雄、附子毒，畏真珠、藜芦、蜚蠊、齐蛤。"《证类本草》载《药性论》云："远志畏蛴螬。"

[3]桂心：桂去内外皮者，即为桂心。用紫色厚者，去上粗皮，并内薄皮，取心中味辛者用。性味：苦、辛；无毒。归经：入手少阴经血分。功能主治：主治九种心痛，腹内冷气，痛不可忍，咳逆结气，壅痹，脚痹不仁，止下痢，杀三虫；治鼻中息肉，破血通利月闭，胞衣不下；治一切风气，补五劳七伤，通九窍，利关节，益精明目，暖腰膝；治风痹骨节挛缩，续筋骨，生肌肉，消瘀血，破痃癖癥瘕，内托痈疽痘疮，能引血化汗化脓，解蛇蝮毒。（《本草纲目》）

[4]磨刀水：（时珍曰）洗手则生癣。气味：咸，寒；无毒。功能主治：利

②合欢花：为豆科植物合欢的干燥花序或花蕾。性味：甘，平，归心、肝经。功能主治：解郁安神；主治心神不安，忧郁失眠。用法5～10g。(《中国药典》2020年版)

[9]苦参：为豆科植物苦参的干燥根。性味：苦，寒。归经：归心、胃、大肠、膀胱经。功能主治：清热燥湿，杀虫，利尿；主治热痢、便血、黄疸尿闭、赤白带下、阴肿阴痒、湿疹、湿疮、皮肤瘙痒、疥癣麻风，外治滴虫性阴道炎。用法用量：4.5～9g；外用，适量，煎汤洗患处。使用注意：不宜与藜芦同用。(《中国药典》2020年版)

（孙景环、余梦、高丽萍）

寄芸叟年兄（药名）

孔平仲

垂天雄[1]翮抟海风，穷高极远志[2]不同。

盛年折桂心[3]未歉，磨刀水[4]际思平戎。

西羌活[5]擒偶失手，天南星[6]堕郴山中。

未甘遂[7]葬江鱼腹，当归[8]入觐明光宫。

何尝仆射干[9]荐举，芸台乌[10]府选择公。

蛟龙齿[11]角老愈硬，楩楠材格[12]寒更浓。

耻为葳蕤[13]要节目，预知子[14]不见从容。

川峡揭节建大戟[15]，服紫[16]腰金薄赏功。

暮年车辖徙荆楚[17]，江离摇碧水蓼红[18]。

橘洲桥口皆莽草[19]，贾傅井中苔[20]已空。

我已衰白敛[21]一郡，附子[22]馀光聊养蒙。

尝言早休[23]乃良策，倚空青[24]想莲花峰。

小便，消热肿；主治小便不通，肛门肿痛、欲作痔疮，盘肠生产、肠干不上，蛇咬伤、毒攻入腹，耳中卒痛。(《本草纲目》)

[5]羌活：为伞形科植物羌活或宽叶羌活的干燥根茎和根。性味：辛、苦，温。归经：归膀胱、肾经。功能主治：解表散寒，祛风除湿，止痛；主治风寒感冒，头痛项强，风湿痹痛，肩背酸痛。用法用量：3 ~ 10g。(《中国药典》2020年版)

[6]天南星：为天南星科植物天南星、异叶天南星或东北天南星的干燥块茎。性味：苦、辛，温；有毒。归经：归肺、肝、脾经。功能主治：散结消肿；外用主治痈肿，蛇虫咬伤。用法用量：外用，生品适量，研末以醋或酒调敷患处。使用注意：孕妇慎用，生品内服宜慎。(《中国药典》2020年版)

[7]甘遂：为大戟科植物甘遂的干燥块根。性味：苦，寒；有毒。归经：归肺、肾、大肠经。功能主治：泻水逐饮，消肿散结；主治水肿胀满，胸腹积水，痰饮积聚，气逆咳喘，二便不利，风痰癫痫，痈肿疮毒。用法用量：0.5 ~ 1.5g，炮制后多入丸散用；外用，适量，生用。使用注意：孕妇禁用，不宜与甘草同用。(《中国药典》2020年版)

[8]当归：为伞形科植物当归的干燥根。性味：甘、辛，温。归经：归肝、心、脾经。功能主治：补血活血、调经止痛、润肠通便，主治血虚萎黄、眩晕心悸、月经不调、经闭痛经、虚寒腹痛、风湿痹痛、跌仆损伤、痈疽疮疡、肠燥便秘；酒当归活血通经，主治经闭痛经、风湿痹痛、跌仆损伤。用法用量：6 ~ 12g。(《中国药典》2020年版)《本草经集注》言："畏菖蒲、海藻、牡蒙。"《神农本草经疏》言："肠胃薄弱，泄泻溏薄及一切脾胃病，恶食，不思食及食不消，并禁用之，即在产后胎前，亦不得入。"《本草汇言》云："风寒未清，恶寒发热，表证外见者，并禁用之。"

[9]射干：为鸢尾科植物射干的干燥根茎。性味：苦，寒。归经：归肺经。功能主治：清热解毒，消痰，利咽；主治热毒痰火郁结，咽喉肿痛，痰涎壅盛，咳嗽气喘。用法用量：3 ~ 10g。(《中国药典》2020年版)

[10]台乌：天台乌药，别名乌药，为樟科植物乌药的干燥块根。性味：辛，温。归经：归肺、脾、肾、膀胱经。功能主治：行气止痛，温肾散寒；主治寒凝气滞，胸腹胀痛，气逆喘急，膀胱虚冷，遗尿尿频，疝气疼痛，经寒腹痛。用法用量：6 ~ 10g。(《中国药典》2020年版)

[11]龙齿：为古代哺乳动物如象类、犀牛类、三趾马等的牙齿化石。性味：甘、涩，凉。归经：归心、肝经。功能主治：镇惊安神，清热除烦；主治惊痫，癫狂，心悸怔忡，失眠多梦，身热心烦。用法用量：内服，煎汤，10～15g，打碎先煎，或入丸、散；外用，适量，研末撒或调敷。(《中华本草》)《本草经集注》曰："得人参、牛黄良、畏石膏。"《雷公炮制药性解》云："畏干漆、蜀椒、磁石。"

[12]材格：即葛根，为豆科植物野葛的干燥根。性味：甘、辛，凉。归经：归脾、胃、肺经。功能主治：解肌退热，生津止渴，透疹，升阳止泻，通经活络，解酒毒；主治外感发热头痛，项背强痛，口渴，消渴，麻疹不透，热痢，泄泻，眩晕头痛，中风偏瘫，胸痹心痛，酒毒伤中。用法用量：10～15g。(《中国药典》2020年版)

[13]葳蕤：即玉竹，为百合科植物玉竹的干燥根茎。性味：甘，微寒。归经：归肺、胃经。功能主治：养阴润燥，生津止渴；主治肺胃阴伤，燥热咳嗽，咽干口渴，内热消渴。用法用量：6～12g。(《中国药典》2020年版)

[14]预知子：别名八月札、木通子，为木通科植物木通、三叶木通或白木通的成熟果实。性味：微苦，平。归经：归肝、胃、膀胱经。功能主治：疏肝和胃，活血止痛，软坚散结，利小便；主治肝胃气滞，脘腹、胁肋胀痛，饮食不消，下痢，疝气疼痛，腰痛，经闭痛经，瘿瘤瘰疬，恶性肿瘤。用法用量：内服，煎汤，9～15g，大剂量可用30～60g，或浸酒。使用注意：孕妇慎服。(《中华本草》)《神农本草经疏》云："凡病人脾虚作泄泻者勿服。"

[15]大戟：为大戟科植物大戟的干燥根。性味：苦，寒；有毒。归经：归肺、脾、肾经。功能主治：泻水逐饮，消肿散结；主治水肿胀满，胸腹积水，痰饮积聚，气逆咳喘，二便不利，痈肿疮毒，瘰疬痰核。用法用量：1.5～3g，入丸散服，每次1g，内服醋制用；外用，适量，生用。使用注意：孕妇禁用，不宜与甘草同用。(《中国药典》2020年版)

[16]服紫：即附子，为毛茛科植物乌头的子根的加工品。性味：辛、甘，大热；有毒。归经：归心、肾、脾经。功能主治：回阳救逆，补火助阳，散寒止痛；主治亡阳虚脱，肢冷脉微，心阳不足，胸痹心痛，虚寒吐泻，脘腹冷痛，肾阳虚衰，阳痿宫冷，阴寒水肿，阳虚外感，寒湿痹痛。用法用量：3～15g，先煎，久煎。使用注意：孕妇慎用，不宜与半夏、瓜蒌、瓜蒌子、

瓜蒌皮、天花粉、川贝母、浙贝母、平贝母、伊贝母、湖北贝母、白蔹、白及同用。（《中国药典》2020年版）

[17]荆楚：即牡荆，为马鞭草科牡荆属植物牡荆的叶。性味：微苦、辛，平。归经：归肺经。功能主治：祛痰，止咳，平喘；主治风寒感冒、胃痛、疝气腹痛等。用法用量：9～30g（鲜品30～60g）；外用，适量，煎水洗或捣敷；鲜用，供提取牡荆油。（《全国中草药汇编》）

[18]蓼红：即红辣蓼，为蓼科植物辣蓼的全草。性味：辛，温。功能主治：解毒，除湿，散瘀，止血；主治痢疾，泄泻，乳蛾，疟疾，风湿痹痛，跌打肿痛，崩漏，痈肿疔疮，瘰疬，毒蛇咬伤，湿疹，脚癣，外伤出血。用法用量：内服，煎汤，9～30g，或入丸、散；外用，适量，捣敷，或煎水洗、漱。（《中华本草》）

[19]莽草：为八角科植物狭叶茴香的叶。性味：辛，温；有毒。功能主治：祛风止痛，消肿散结，杀虫止痒；主治头风，皮肤麻痹，痈肿，乳痈，瘰疬，喉痹，疝瘕，癣疥，秃疮，风虫牙痛，狐臭。用法用量：外用，适量，捣敷，研末调敷，或煎水熏洗、含漱。使用注意：禁内服，不可入目。（《中华本草》）

[20]井中苔：即井中苔及萍蓝。《本草纲目》载："弘景曰：废井中多生苔萍，及砖土间多生杂草菜，蓝既解毒，在井中者尤佳，非别一物也。气味：甘，大寒，无毒；主治：漆疮热伤水肿。井中蓝杀野葛、巴豆诸毒。疗汤火伤、灼疮。"

[21]白敛：即白蔹，为葡萄科植物白蔹的干燥块根。性味：苦，微寒。归经：归心、胃经。功能主治：清热解毒，消痈散结，敛疮生肌；主治痈疽发背，疔疮，瘰疬，烧烫伤。用法用量：5～10g；外用，适量，煎汤洗或研成极细粉敷患处。使用注意：不宜与乌头类药材同用。（《中国药典》2020年版）

[22]附子：为毛茛科植物乌头的子根的加工品。性味：辛、甘，大热；有毒。归经：归心、肾、脾经。功能主治：回阳救逆，补火助阳，散寒止痛；主治亡阳虚脱，肢冷脉微，心阳不足，胸痹心痛，虚寒吐泻，脘腹冷痛，肾阳虚衰，阳痿宫冷，阴寒水肿，阳虚外感，寒湿痹痛。用法用量：3～15g，先煎，久煎。使用注意：孕妇慎用，不宜与半夏、瓜蒌、瓜蒌子、瓜蒌皮、天花粉、川贝母、浙贝母、平贝母、伊贝母、湖北贝母、白蔹、白及同用。

（《中国药典》2020年版）

[23]蚤休：即蚤休，别名重楼，为百合科植物云南重楼或七叶一枝花的干燥根茎。性味：苦，微寒；有小毒。归经：归肝经。功能主治：清热解毒，消肿止痛，凉肝定惊；主治疔疮痈肿，咽喉肿痛，蛇虫咬伤，跌仆伤痛，惊风抽搐。用法用量：3~9g；外用，适量，研末调敷。（《中国药典》2020年版）《本草汇言》云："热伤营阴，吐衄血证，忌用之。"《本经逢原》云："元气虚者禁用。"

[24]空青：为碳酸盐类孔雀石族矿物蓝铜矿呈球形或中空者。性味：甘、酸，寒；有小毒。归经：归肝经。功能主治：凉肝清热，明目去翳，活血利窍；主治目赤肿痛，青盲，雀目，翳膜内障，中风口㖞，手臂不仁，头风，耳聋。用法用量：外用，适量，研细，水飞，点眼；内服，研末，每次0.3~1g。使用注意：内服宜慎，不宜多服、久服。（《中华本草》）《药性论》云："畏菟丝子。"

[25]芝术：即苍术，为菊科植物茅苍术或北苍术的干燥根茎。性味：辛、苦，温。归经：归脾、胃、肝经。功能主治：燥湿健脾，祛风散寒，明目；主治湿阻中焦，脘腹胀满，泄泻，水肿，脚气痿躄，风湿痹痛，风寒感冒，夜盲，眼目昏涩。用法用量：3~9g。（《中国药典》2020年版）《本草纲目》云："忌桃、李、雀肉、菘菜、青鱼。"《医学入门》云："惟血虚怯弱及七情气闷者慎用。误服耗气血，燥津液，虚火动而痞闷愈甚。"

[26]续随子：又称千金子，为大戟科植物续随子的种子。性味：辛，温；有毒。归经：归肝、肾、大肠经。功能主治：逐水消肿，破血消癥，解毒杀虫；主治水肿，腹水，二便不利，癥瘕瘀滞，经闭，疥癣癫疮，痈肿，毒蛇咬伤及疣赘。用法用量：内服，制霜入丸、散，1~2g；外用，适量，捣敷，或研末醋调涂。使用注意：体弱便溏者及孕妇禁服。（《中华本草》）《本草品汇精要》云："虚损人不可多服。"《神农本草经疏》云："病人元气虚，脾胃弱，大便不固者，禁用。"

[27]松香：为松科松属若干植物中渗出的油树脂，经蒸馏或提取除去挥发油后所余固体树脂。性味：苦、甘，温。归经：归肝、脾经。功能主治：祛风燥湿，排脓拔毒，生肌止痛；主治痈疽恶疮，瘰疬，瘘症，疥癣，白秃，疠风，痹症，金疮，扭伤，妇女白带，血栓闭塞性脉管炎。用法用量：外用，适量，研末干掺，或调敷；内服，煎汤，3~5g，或入丸、散，亦可浸酒服。

使用注意：血虚者、内热实火者禁服，不可久服，未经严格炮制者不可服。（《中华本草》）

[28]滑石：为硅酸盐类矿物滑石族滑石。性味：甘、淡，寒。归经：归膀胱、肺、胃经。功能主治：利尿通淋，清热解暑，外用祛湿敛疮；主治热淋、石淋、尿热涩痛、暑湿烦渴、湿热水泻，外治湿疹、湿疮、痱子。用法用量：10 ~ 20g，先煎；外用，适量。（《中国药典》2020 年版）

[29]半天河：又名上池水，为洒积在竹篱头和树穴中的水。性味：甘，微寒；无毒。功能主治：主治心病、癫狂、外邪、剧毒，以及不适应气候、环境所致的病。槐树间的积水，可以治各种风毒、恶疮、风瘙、疥癣等症。（《本草纲目》）

[30]自然铜：为硫化物类矿物黄铁矿族黄铁矿，主含二硫化铁。性味：辛，平。归经：归肝经。功能主治：散瘀止痛，续筋接骨；主治跌仆损伤、筋骨折伤、瘀肿疼痛。用法用量：3 ~ 9g，多入丸散服，若入煎剂宜先煎；外用，适量。（《中国药典》2020 年版）

[31]杏人：谐音杏仁，一般入药的多为苦杏仁。苦杏仁为蔷薇科植物山杏、西伯利亚杏、东北杏或杏的干燥成熟种子。性味：苦，微温；有小毒。归经：归肺、大肠经。功能主治：降气止咳平喘，润肠通便；主治咳嗽气喘，胸满痰多，肠燥便秘。用法用量：5 ~ 10g，生品入煎剂后下。（《中国药典》2020 年版）《本草经集注》曰："得火良，恶黄芪、黄芩、葛根、胡粉，畏蘘草。"《神农本草经疏》云："阴虚咳嗽、肺家有虚热、热痰者忌之。"《本草正》云："元气虚陷者勿用，恐其沉降太泄。"《本经逢原》云："亡血家尤为切禁。"《本草从新》云："因虚而咳嗽便闭者忌之。"

[32]石床：为钟乳液滴下后凝积成笋状者。性味：甘，温。功能主治：温肾壮骨；主治筋骨痿软，腰脚冷痛。用法用量：内服，煎汤，9 ~ 15g，打碎先煎；研末，1.5 ~ 3g。（《中华本草》）

[33]神曲：为辣蓼、青蒿、杏仁等药加入面粉或麸皮混合后，经发酵制成的曲剂。性味：甘、辛，温。归经：归脾、胃经。功能主治：消食化积，健脾和胃；主治饮食停滞，消化不良，脘腹胀满，食欲不振，呕吐泻痢。用法用量：内服，煎汤，10 ~ 15g；或入丸、散。使用注意：脾阴不足、胃火盛及孕妇慎服。（《中华本草》）

[34] 石斛：为兰科植物金钗石斛、霍山石斛、鼓槌石斛或流苏石斛的栽培品及其同属植物近似种的新鲜或干燥茎。性味：甘，微寒。归经：归胃、肾经。功能主治：益胃生津，滋阴清热；主治热病津伤，口干烦渴，胃阴不足，食少干呕，病后虚热不退，阴虚火旺，骨蒸劳热，目暗不明，筋骨痿软。用法用量：6～12g（鲜品 15～30g）。（《中国药典》2020 年版）

[35] 屋游：别名真藓、垣衣、古屋瓦苔、银叶真藓，为真藓科植物真藓的植物体。性味：甘、微涩，凉。功能主治：清热解毒，止血；主治细菌性痢疾，黄疸，鼻窦炎，痈疮肿毒，烫火伤，衄血，咳血。用法用量：内服，煎汤，10～15g；外用，适量，研末调敷，或捣碎后用纱布包好塞鼻孔。（《中华本草》）《本草经集注》云："此瓦屋上青苔衣。"

[36] 木通：为木通科植物木通、三叶木通或白木通的干燥藤茎。性味：苦，寒。归经：归心、小肠、膀胱经。功能主治：利尿通淋，清心除烦，通经下乳；主治淋证，水肿，心烦尿赤，口舌生疮，经闭乳少，湿热痹痛。用法用量：3～6g。（《中国药典》2020 年版）《本草害利》云："凡精滑不固，梦遗及阳虚气弱，内无湿热者均忌，妊娠尤忌。"《得配本草》云："肾气虚，心气弱，汗不彻，口舌燥，皆禁用。"

[37] 紫葛：为葡萄科植物异叶蛇葡萄的根皮。性味：甘、微苦，寒；无毒。功能主治：清热补虚，散瘀通络，解毒；主治产后心烦口渴，中风半身不遂，跌打损伤，痈肿恶疮。用法用量：内服，煎汤，15～30g；外用，适量，捣敷。（《中华本草》）

[38] 半夏：为天南星科植物半夏的干燥块茎。性味：辛，温；有毒。归经：归脾、胃、肺经。功能主治：燥湿化痰，降逆止呕，消痞散结；主治湿痰寒痰、咳喘痰多、痰饮眩悸、风痰眩晕、痰厥头痛、呕吐反胃、胸脘痞闷、梅核气，外治痈肿痰核。用法用量：内服一般炮制后使用，3～9g；外用，适量，磨汁涂或研末以酒调敷患处。使用注意：不宜与川乌、制川乌、草乌、制草乌、附子同用；生品内服宜慎。（《中国药典》2020 年版）

[39] 黄精：为百合科滇黄精、黄精或多花黄精的干燥根茎。性味：甘，平。归经：归脾、肺、肾经。功能主治：补气养阴，健脾，润肺，益肾；主治脾胃气虚，体倦乏力，胃阴不足，口干食少，肺虚燥咳，劳嗽咳血，精血不足，腰膝酸软，须发早白，内热消渴。用法用量：内服，9～15g。（《中国

药典》2020 年版）

[40] 白头翁：为毛茛科植物白头翁的干燥根。性味：苦，寒。归经：归胃、大肠经。功能主治：清热解毒，凉血止痢；主治热毒血痢，阴痒带下。用法用量：9 ～ 15g。(《中国药典》2020 年版)《日华子本草》云："得酒良。"《神农本草经疏》云："滞下胃虚不思食及下利完谷不化，泄泻由于虚寒寒湿，而不由于湿毒者，忌之。"《本草从新》云："血分无热者忌。"

（孙景环、余梦、刘文琴）

再赋·其一

孔平仲

楚泽兰^[1]纫佩，廉泉水洗心。

荷锄通草^[2]径，戴笠钩藤^[3]阴。

欲虿休^[4]陈事，须甘遂^[5]陆沈。

谩呈诗藁本^[6]，李杜若^[7]知音。

----

[1] 泽兰：为唇形科植物毛叶地瓜儿苗的干燥地上部分。性味：苦、辛，微温。归经：归肝、脾经。功能主治：活血调经，祛瘀消痈，行水消肿；主治月经不调，经闭，痛经，产后瘀血腹痛，疮痈肿毒，水肿腹水。用法用量：6 ～ 12g。(《中国药典》2020 年版)

[2] 通草：为五加科植物通脱木的茎髓。性味：甘、淡，微寒。归经：归肺、胃经。功能主治：清热利尿，通气下乳；主治湿热淋证，水肿尿少，乳汁不下。用法用量：3 ～ 5g。适用注意：孕妇慎用。(《中国药典》2020 年版)

[3] 钩藤：为茜草科植物钩藤、大叶钩藤、毛钩藤、华钩藤或无柄果钩藤的干燥带钩茎枝。性味：甘，凉。归经：归肝、心包经。功能主治：息风定惊，清热平肝；主治肝风内动，惊痫抽搐，高热惊厥，感冒夹惊，小儿惊啼，

妊娠子痫，头痛眩晕。用法用量：3 ~ 12g，后下。（《中国药典》2020 年版）

[4]蚤休：别名重楼，为百合科植物云南重楼或七叶一枝花的干燥根茎。性味：苦，微寒；有小毒。归经：归肝经。功能主治：清热解毒，消肿止痛，凉肝定惊；主治疔疮痈肿，咽喉肿痛，蛇虫咬伤，跌仆伤痛，惊风抽搐。用法用量：3 ~ 9g；外用，适量，研末调敷。（《中国药典》2020 年版）《本草汇言》云："热伤营阴，吐衄血证，忌用之。"《本经逢原》云："元气虚者禁用。"

[5]甘遂：为大戟科植物甘遂的干燥块根。性味：苦，寒；有毒。归经：归肺、肾、大肠经。功能主治：泻水逐饮，消肿散结；主治水肿胀满，胸腹积水，痰饮积聚，气逆咳喘，二便不利，风痰癫痫，痈肿疮毒。用法用量：0.5 ~ 1.5g，炮制后多入丸散用；外用，适量，生用。使用注意：孕妇禁用，不宜与甘草同用。（《中国药典》2020 年版）

[6]藁本：为伞形科藁本属植物藁本或辽藁本的干燥根茎和根。性味：辛，温。归经：归膀胱经。功能主治：祛风，散寒，除湿，止痛；主治风寒感冒，颠顶疼痛，风湿痹痛。用法用量：3 ~ 10g。（《中国药典》2020 年版）

[7]杜若：别名竹叶莲，为鸭跖草科植物竹叶花的根茎或全草。性味：甘，寒。归经：归肺、膀胱经。功能主治：清热解毒，利尿；主治发热，咽喉肿痛，肺热喘咳，咳血，热淋，热痢，痈疖疔肿，蛇虫咬伤。用法用量：内服，煎汤，9 ~ 15g（鲜品 30 ~ 60g）；外用，适量，捣敷。（《中华本草》）

（孙景环、余梦、周源）

再赋·其二

孔平仲

此地龙[1]舒国，池隍战血馀[2]。

木香[3]多是橘，石乳[4]最宜鱼。

古瓦松杉[5]冷，旱天麻[6]麦疏。

题诗云母[7]纸，笺腻粉[8]难书。

---

[1] 地龙：为巨蚓科动物参环毛蚓、通俗环毛蚓、威廉环毛蚓或栉盲环毛蚓的干燥体。前一种习称"广地龙"，后三种习称"沪地龙"。性味：咸，寒。归经：归肝、脾、膀胱经。功能主治：清热定惊，通络，平喘，利尿；主治高热神昏，惊痫抽搐，关节痹痛，肢体麻木，半身不遂，肺热喘咳，水肿尿少。用法用量：5～10g。(《中国药典》2020年版)

[2] 血馀：对应的中药为血馀炭。血馀炭为人发制成的炭化物。性味：苦，平。归经：归肝、胃经。功能主治：收敛止血，化瘀，利尿；主治吐血，咯血，衄血，血淋，尿血，便血，崩漏，外伤出血，小便不利。用法用量：5～10g。(《中国药典》2020年版)

[3] 木香：为菊科植物木香的干燥根。性味：辛、苦，温。归经：归脾、胃、大肠、三焦、胆经。功能主治：行气止痛、健脾消食，主治胸胁脘腹胀痛、泻痢后重、食积不消、不思饮食；煨木香实肠止泻，主治泄泻腹痛。用法用量：3～6g。(《中国药典》2020年版)

[4] 石乳：即钟乳石，为碳酸盐类矿物方解石族方解石，主含碳酸钙。性味：甘，温。归经：归肺、肾、胃经。功能主治：温肺，助阳，平喘，制酸，通乳；主治寒痰咳喘，阳虚冷喘，腰膝冷痛，胃痛泛酸，乳汁不通。用法用量：3～9g，先煎。(《中国药典》2020年版)《本草经集注》云："蛇床为之使，恶牡丹、玄石、牡蒙。畏紫石、蘘草。孔公孽，木兰为之使，恶细辛。殷孽，恶防己，畏术。"

[5] 松杉：即杉松，为松科冷杉属植物杉松的叶、树皮或油杉属植物云南油杉的根皮。性味：辛，温。功能主治：祛瘀，消肿，解毒，接骨；主治风湿痹痛，跌打损伤，骨折，疮痈，漆疮。用法用量：9～15g，或浸酒服；外用，鲜品适量，煎水洗，或用鲜根皮捣烂敷患处。(《全国中草药汇编》)

[6] 天麻：为兰科植物天麻的干燥块茎。性味：甘，平。归经：归肝经。功能主治：息风止痉，平抑肝阳，祛风通络；主治小儿惊风，癫痫抽搐，破伤风，头痛眩晕，手足不遂，肢体麻木，风湿痹痛。用法用量：3～10g。(《中

国药典》2020年版）

[7]云母：为硅酸盐类云母族矿物白云母。性味：甘，温。归经：归心、肝、肺经。功能主治：安神镇惊，敛疮止血；主治心悸、失眠，眩晕，癫痫，久泻，带下，外伤出血，湿疹。用法用量：内服，煎汤，10～15g，或入丸、散；外用，适量，研末撒或调敷。使用注意：阴虚火旺及大便秘结者禁服。（《中华本草》）《本草经集注》曰："泽泻为之使。畏鮀甲及流水。"《药性论》曰："恶徐长卿，忌羊血。"《本经逢原》云："阴虚火炎者，慎勿误与。"

[8]腻粉：轻粉别名，为氯化亚汞。性味：辛，寒；有毒。归经：归小肠、大肠经。功能主治：外用杀虫、攻毒、敛疮，内服祛痰消积、逐水通便；外用主治疥疮、顽癣、臁疮、梅毒、疮疡、湿疹，内服主治痰涎积滞、水肿臌胀、二便不利。用法用量：外用，适量，研末掺敷患处；内服每次0.1～0.2g，1日1～2次，多入丸剂或装胶囊服，服后漱口。使用注意：本品有毒，不可过量；内服慎用；孕妇禁服。（《中国药典》2020年版）

（孙景环、余梦、周源）

新作西庵将及春景戏成两诗
请李思中节推同赋·其一

孔平仲

鄙性常山[1]野，尤甘草[2]舍中。

钩帘阴卷柏[3]，障壁坐防风[4]。

客土依云实[5]，流泉架木通[6]。

行当归[7]老去，已逼白头翁[8]。

---

[1]常山：为虎耳草科植物常山的干燥根。性味：苦、辛，寒；有毒。归

经：归肺、肝、心经。功能主治：涌吐痰涎，截疟；主治痰饮停聚，胸膈痞塞，疟疾。用法用量：5～9g。（《中国药典》2020年版）

[2]甘草：为豆科植物甘草、胀果甘草或光果甘草的干燥根和根茎。性味：甘，平。归经：归心、肺、脾、胃经。功能主治：补脾益气，清热解毒，祛痰止咳，缓急止痛，调和诸药；主治脾胃虚弱、倦怠乏力、心悸气短、咳嗽痰多、脘腹和四肢挛急疼痛、痈肿疮毒，缓解药物毒性、烈性。用法用量：2～10g。使用注意：不宜与海藻、京大戟、红大戟、甘遂、芫花同用。（《中国药典》2020年版）

[3]卷柏：为卷柏科植物卷柏或垫状卷柏的干燥全草。性味：辛，平。归经：归肝、心经。功能主治：活血通经，主治经闭痛经、癥瘕痞块、跌仆损伤；卷柏炭化瘀止血，主治吐血、崩漏、便血、脱肛。用法用量：5～10g。使用注意：孕妇慎用。（《中国药典》2020年版）

[4]防风：为伞形科植物防风的根。性味：辛、甘，微温。归经：归膀胱、肝、脾经。功能主治：祛风解表，胜湿止痛，止痉；主治感冒头痛，风湿痹痛，风疹瘙痒，破伤风。用法用量：5～10g。（《中国药典》2020年版）《本草经集注》言：“恶干姜、藜芦、白蔹、芫花。”《新修本草》曰：“畏萆薢。”《神农本草经疏》云：“诸病血虚痉急，头痛不因于风寒，溏泄不因于寒湿，二便秘涩，小儿脾虚，发搐，慢惊，慢脾风，气升作呕，火升发嗽，阴虚盗汗，阳虚自汗等病，法所同忌。”《得配本草》云：“元气虚，病不因风湿者，禁用。”

[5]云实：即芡实，为睡莲科植物芡的干燥成熟种仁。性味：甘、涩，平。归经：归脾、肾经。功能主治：益肾固精，补脾止泻，除湿止带；主治遗精滑精，遗尿尿频，脾虚久泻，白浊，带下。用法用量：9～15g。（《中国药典》2020年版）

[6]木通：为木通科植物木通、三叶木通或白木通的干燥藤茎。性味：苦，寒。归经：归心、小肠、膀胱经。功能主治：利尿通淋，清心除烦，通经下乳；主治淋证，水肿，心烦尿赤，口舌生疮，经闭乳少，湿热痹痛。用法用量：3～6g。（《中国药典》2020年版）《本草害利》云：“凡精滑不固，梦遗及阳虚气弱，内无湿热者均忌，妊娠尤忌。”《得配本草》云：“肾气虚，心气弱，汗不彻，口舌燥，皆禁用。”

[7]当归：为伞形科植物当归的干燥根。性味：甘、辛，温。归经：归肝、心、脾经。功能主治：补血活血、调经止痛、润肠通便，主治血虚萎黄、眩晕心悸、月经不调、经闭痛经、虚寒腹痛、风湿痹痛、跌仆损伤、痈疽疮疡、肠燥便秘；酒当归活血通经，主治经闭痛经、风湿痹痛、跌仆损伤。用法用量：6～12g。（《中国药典》2020年版）《本草经集注》言："畏菖蒲、海藻、牡蒙。"《神农本草经疏》言："肠胃薄弱，泄泻溏薄及一切脾胃病，恶食，不思食及食不消，并禁用之，即在产后胎前，亦不得入。"《本草汇言》云："风寒未清，恶寒发热，表证外见者，并禁用之。"

[8]白头翁：为毛茛科植物白头翁的干燥根。性味：苦，寒。归经：归胃、大肠经。功能主治：清热解毒，凉血止痢；主治热毒血痢，阴痒带下。用法用量：9～15g。（《中国药典》2020年版）《日华子本草》云："得酒良。"《神农本草经疏》云："滞下胃虚不思食及下利完谷不化，泄泻由于虚寒寒湿，而不由于湿毒者，忌之。"《本草从新》云："血分无热者忌。"

（孙景环、高丽萍）

新作西庵将及春景戏成两诗请李思中节推同赋·其二

孔平仲

昨叶何摇[1]落，今逢淑景天[2]。

山椒[3]红杏火，岩石绿苔[4]烟。

炉火沉香[5]烬，琴丝续断[6]弦。

忍冬[7]已彻骨，衰白及[8]长年。

---

[1]昨叶何摇：即昨叶何草，又名瓦松，为景天科植物瓦松、晚红瓦松、

钝叶瓦松及黄花瓦松的全草。性味：酸、苦，凉；有毒。归经：归肝、肺经。功能主治：凉血止血，清热解毒，收湿敛疮；主治吐血，鼻衄，便血，血痢，热淋，月经不调，疗疮痈肿，痔疮，湿疹，烫伤，肺炎，肝炎，宫颈糜烂，乳糜尿。用法用量：内服，煎汤，5～15g，捣汁，或入丸剂；外用，适量，捣敷，或煎水熏洗，或研末调敷。使用注意：脾胃虚寒者慎服。(《中华本草》)

[2]景天：为景天科植物八宝的全草。性味：苦、酸，寒。归经：归心、肝经。功能主治：清热解毒，止血；主治赤游丹毒，疗疮痈疖，火眼目翳，烦热惊狂，风疹，漆疮，烧烫伤，蛇虫咬伤，吐血，咯血，月经量多，外伤出血。用法用量：内服，煎汤，15～30g（鲜品50～100g），或捣汁；外用，适量，捣敷，或取汁摩涂、滴眼，或研粉调搽，或煎水外洗。使用注意：脾胃虚寒者慎服。(《中华本草》)《神农本草经疏》言："一切病得之寒湿，恶寒喜热者，勿服。"《本草汇言》曰："苟非实热火邪，勿得轻用，以动脾气，惟外涂无碍耳。"

[3]山椒：又名竹山椒，为芸香科植物竹叶椒的果实。性味：辛、微苦，温；有小毒。归经：归脾、胃经。功能主治：温中燥湿，散寒止痛，驱虫止痒；主治脘腹冷痛，寒湿吐泻，蛔厥腹痛，龋齿牙痛，湿疹，疥癣痒疮。用法用量：内服，煎汤，6～9g，研末，1～3g；外用，适量，煎水洗或含漱，或酒精浸泡外搽，或研粉塞入龋齿洞中，或鲜品捣敷。(《中华本草》)

[4]绿苔：又名软丝藻，为丝藻科植物软丝藻的丝状藻体。性味：咸，寒。功能主治：清热利水，化痰止咳；主治水肿，咳嗽痰结。用法用量：内服，煎汤，9～15g。(《中华本草》)

[5]沉香：为瑞香科植物白木香含有树脂的木材。性味：辛、苦，微温。归经：归脾、胃、肾经。功能主治：行气止痛，温中止呕，纳气平喘；主治胸腹胀闷疼痛，胃寒呕吐呃逆，肾虚气逆喘急。用法用量：1～5g，后下。(《中国药典》2020年版)

[6]续断：为川续断科植物川续断的干燥根。性味：苦、辛，微温。归经：归肝、肾经。功能主治：补肝肾、强筋骨、续折伤、止崩漏，主治肝肾不足、腰膝酸软、风湿痹痛、跌仆损伤、筋伤骨折、崩漏、胎漏；酒续断多主治风湿痹痛、跌仆损伤、筋伤骨折；盐续断多主治腰膝酸软。用法用量：9～15g。(《中国药典》2020年版)《本草经集注》言："地黄为之使，恶雷丸。"《得配

本草》云:"初痢勿用,怒气郁者禁用。"

[7]忍冬:又名金银花,为忍冬科植物忍冬的干燥花蕾或带初开的花。性味:甘,寒。归经:归肺、心、胃经。功能主治:清热解毒,疏散风热;主治痈肿疔疮,喉痹,丹毒,热毒血痢,风热感冒,温病发热。用法用量:6～15g。(《中国药典》2020年版)

[8]白及:为兰科植物白及的干燥块茎。性味:苦、甘、涩,微寒。归经:归肺、肝、胃经。功能主治:收敛止血,消肿生肌;主治咯血,吐血,外伤出血,疮疡肿毒,皮肤皲裂。用法用量:6～15g,研末吞服,3～6g;外用,适量。使用注意:不宜与川乌、制川乌、草乌、制草乌、附子同用。(《中国药典》2020年版)

(孙景环、张莹)

药名离合四时四首·其一

孔平仲

草满南园绿,青^[1]青复间红。
花^[2]开不择地,锦^[3]绣径相通。

---

[1]绿青:为碳酸盐类矿物孔雀石族矿物孔雀石。性味:酸,寒;有毒。归经:归肝经。功能主治:催吐祛痰,镇惊,敛疮;主治风痰壅塞,眩晕昏仆,痰迷惊痫,疳疮。用法用量:内服,入丸、散0.5～1g;外用,适量,研末撒或调敷。使用注意:体弱者慎服。(《中华本草》)

[2]红花:为菊科植物红花的干燥花。性味:辛,温。归经:归心、肝经。功能主治:活血通经,散瘀止痛;主治经闭,痛经,恶露不行,癥瘕痞块,胸痹心痛,瘀滞腹痛,胸胁刺痛,跌仆损伤,疮疡肿痛。用法用量:3～10g。使用注意:孕妇慎用。(《中国药典》2020年版)

[3]地锦：为葡萄科植物爬山虎的藤茎或根。性味：辛、微涩，温。功能主治：祛风止痛，活血通络；主治风湿痹痛，中风半身不遂，偏正头痛，产后血瘀，腹生结块，跌打损伤，痈肿疮毒，溃疡不敛。用法用量：内服，煎汤，15～30g，或浸酒；外用，适量，煎水洗，或磨汁涂，或捣烂敷。(《中华本草》)

（孙景环、张莹）

药名离合四时四首·其二

孔平仲

浆寒饮一石，蜜[1]液和岩桂[2]。

心[3]渴望天南，星[4]河灿垂地。

---

[1]石蜜：又名白砂糖，为禾本科植物甘蔗的茎中液汁，经精制而成的乳白色结晶体。性味：甘，平。归经：归脾、肺经。功能主治：和中缓急，生津润燥；主治中虚腹痛，口干燥渴，肺燥咳嗽。用法用量：内服，入汤和化，10～15g；外用，适量，调敷。使用注意：湿重中满者慎服，小儿勿多食。(《中华本草》)

[2]岩桂：桂花别名，即桂花，为木犀科植物木犀的花。性味：辛，温。归经：归肺、脾、肾经。功能主治：温肺化饮，散寒止痛；主治痰饮咳喘，脘腹冷痛，肠风血痢，经闭痛经，寒疝腹痛，牙痛，口臭。用法用量：内服，煎汤，3～9g，或泡茶；外用，适量，煎汤含漱或蒸热外熨。(《中华本草》)

[3]桂心：桂去内外皮者，即为桂心。用紫色厚者，去上粗皮，并内薄皮，取心中味辛者用。性味：苦、辛；无毒。归经：入手少阴经血分。功能主治：主治九种心痛，腹内冷气，痛不可忍，咳逆结气，壅痹，脚痹不仁，止下痢，杀三虫；治鼻中息肉，破血通利月闭，胞衣不下；治一切风气，补五劳七伤，

通九窍，利关节，益精明目，暖腰膝；治风痹骨节挛缩，续筋骨，生肌肉，消瘀血，破痃癖癥瘕，内托痈疽痘疮，能引血化汗化脓，解蛇蝮毒。(《本草纲目》)

[4] 天南星：为天南星科植物天南星、异叶天南星或东北天南星的干燥块茎。性味：苦、辛，温；有毒。归经：归肺、肝、脾经。功能主治：散结消肿；外用治疗痈肿，蛇虫咬伤。用法用量：外用生品适量，研末以醋或酒调敷患处。使用注意：孕妇慎用，生品内服宜慎。(《中国药典》2020 年版)

(孙景环、刘灿梅)

药名离合四时四首·其三

孔平仲

参旗[1]挂疏木，通[2]夕凉如水。
银[3]汉耿半天，河[4]桥暝烟紫。

---

[1] 参旗：即花旗参，又名西洋参，为五加科植物西洋参的干燥根。性味：甘、微苦，凉。归经：归心、肺、肾经。功能主治：补气养阴，清热生津；主治气虚阴亏，虚热烦倦，咳喘痰血，内热消渴，口燥咽干。用法用量：3 ~ 6g，另煎兑服。使用注意：不宜与藜芦同用。(《中国药典》2020 年版)

[2] 木通：为木通科植物木通、三叶木通或白木通的干燥藤茎。性味：苦，寒。归经：归心、小肠、膀胱经。功能主治：利尿通淋，清心除烦，通经下乳；主治淋证，水肿，心烦尿赤，口舌生疮，经闭乳少，湿热痹痛。用法用量：3 ~ 6g。(《中国药典》2020 年版)《本草害利》云："凡精滑不固，梦遗及阳虚气弱，内无湿热者均忌，妊娠尤忌。"《得配本草》云："肾气虚，心气弱，汗不彻，口舌燥，皆禁用。"

[3] 水银：为自然元素类液态矿物自然汞，主要从辰砂矿经加工提炼制成。

性味：辛，寒；有毒。归经：归心、肝、肾经。功能主治：杀虫，攻毒；主治疥癣，梅毒，恶疮，痔瘘。用法用量：外用，适量，涂擦。使用注意：大毒之品，不宜内服，孕妇禁用；外用亦不可过量或久用，主治溃疡创面时，尤须注意，以免吸收中毒。(《中华本草》)《证类本草》载陈藏器云："人患疮疥，多以水银涂之，性滑重，直入肉，宜慎之。"《神农本草经疏》云："头疮切不可用，恐入经络，必缓筋骨……惟宜外敷，不宜内服。"

[4] 半天河：又名上池水，为洒积在竹篱头和树穴中的水。性味：甘，微寒；无毒。功能主治：主治心病、癫狂、外邪、剧毒，以及不适应气候、环境所致的病。槐树间的积水，可以治各种风毒、恶疮、风瘙、疥痒等症。(《本草纲目》)

（孙景环、刘灿梅）

药名离合四时四首·其四

孔平仲

雪片^[1]拥颓垣，衣^[2]裘冷于甲。
香醪^[3]不满榼，藤^[4]枕攲残腊。

[1] 雪片：即雪花，又名瑞香花，为瑞香科植物瑞香的花。性味：甘、辛，平。功能主治：活血止痛，解毒散结；主治头痛，牙痛，咽喉肿痛，风湿痛，乳房肿硬，风湿疼痛。用法用量：内服，煎汤，3～6g；外用，捣敷，或煎水含漱。(《中华本草》)

[2] 垣衣：别名真藓、屋游、古屋瓦苔、银叶真藓，为真藓科植物真藓的植物体。性味：甘、微涩，凉。功能主治：清热解毒，止血；主治细菌性痢疾，黄疸，鼻窦炎，痈疮肿毒，烫火伤，衄血，咳血。用法用量：内服，煎汤，10～15g；外用，适量，研末调敷，或捣碎后用纱布包好塞鼻孔。(《中

华本草》)《本草经集注》云："此瓦屋上青苔衣。"

　　[3]香薷：即香薷，为蓼科植物粘毛蓼的茎叶。性味：辛，平。功能主治：理气除湿，健胃消食；主治胃痛，消化不良，小儿疳积，风湿疼痛。用法用量：内服，煎汤，6～15g。(《中华本草》)

　　[4]榼藤：为豆科植物榼藤子的藤茎。性味：苦、涩，平；有毒。功能主治：祛风除湿，活血通络；主治风湿痹痛，跌打损伤，腰肌劳损，四肢麻木。用法用量：内服，煎汤，6～15g，或浸酒；外用，适量，捣敷或煎水洗。(《中华本草》)

（孙景环、王琼）

药名离合寄孙虢州·其一

孔平仲

孙八远在虢，丹[1]霞绚崔苍。

耳[2]目虽清远，志[3]愿多参商。

陆沉众人中，白[4]首滞铅黄。

者[5]英绍前烈，当[6]复佐兴王。

　　[1]虢丹：又名铅丹，为纯铅加工制成的四氧化三铅。性味：辛，微寒；有毒。归经：归心、肝经。功能主治：解毒祛腐，收湿敛疮，坠痰镇惊；主治痈疽疮疡，外痔，湿疹，烧烫伤。用法用量：外用，适量，研末撒、调敷；或熬膏敷贴，每次不得超过20g，用药范围应小于30cm^2；内服，每日0.15～0.3g，入丸、散，时间不能超过2个星期。使用注意：铅丹有毒，且有蓄积作用；外敷不宜大面积、长时间使用，以防引起中毒；一般不作内服，必要时应控制剂量，只可暂用，并严密观察；服药期间禁止饮酒，防止过劳、饥饿、感染，以免使潜在铅游离出来，引起急性中毒；孕妇、哺乳妇女及儿

童禁用。(《中华本草》)《神农本草经疏》曰:"吐逆由于胃虚及因寒发吐者,皆不宜服。"《本草汇言》曰:"惊痫由于血虚者,吐逆由于胃弱者,毋乱投也。"

[2] 苍耳:为菊科植物苍耳或蒙古苍耳的全草。性味:苦、辛,微寒;有小毒。归经:归肺、脾、肝经。功能主治:祛风,散热,除湿,解毒;主治感冒,头风,头晕,鼻渊,目赤,目翳,风湿痹痛,拘挛麻木,风癞,疔疮,疥癣,皮肤瘙痒,痔疮,痢疾。用法用量:内服,煎汤,6 ~ 12g,大剂量30 ~ 60g,或捣汁,或熬膏,或入丸、散;外用,适量,捣敷,或烧存性,研末调敷,或煎水洗,或熬膏敷。使用注意:服不宜过量;气虚血亏者慎服。(《中华本草》)《备急千金要方·食治》云:"不可共猪肉食。"《食疗本草》云:"忌米泔。"

[3] 远志:为远志科植物远志或卵叶远志的干燥根。性味:苦、辛,温。归经:归心、肾、肺经。功能主治:安神益智,交通心肾,祛痰,消肿;主治心肾不交引起的失眠多梦、健忘惊悸、神志恍惚,以及咳痰不爽,疮疡肿毒,乳房肿痛。用法用量:3 ~ 10g。(《中国药典》2020年版)《本草经集注》云:"得茯苓、冬葵子、龙骨良,杀天雄、附子毒,畏真珠、藜芦、蜚蠊、齐蛤。"《证类本草》载《药性论》云:"远志畏蛴螬。"

[4] 人中白:为人科健康人尿自然沉结的固体物。性味:咸,凉。归经:归肺、心、膀胱经。功能主治:清热降火,止血化瘀;主治肺痿劳热,吐血,衄血,喉痹,牙疳,口舌生疮,诸湿溃烂,烫火伤。用法用量:内服,研末,3 ~ 6g;外用,适量,研末吹、掺或调敷。(《中华本草》)《本草从新》云:"阳虚无火,食不消,肠不实者忌之。"

[5] 黄耆:即黄芪,为豆科植物蒙古黄芪或膜荚黄芪的干燥根。性味:甘,微温。归经:归肺、脾经。功能主治:补气升阳,固表止汗,利水消肿,生津养血,行滞通痹,托毒排脓,敛疮生肌;主治气虚乏力,食少便溏,中气下陷,久泻脱肛,便血崩漏,表虚自汗,气虚水肿,内热消渴,血虚萎黄,半身不遂,痹痛麻木,痈疽难溃,久溃不敛。用法用量:9 ~ 30g。(《中国药典》2020年版)《神农本草经疏》云:"胸膈气闭闷,肠胃有积滞者,勿用;能补阳,阳盛阴虚者忌之;上焦热甚,下焦虚寒者,忌之;病人多怒,肝气不和者,勿服;痘疮血分热甚者,禁用。"

[6] 烈当:即列当,亦名栗当、草苁蓉、花苁蓉,为列当科植物列当和

黄花列当的全草。性味：甘，温。归经：归肾、肝、大肠经。功能主治：补肾壮阳，强筋骨，润肠；主治肾虚阳痿、遗精、宫冷不孕、小儿佝偻病、腰膝冷痛、筋骨软弱、肠燥便秘，外用主治小儿肠炎。用法用量：内服煎汤，3～9g，或浸酒；外用，适量，煎汤洗。使用注意：阳虚火旺者慎服。(《中华本草》)

(孙景环、王琼)

药名离合寄孙虩州·其二

孔平仲

朴也才通贯，众[1]安无吠狗。

杞[2]菊[3]饭家常，山[4]泉消昼漏。

芦[5]雁来蔽空，青[6]眼思朋旧。

历[7]日惊晚景，天[8]涯情更厚[9]。

[1] 贯众：即绵马贯众，为鳞毛蕨科植物粗茎鳞毛蕨的干燥根茎和叶柄残基。性味：苦，微寒；有小毒。归经：归肝、胃经。功能主治：清热解毒驱虫；主治虫积腹痛，疮疡。用法用量：4.5～9g。(《中国药典》2020年版)

[2] 狗杞：谐音枸杞，即枸杞子，为茄科植物宁夏枸杞的干燥成熟果实。性味：甘，平。归经：归肝、肾经。功能主治：滋补肝肾，益精明目；主治虚劳精亏，腰膝酸痛，眩晕耳鸣，内热消渴，血虚萎黄，目昏不明。用法用量：6～12g。(《中国药典》2020年版)

[3] 菊：即菊花，为菊科植物菊的干燥头状花序。性味：甘、苦，微寒。归经：归肺、肝经。功能主治：散风清热，平肝明目，清热解毒；主治风热感冒，头痛眩晕，目赤肿痛，眼目昏花，疮痈肿毒。用法用量：5～10g。(《中国药典》2020年版)

[4]常山：为虎耳草科植物常山的干燥根。性味：苦、辛，寒；有毒。归经：归肺、肝、心经。功能主治：涌吐痰涎，截疟；主治痰饮停聚，胸膈痞塞，疟疾。用法用量：5 ~ 9g。(《中国药典》2020 年版)

[5]漏芦：为菊科植物祁州漏芦的干燥根。性味：苦，寒。归经：归胃经。功能主治：清热解毒，消痈，下乳，舒筋通脉；主治乳痈肿痛，痈疽发背，瘰疬疮毒，乳汁不通，湿痹拘挛。用法用量：5 ~ 9g。使用注意：孕妇慎用。(《中国药典》2020 年版)

[6]空青：为碳酸盐类孔雀石族矿物蓝铜矿呈球形或中空者。性味：甘、酸，寒；有小毒。归经：归肝经。功能主治：凉肝清热，明目去翳，活血利窍；主治目赤肿痛，青盲，雀目，翳膜内障，中风口㖞，手臂不仁，头风，耳聋。用法用量：外用，适量，研细，水飞，点眼；内服，研末，每次 0.3 ~ 1g。使用注意：内服宜慎，不宜多服、久服。(《中华本草》)《药性论》云："畏菟丝子。"

[7]旧历：酒醴，泛指各种酒，以高粱、大麦、米、甘薯、玉米、葡萄等为原料酿制而成的饮料。性味：甘、苦、辛，温；有毒。归经：归心、肝、肺、胃经。功能主治：通血脉，行药势；主治风寒痹痛，筋脉挛急，胸痹，心痛，脘腹冷痛。用法用量：内服，适量，温饮，或和药同煎，或浸药；外用，适量，单用或制成酒剂涂搽，或湿敷，或漱口。使用注意：阴虚、失血及湿热甚者忌服。(《中华本草》)《备急千金要方·食治》载："黄帝云，暴下后饮酒者，膈上变为狀热；食生菜饮酒，莫灸腹，令人肠结。扁鹊云，久饮酒者，腐肠烂胃，溃髓蒸筋，伤神损寿；醉当风卧，以扇自扇，成恶风；醉以冷水洗浴，成疼痹……饱食讫，多饮水及酒，成痞癖。"《证类本草》云："凡酒忌诸甜物。"《本草纲目》云："痛饮则伤神耗血，损胃亡精，生痰动火。"

[8]景天：为景天科植物八宝的全草。性味：苦、酸，寒。归经：归心、肝经。功能主治：清热解毒，止血；主治赤游丹毒，疔疮痈疖，火眼目翳，烦热惊狂，风疹，漆疮，烧烫伤，蛇虫咬伤，吐血，咯血，月经量多，外伤出血。用法用量：内服，煎汤，15 ~ 30g(鲜品 50 ~ 100g)，或捣汁；外用，适量，捣敷，或取汁摩涂、滴眼，或研粉调搽，或煎水外洗。使用注意：脾胃虚寒者慎服。(《中华本草》)《神农本草经疏》言："一切病得之寒湿，恶寒喜热者，勿服。"《本草汇言》曰："苟非实热火邪，勿得轻用，以动脾气，惟

外涂无碍耳。"

[9]厚：对应的中药为厚朴。厚朴为木兰科植物厚朴或凹叶厚朴的干燥干皮、根皮及枝皮。性味：苦、辛，温。归经：归脾、胃、肺、大肠经。功能主治：燥湿消痰，下气除满；主治湿滞伤中，脘痞吐泻，食积气滞，腹胀便秘，痰饮喘咳。用法用量：3 ~ 10g。(《中国药典》2020 年版)

（孙景环、李松）

与董承君棋辄胜四筹作药名五言诗奉戏

孔平仲

董子犷且狂，孔公蘖[1]更毒。

文揪[2]石棋子，白及[3]黑对局。

预知子[4]轻敌，锐胆坐看覆。

一时罗[5]列遍，先与推大腹[6]。

欸如飞廉[7]驱，窘若防风[8]戮。

馀兵尚百合[9]，续断[10]聊忽忽。

猛虎仗[11]爪牙，中涂伴踯躅[12]。

嗟嗟草[13]草甚，驱猪令[14]迫逐。

直前无夷[15]险，膚拔[16]下子速。

而我颇从容[17]，荠草[18]先设伏。

常山[19]肆纵横，大戟[20]挟长毂。

威灵先[21]震荡，巨胜[22]倅破竹。

萧萧马鸣退[23]，战血馀[24]川谷。

百步[25]笑奔崩，独活[26]嗟穷麽。

莠蕤^[27]不复骋，销蚀神采缩。

作诗诮伊棋，我壮知子^[28]曲。

---

[1]孔公孽：为碳酸盐类方解石族矿物方解石的钟乳状集合体。中间稍细部分或有中空者。性味：甘、辛，温。功能主治：通阳散寒，化瘀散结，解毒；主治腰膝冷痛，癥瘕结聚，饮食不化，恶疮，痔瘘，乳汁不通。用法用量：内服，煎汤，9～15g，打碎先煎，研末1.5～3g，或入丸、散；外用，适量，研末调敷。使用注意：阴虚火旺，肺热盛者及孕妇禁服。（《中华本草》）

[2]楸

①楸木皮：为紫葳科植物楸的树皮及根皮的韧皮部。性味：苦，凉。功能主治：降逆气，解疮毒；主治吐逆，咳嗽，痈肿疮疡，痔瘘。用法用量：内服，煎汤，3～9g；外用，适量，捣敷或熬膏涂。（《中华本草》）

②楸叶：为紫葳科植物楸的叶。性味：苦，凉。功能主治：消肿拔毒，排脓生肌；主治肿疡，发背，痔疮，瘰疬，白秃。用法用量：外用，适量，捣汁涂，熬膏涂，或研末撒。（《中华本草》）

③楸木果：为紫葳科植物楸的果实。性味：苦，凉。功能主治：利尿通淋，清热解毒；主治热淋、石淋，热毒疮疖。用法用量：内服，煎汤，30～60g。（《中华本草》）

[3]白及：为兰科植物白及的干燥块茎。性味：苦、甘、涩，微寒。归经：归肺、肝、胃经。功能主治：收敛止血，消肿生肌；主治咯血，吐血，外伤出血，疮疡肿毒，皮肤皲裂。用法用量：6～15g，研末吞服，3～6g；外用，适量。使用注意：不宜与川乌、制川乌、草乌、制草乌、附子同用。（《中国药典》2020年版）

[4]预知子：别名八月札、木通子，为木通科植物木通、三叶木通或白木通的成熟果实。性味：微苦，平。归经：归肝、胃、膀胱经。功能主治：疏肝和胃，活血止痛，软坚散结，利小便；主治肝胃气滞，脘腹、胁肋胀痛，饮食不消，下痢，疝气疼痛，腰痛，经闭痛经，瘿瘤瘰疬，恶性肿瘤。用法用量：内服，煎汤，9～15g，大剂量可用30～60g，或浸酒。使用注意：孕

妇慎服。(《中华本草》)《神农本草经疏》云："凡病人脾虚作泄泻者勿服。"

[5]时罗：即莳萝子，又名小茴香，为伞形科植物茴香的干燥成熟果实。性味：辛，温。归经：归肝、肾、脾、胃经。功能主治：散寒止痛、理气和胃，主治寒疝腹痛、睾丸偏坠、痛经、少腹冷痛、脘腹胀痛、食少吐泻；盐小茴香暖肾散寒止痛，主治寒疝腹痛、睾丸偏坠、经寒腹痛。用法用量：3 ~ 6g。(《中国药典》2020 年版)

[6]大腹：即大腹皮，为棕榈科植物槟榔的干燥果皮。性味：辛，微温。归经：归脾、胃、大肠、小肠经。功能主治：行气宽中，行水消肿；主治湿阻气滞，脘腹胀闷，大便不爽，水肿胀满，脚气浮肿，小便不利。用法用量：5 ~ 10g。(《中国药典》2020 年版)

[7]飞廉：为菊科植物丝毛飞廉与节毛飞廉的全草或根。性味：微苦，凉。归经：归肝经。功能主治：祛风，清热，利湿，凉血止血，活血消肿；主治感冒咳嗽，头痛眩晕，泌尿系统感染，乳糜尿，白带，黄疸，风湿痹痛，吐血，衄血，尿血，月经过多，功能性子宫出血，跌打损伤，疔疮疖肿，痔疮肿痛，烧伤。用法用量：内服，煎汤，9 ~ 30g(鲜品 30 ~ 60g)，或入丸、散，或浸酒；外用，适量，煎水洗，或鲜品捣敷，或烧存性，研末掺。使用注意：脾胃虚寒无瘀滞者忌用。(《中华本草》)

[8]防风：为伞形科植物防风的根。性味：辛、甘，微温。归经：归膀胱、肝、脾经。功能主治：祛风解表，胜湿止痛，止痉；主治感冒头痛，风湿痹痛，风疹瘙痒，破伤风。用法用量：5 ~ 10g。(《中国药典》2020 年版)《本草经集注》言："恶干姜、藜芦、白蔹、芫花。"《新修本草》曰："畏萆薢。"《神农本草经疏》云："诸病血虚痉急，头痛不因于风寒，溏泄不因于寒湿，二便秘涩，小儿脾虚，发搐，慢惊，慢脾风，气升作呕，火升发嗽，阴虚盗汗，阳虚自汗等病，法所同忌。"《得配本草》云："元气虚，病不因风湿者，禁用。"

[9]百合：为百合科植物卷丹、百合或细叶百合的干燥肉质鳞叶。性味：甘，寒。归经：归心、肺经。功能主治：养阴润肺，清心安神；主治阴虚燥咳，劳嗽咳血，虚烦惊悸，失眠多梦，精神恍惚。用法用量：6 ~ 12g。(《中国药典》2020 年版)

[10]续断：为川续断科植物川续断的干燥根。性味：苦、辛，微温。归经：归肝、肾经。功能主治：补肝肾、强筋骨、续折伤、止崩漏，主治肝肾

不足、腰膝酸软、风湿痹痛、跌仆损伤、筋伤骨折、崩漏、胎漏；酒续断多主治风湿痹痛、跌仆损伤、筋伤骨折；盐续断多主治腰膝酸软。用法用量：9～15g。(《中国药典》2020年版)《本草经集注》言："地黄为之使，恶雷丸。"《得配本草》云："初痢勿用，怒气郁者禁用。"

[11]虎仗：即虎杖，为蓼科植物虎杖的根茎和根。性味：微苦，微寒。归经：归肝、胆、肺经。功能主治：利湿退黄，清热解毒，散瘀止痛，止咳化痰；主治湿热黄疸，淋浊，带下，风湿痹痛，痈肿疮毒，水火烫伤，经闭，癥瘕，跌打损伤，肺热咳嗽。用法用量：9～15g；外用，适量，制成煎液或油膏涂敷。使用注意：孕妇慎用。(《中国药典》2020年版)

[12]佯踯躅：即羊踯躅花，又名闹羊花，为杜鹃花科植物羊踯躅的花。性味：辛，温；有毒。归经：归肝经。功能主治：祛风除湿，定痛，杀虫；主治风湿痹痛，偏正头痛，跌仆肿痛，龋齿疼痛，皮肤顽癣，疥疮。用法用量：内服，0.3～0.6g，煎汤，或研末，或入丸、散，或浸酒；外用，适量，研末调敷，或鲜品捣敷。使用注意：本品有毒，不宜多服、久服，孕妇及气血虚弱者禁服。(《中华本草》)《神农本草经疏》云："气血虚人忌之。"

[13]嗟嗟草：即节节草，又名黑节草，为茜草科植物脉耳草的全草。性味：辛，微苦，温。功能主治：清热除湿，活血消肿；主治疟疾，肝炎，眼结膜炎，风湿骨痛，骨折肿痛，外伤出血。用法用量：内服，煎汤，10～15g，或浸酒；外用，适量，捣汁点眼，或捣敷。(《中华本草》)

[14]猪令：即猪苓，为多孔菌科真菌猪苓的干燥菌核。性味：甘、淡，平。归经：归肾、膀胱经。功能主治：利水渗湿；主治小便不利，水肿，泄泻，淋浊，带下。用法用量：6～12g。(《中国药典》2020年版)

[15]无夷：即芜荑，为榆科植物大果榆果实的加工品。性味：苦、辛，温。归经：归脾、胃经。功能主治：杀虫消积，除湿止痢；主治虫积腹痛，小儿疳积，久泻久痢，疮疡，疥癣。用法用量：内服，煎汤，3～10g，或入丸、散；外用，适量，研末调敷。使用注意：脾胃虚弱者慎服，不宜多服。(《中华本草》)《本草备要》云："得诃子、豆蔻良。"《本草从新》云："脾胃虚者，虽有积，勿概投。"《得配本草》云："脾、肺燥热者禁用。"

[16]觱拨：即荜茇，为胡椒科植物荜茇的干燥近成熟或成熟果穗。性味：辛，热。归经：归胃、大肠经。功能主治：温中散寒，下气止痛；主治脘腹

冷痛，呕吐，泄泻，寒凝气滞，胸痹心痛，头痛，牙痛。用法用量：1~3g；外用，适量，研末塞龋齿孔中。(《中国药典》2020年版)

[17]从容：即肉苁蓉，为列当科植物肉苁蓉或管花肉苁蓉的干燥带鳞叶的肉质茎。性味：甘、咸，温。归经：归肾、大肠经。功能主治：补肾阳，益精血，润肠通便；主治肾阳不足，精血亏虚，阳痿不孕，腰膝酸软，筋骨无力，肠燥便秘。用法用量：6~10g。(《中国药典》2020年版)《本草蒙筌》云："忌经铁器。"《神农本草经疏》云："泄泻禁用，肾中有热，强阳易兴而精不固者，忌之。"《雷公炮制药性解》云："相火旺者忌用。"《得配本草》云："忌铜、铁……火盛便秘，阳道易举，心虚气胀，皆禁用。"

[18]莽草：为八角科植物狭叶茴香的叶。性味：辛，温；有毒。功能主治：祛风止痛，消肿散结，杀虫止痒；主治头风，皮肤麻痹，痈肿，乳痈，瘰疬，喉痹，疝瘕，癣疥，秃疮，风虫牙痛，狐臭。用法用量：外用，适量，捣敷，研末调敷，或煎水熏洗、含漱。使用注意：禁内服，不可入目。(《中华本草》)

[19]常山：为虎耳草科植物常山的干燥根。性味：苦、辛，寒；有毒。归经：归肺、肝、心经。功能主治：涌吐痰涎，截疟；主治痰饮停聚，胸膈痞塞，疟疾。用法用量：5~9g。(《中国药典》2020年版)

[20]大戟：为大戟科植物大戟的干燥根。性味：苦，寒；有毒。归经：归肺、脾、肾经。功能主治：泻水逐饮，消肿散结；主治水肿胀满，胸腹积水，痰饮积聚，气逆咳喘，二便不利，痈肿疮毒，瘰疬痰核。用法用量：1.5~3g，入丸散服，每次1g，内服醋制用；外用，适量，生用。使用注意：孕妇禁用，不宜与甘草同用。(《中国药典》2020年版)

[21]威灵先：即威灵仙，为毛茛科植物威灵仙、棉团铁线莲或东北铁线莲的干燥根和根茎。性味：辛、咸，温。归经：归膀胱经。功能主治：祛风湿，通经络；主治风湿痹痛，肢体麻木，筋脉拘挛，屈伸不利。用法用量：6~10g。(《中国药典》2020年版)

[22]巨胜：别名胡麻、油麻、黑芝麻，为脂麻科植物脂麻的干燥成熟种子。性味：甘，平。归经：归肝、肾、大肠经。功能主治：补肝肾，益精血，润肠燥；主治精血亏虚，头晕眼花，耳鸣耳聋，须发早白，病后脱发，肠燥便秘。用法用量：9~15g。(《中国药典》2020年版)

[23]鸣退：即蝉蜕，为蝉科昆虫黑蚱的若虫羽化时脱落的皮壳。性味：甘，寒。归经：归肺、肝经。功能主治：疏散风热，利咽，透疹，明目退翳，解痉；主治风热感冒，咽痛音哑，麻疹不透，风疹瘙痒，目赤翳障，惊风抽搐，破伤风。用法用量：3 ～ 6g。（《中国药典》2020 年版）

[24]血馀：对应的中药为血余炭。血余炭为人发制成的炭化物。性味：苦，平。归经：归肝、胃经。功能主治：收敛止血，化瘀，利尿；主治吐血，咯血，衄血，血淋，尿血，便血，崩漏，外伤出血，小便不利。用法用量：5 ～ 10g。（《中国药典》2020 年版）

[25]百步：即百部，为百部科植物直立百部、蔓生百部和对叶百部的干燥块根。性味：甘、苦，微温。归经：归肺经。功能主治：润肺下气止咳、杀虫灭虱，内服主治新久咳嗽、肺痨咳嗽、顿咳，外用主治头虱、体虱、蛲虫病、阴痒；蜜百部润肺止咳，主治阴虚劳嗽。用法用量：3 ～ 9g；外用，适量，水煎或酒浸。（《中国药典》2020 年版）《得配本草》云："热嗽，水亏火炎者禁用。"

[26]独活：为伞形科植物重齿毛当归的干燥根。性味：辛、苦，微温。归经：归肾、膀胱经。功能主治：祛风除湿，通痹止痛；主治风寒湿痹，腰膝疼痛，少阴伏风头痛，风寒挟湿头痛。用法用量：3 ～ 10g。（《中国药典》2020 年版）《本草经集注》云："蠡实为之使。"《本经逢原》云："气血虚而遍身痛及阴虚下体痿弱者禁用。一切虚风类中，咸非独活所宜。"

[27]萎蕤：即葳蕤，别名玉竹，为百合科植物玉竹的干燥根茎。性味：甘，微寒。归经：归肺、胃经。功能主治：养阴润燥，生津止渴；主治肺胃阴伤，燥热咳嗽，咽干口渴，内热消渴。用法用量：6 ～ 12g。（《中国药典》2020 年版）

[28]知子：即栀子，为茜草科植物栀子的干燥成熟果实。性味：苦，寒。归经：归心、肺、三焦经。功能主治：泻火除烦、清热利湿、凉血解毒，外用消肿止痛；主治热病心烦、湿热黄疸、淋证涩痛、血热吐衄、目赤肿痛、火毒疮疡，外治扭挫伤痛。用法用量：6 ～ 10g；外用生品适量，研末调敷。（《中国药典》2020 年版）《得配本草》云："清虚火上升，二者禁用。"

（杨倩玫）

萧器之小饮诵王舒公药名诗因效其体

孔平仲

萧郎嘉客近远志[1]，把酒劝宾郎[2]半醉。

自然同[3]类易相投，官守从容[4]况无事。

清晨曲蘖[5]寒有力，倒洒金钟乳[6]花滴。

十分蘸甲香[7]且醇，不觉昏黄连[8]夜色。

雀噪乌栖[9]奈晚何，匆匆白[10]日若飞梭。

青青百草霜[11]已歇，墙阴浅白微[12]轻雪。

庭梅香腻粉[13]苞解，岁律将旋复花[14]发。

铜壶泣水银[15]箭短，漏声断续[16]随风远。

起视天南星[17]斗稀，蟾蜍[18]已黑牵牛[19]低。

知子[20]多情惜分散，山公酩酊自当归[21]。

---

[1]远志：为远志科植物远志或卵叶远志的干燥根。性味：苦、辛，温。归经：归心、肾、肺经。功能主治：安神益智，交通心肾，祛痰，消肿；主治心肾不交引起的失眠多梦、健忘惊悸、神志恍惚，以及咳痰不爽，疮疡肿毒，乳房肿痛。用法用量：3～10g。(《中国药典》2020年版)《本草经集注》云："得茯苓、冬葵子、龙骨良，杀天雄、附子毒，畏真珠、藜芦、蜚蠊、齐蛤。"《证类本草》载《药性论》云："远志畏蛴螬。"

[2]宾郎：谐音槟榔，为棕榈科植物槟榔的干燥成熟种子。性味：苦、辛，温。归经：归胃、大肠经。功能主治：杀虫，消积，行气，利水，截疟；主治绦虫病，蛔虫病，姜片虫病，虫积腹痛，积滞泻痢，里急后重，水肿脚气，疟疾。用法用量：3～10g；驱绦虫、姜片虫，30～60g。(《中国药典》2020

年版）

[3] 自然同：即自然铜，为硫化物类矿物黄铁矿族黄铁矿，主含二硫化铁。性味：辛，平。归经：归肝经。功能主治：散瘀止痛，续筋接骨；主治跌仆损伤，筋骨折伤，瘀肿疼痛。用法用量：3～9g，多入丸散服，若入煎剂宜先煎；外用，适量。（《中国药典》2020 年版）

[4] 从容：即肉苁蓉，为列当科植物肉苁蓉或管花肉苁蓉的干燥带鳞叶的肉质茎。性味：甘、咸，温。归经：归肾、大肠经。功能主治：补肾阳，益精血，润肠通便；主治肾阳不足，精血亏虚，阳痿不孕，腰膝酸软，筋骨无力，肠燥便秘。用法用量：6～10g。（《中国药典》2020 年版）《本草蒙筌》云："忌经铁器。"《神农本草经疏》云："泄泻禁用，肾中有热，强阳易兴而精不固者，忌之。"《雷公炮制药性解》云："相火旺者忌用。"《得配本草》云："忌铜、铁……火盛便秘，阳道易举，心虚气胀，皆禁用。"

[5] 曲糵：指酒曲或酒的别称，为高粱、大麦、米、甘薯、玉米、葡萄等为原料酿制而成的饮料。性味：甘、苦、辛，温；有毒。归经：归心、肝、肺、胃经。功能主治：通血脉，行药势；主治风寒痹痛，筋脉挛急，胸痹，心痛，脘腹冷痛。用法用量：内服，适量，温饮，或和药同煎，或浸药；外用，适量，单用或制成酒剂涂搽，或湿敷，或漱口。使用注意：阴虚、失血及湿热甚者忌服。（《中华本草》）《备急千金要方·食治》载："黄帝云，暴下后饮酒者，膈上变为状热；食生菜饮酒，莫灸腹，令人肠结。扁鹊云，久饮酒者，腐肠烂胃，溃髓蒸筋，伤神损寿；醉当风卧，以扇自扇，成恶风；醉以冷水洗浴，成疼痹……饱食讫，多饮水及酒，成痞僻。"《证类本草》云："凡酒忌诸甜物。"《本草纲目》云："痛饮则伤神耗血，损胃亡精，生痰动火。"

[6] 钟乳：即钟乳石，为碳酸盐类矿物方解石族方解石，主含碳酸钙。性味：甘，温。归经：归肺、肾、胃经。功能主治：温肺，助阳，平喘，制酸，通乳；主治寒痰咳喘，阳虚冷喘，腰膝冷痛，胃痛泛酸，乳汁不通。用法用量：3～9g，先煎。（《中国药典》2020 年版）《本草经集注》云："蛇床为之使，恶牡丹、玄石、牡蒙。畏紫石、蘘草。孔公孽，木兰为之使，恶细辛。殷孽，恶防己，畏术。"

[7] 甲香：为蝾螺科动物蝾螺及其近缘动物的厣。性味：咸，平。归经：归肾经。功能主治：清湿热，去痰火，解疮毒；主治脘腹满痛，痢疾，淋病，

高血压，头痛，痔瘘，头疮，疥癣。用法用量：内服，煎汤，5～15g，磨水冲服，3～9g；外用，适量，煅研末撒或调敷。(《中华本草》)

[8]黄连：为毛茛科植物黄连、三角叶黄连或云连的干燥根茎。性味：苦，寒。归经：归心、脾、胃、肝、胆、大肠经。功能主治：清热燥湿、泻火解毒，主治湿热痞满、呕吐吞酸、泻痢、黄疸、高热神昏、心火亢盛、心烦不寐、心悸不宁、血热吐衄、目赤、牙痛、消渴、痈肿疔疮，外治湿疹、湿疮、耳道流脓；酒黄连善清上焦火热，主治目赤、口疮；姜黄连清胃和胃止呕，主治寒热互结、湿热中阻、痞满呕吐；萸黄连疏肝和胃止呕，主治肝胃不和、呕吐吞酸。用法用量：2～5g；外用，适量。(《中国药典》2020年版)

[9]乌栖：即乌鸦，为鸦科动物大嘴乌鸦的全体或肉。性味：酸、涩、平。功能主治：祛风定痫，滋阴止血；主治头风眩晕，小儿风痫，肺痨咳嗽，吐血。用法用量：内服，煎汤，1只；或焙研，入丸、散；外用，适量，煅研调敷。(《中华本草》)

[10]匆白：即葱白，为百合科植物葱的鳞茎。性味：辛，温。归经：归肺、胃经。功能主治：发表，通阳，解毒，杀虫；主治感冒风寒，阴寒腹痛，二便不通，痢疾，疮痈肿痛，虫积腹痛。用法用量：内服，煎汤，9～15g，或酒煎；煮粥食，每次可用鲜品15～30g；外用，适量，捣敷，炒熨，煎水洗，蜂蜜或醋调敷。使用注意：表虚多汗者慎服。(《中华本草》)

[11]百草霜：为稻草、麦秸、杂草燃烧后附于锅底或烟囱内的黑色烟灰。性味：苦、辛，温。归经：归肝、肺、脾、胃经。功能主治：止血，消积，解毒散火；主治吐血，衄血，便血，血崩，带下，食积，痢疾，黄疸，咽喉肿痛，口舌生疮，臁疮，白秃头疮，外伤出血。用法用量：内服，煎汤，3～9g，或入丸、散，1～3g；外用，适量，研末撒，或调敷。使用注意：阴虚内热者慎服。(《中华本草》)

[12]白微：即白薇，为萝藦科植物白薇或蔓生白薇的干燥根和根茎。性味：苦、咸，寒。归经：归胃、肝、肾经。功能主治：清热凉血，利尿通淋，解毒疗疮；主治温邪伤营发热，阴虚发热，骨蒸劳热，产后血虚发热，热淋，血淋，痈疽肿毒。用法用量：5～10g。(《中国药典》2020年版)

[13]腻粉：轻粉别名，为氯化亚汞。性味：辛，寒；有毒。归经：归小肠、大肠经。功能主治：外用杀虫、攻毒、敛疮，内服祛痰消积、逐水通

便；外用主治疥疮、顽癣、臁疮、梅毒、疮疡、湿疹，内服主治痰涎积滞、水肿臌胀、二便不利。用法用量：外用，适量，研末掺敷患处；内服每次0.1 ～ 0.2g，1日1 ～ 2次，多入丸剂或装胶囊服，服后漱口。使用注意：本品有毒，不可过量；内服慎用；孕妇禁服。（《中国药典》2020年版）

[14]旋复花：即旋覆花，为菊科植物旋覆花或欧亚旋覆花的干燥头状花序。性味：苦、辛、咸，微温。归经：归肺、脾、胃、大肠经。功能主治：降气，消痰，行水，止呕；主治风寒咳嗽，痰饮蓄结，胸膈痞满，喘咳痰多，呕吐噫气，心下痞硬。用法用量：3 ～ 9g，包煎。（《中国药典》2020年版）

[15]水银：为自然元素类液态矿物自然汞，主要从辰砂矿经加工提炼制成。性味：辛，寒；有毒。归经：归心、肝、肾经。功能主治：杀虫，攻毒；主治疥癣，梅毒，恶疮，痔瘘。用法用量：外用，适量，涂擦。使用注意：大毒之品，不宜内服，孕妇禁用；外用亦不可过量或久用，主治溃疡创面时，尤须注意，以免吸收中毒。（《中华本草》）《证类本草》载陈藏器云："人患疮疥，多以水银涂之，性滑重，直入肉，宜慎之。"《神农本草经疏》云："头疮切不可用，恐入经络，必缓筋骨……惟宜外敷，不宜内服。"

[16]断续：即续断，为川续断科植物川续断的干燥根。性味：苦、辛，微温。归经：归肝、肾经。功能主治：补肝肾、强筋骨、续折伤、止崩漏，主治肝肾不足、腰膝酸软、风湿痹痛、跌仆损伤、筋伤骨折、崩漏、胎漏；酒续断多主治风湿痹痛、跌仆损伤、筋伤骨折；盐续断多主治腰膝酸软。用法用量：9 ～ 15g。（《中国药典》2020年版）《本草经集注》言："地黄为之使，恶雷丸。"《得配本草》云："初痢勿用，怒气郁者禁用。"

[17]天南星：为天南星科植物天南星、异叶天南星或东北天南星的干燥块茎。性味：苦、辛，温；有毒。归经：归肺、肝、脾经。功能主治：散结消肿；外用主治痈肿，蛇虫咬伤。用法用量：外用，生品适量，研末以醋或酒调敷患处。使用注意：孕妇慎用，生品内服宜慎。（《中国药典》2020年版）

[18]蟾蜍：为蟾蜍科动物中华大蟾蜍或黑眶蟾蜍的全体。性味：辛，凉；有毒。归经：归心、肝、脾、肺经。功能主治：解毒散结，消积利水，杀虫消疳；主治痈疽，疔疮，发背，瘰疬，恶疮，癥瘕癖积，臌胀，水肿，小儿疳积，破伤风，慢性咳喘。用法用量：外用，适量，烧存性，研末敷或调涂，或活蟾蜍捣敷；内服，煎汤，1只；或入丸、散，1 ～ 3g。（《中华本草》）

[19]黑牵牛：为石竹科植物腺花女娄菜的根。性味：苦，温。功能主治：祛风除湿，通经，解毒；主治风湿痹痛，闭经，疮疡。用法用量：内服，煎汤，9～15g；外用，适量，捣敷。(《中华本草》)

[20]知子：即栀子，为茜草科植物栀子的干燥成熟果实。性味：苦，寒。归经：归心、肺、三焦经。功能主治：泻火除烦、清热利湿、凉血解毒，外用消肿止痛；主治热病心烦、湿热黄疸、淋证涩痛、血热吐衄、目赤肿痛、火毒疮疡，外治扭挫伤痛。用法用量：6～10g；外用生品适量，研末调敷。(《中国药典》2020年版)《得配本草》云："清虚火上升，二者禁用。"

[21]当归：为伞形科植物当归的干燥根。性味：甘、辛，温。归经：归肝、心、脾经。功能主治：补血活血、调经止痛、润肠通便，主治血虚萎黄、眩晕心悸、月经不调、经闭痛经、虚寒腹痛、风湿痹痛、跌仆损伤、痈疽疮疡、肠燥便秘；酒当归活血通经，主治经闭痛经、风湿痹痛、跌仆损伤。用法用量：6～12g。(《中国药典》2020年版)《本草经集注》言："畏菖蒲、海藻、牡蒙。"《神农本草经疏》言："肠胃薄弱，泄泻溏薄及一切脾胃病，恶食，不思食及食不消，并禁用之，即在产后胎前，亦不得入。"《本草汇言》云："风寒未清，恶寒发热，表证外见者，并禁用之。"

（孙景环、徐容一）

寷甫寄示庐山高药名诗亦作一首奉酬不犯唱首兼用本字更不假借

孔平仲

噫戏庐山乎高哉，山连大江势横绝，虎卷[1]龙拿起霜雪。

五湖七泽泻[2]波来，百穿[3]千孔吞吐成云雷。

其上自有飞瀑水，白如一疋练，半天河[4]汉倾崔嵬。

苍苍石壁插空翠，漠漠云华[5]自开闭。

水甘松[6]香涧谷深，黄精[7]枸杞[8]生成林。

地无虎狼毒[9]草木，但闻仙童玉女语笑之清音。

君不见当时匡续断[10]世故，结庐莽草[11]无寻处。

又不见渊明无心五斗米，石床[12]醉卧呼不起。

真君种杏人[13]获生，远公白莲[14]开玉英[15]。

松肪[16]柏实[17]皆可饱，何必皓露栖金茎[18]。

我欲攀崖采紫芝[19]，道中逢仙一问之。

接余之手生虹蜺，昆仑太室相追随。

玄台绛阙恣远游，旁通三岛逮十洲。

柯消石[20]烂未肯休，千秋万岁一瞑目，下视尘世如蜗牛[21]。

---

[1]虎卷：即贯众，又名绵马贯众，为鳞毛蕨科植物粗茎鳞毛蕨的干燥根茎和叶柄残基。性味：苦，微寒；有小毒。归经：归肝、胃经。功能主治：清热解毒驱虫；主治虫积腹痛，疮疡。用法用量：4.5 ~ 9g。（《中国药典》2020年版）

[2]泽泻：为泽泻科植物东方泽泻或泽泻的干燥块茎。性味：甘、淡，寒。归经：归肾、膀胱经。功能主治：利水渗湿，泄热，化浊降脂；主治小便不利，水肿胀满，泄泻尿少，痰饮眩晕，热淋涩痛，高脂血症。用法用量：6 ~ 10g。（《中国药典》2020年版）

[3]百穿：又名蜂房，为胡蜂科昆虫果马蜂、日本长脚胡蜂或异腹胡蜂的巢。性味：甘，平。归经：归胃经。功能主治：攻毒杀虫，祛风止痛；主治疮疡肿毒，乳痈，瘰疬，皮肤顽癣，鹅掌风，牙痛，风湿痹痛。用法用量：3 ~ 5g；外用，适量，研末油调敷患处，或煎水漱，或洗患处。（《中国药典》2020年版）

[4]半天河：又名上池水，为洒积在竹篱头和树穴中的水。性味：甘，微寒；无毒。功能主治：主治心病、癫狂、外邪、剧毒，以及不适应气候、环

境所致的病。槐树间的积水，可以治各种风毒、恶疮、风瘙、疥癣等症。(《本草纲目》)

[5]云华：别名云母，为硅酸盐类云母族矿物白云母。性味：甘，温。归经：归心、肝、肺经。功能主治：安神镇惊，敛疮止血；主治心悸，失眠，眩晕，癫痫，久泻，带下，外伤出血，湿疹。用法用量：内服，煎汤，10～15g，或入丸、散；外用，适量，研末撒或调敷。使用注意：阴虚火旺及大便秘结者禁服。(《中华本草》)《本草经集注》曰："泽泻为之使，畏鮀甲及流水。"《药性论》曰："恶徐长卿，忌羊血。"《本经逢原》云："阴虚火炎者，慎勿误与。"

[6]甘松：为败酱科植物甘松的干燥根及根茎。性味：辛、甘，温。归经：归脾、胃经。功能主治：理气止痛、开郁醒脾，外用祛湿消肿；主治脘腹胀满、食欲不振、呕吐，外治牙痛、脚气肿毒。用法用量：3～6g；外用，适量，泡汤漱口，或煎汤洗脚，或研末敷患处。(《中国药典》2020年版)

[7]黄精：为百合科滇黄精、黄精或多花黄精的干燥根茎。性味：甘，平。归经：归脾、肺、肾经。功能主治：补气养阴，健脾，润肺，益肾；主治脾胃气虚，体倦乏力，胃阴不足，口干食少，肺虚燥咳，劳嗽咳血，精血不足，腰膝酸软，须发早白，内热消渴。用法用量：内服，9～15g。(《中国药典》2020年版)

[8]枸杞：一般入药的是枸杞子。枸杞子为茄科植物宁夏枸杞的干燥成熟果实。性味：甘，平。归经：归肝、肾经。功能主治：滋补肝肾，益精明目；主治虚劳精亏，腰膝酸痛，眩晕耳鸣，内热消渴，血虚萎黄，目昏不明。用法用量：6～12g。(《中国药典》2020年版)

[9]狼毒：为瑞香科植物瑞香狼毒的根。性味：苦、辛，平；有毒。归经：归肺、脾、肝经。功能主治：泻水逐饮，破积杀虫；主治水肿腹胀，痰食虫积，心腹疼痛，癥瘕积聚，结核，疥癣。用法用量：内服，煎汤1～3g，或入丸、散；外用，适量，研末调敷，或醋磨汁涂，或取鲜根去皮捣烂敷。使用注意：体质虚弱及孕妇禁服；本品有毒，内服宜慎，过量服用可引起中毒，出现腹痛、腹泻、里急后重等症，孕妇可致流产。(《中华本草》)《本草经集注》曰："大豆为之使。恶麦句姜。"《本草纲目》载："畏占斯、密陀僧。"《本草汇言》云："脾元不足，真气日乏者，不可妄施。"《得配本草》云："畏醋。"

[10]续断：为川续断科植物川续断的干燥根。性味：苦、辛，微温。归经：归肝、肾经。功能主治：补肝肾、强筋骨、续折伤、止崩漏，主治肝肾不足、腰膝酸软、风湿痹痛、跌仆损伤、筋伤骨折、崩漏、胎漏；酒续断多主治风湿痹痛、跌仆损伤、筋伤骨折；盐续断多主治腰膝酸软。用法用量：9～15g。(《中国药典》2020年版)《本草经集注》言："地黄为之使，恶雷丸。"《得配本草》云："初痢勿用，怒气郁者禁用。"

[11]莽草：为八角科植物狭叶茴香的叶。性味：辛，温；有毒。功能主治：祛风止痛，消肿散结，杀虫止痒；主治头风，皮肤麻痹，痈肿，乳痈，瘰疬，喉痹，疝瘕，癣疥，秃疮，风虫牙痛，狐臭。用法用量：外用，适量，捣敷，研末调敷，或煎水熏洗、含漱。使用注意：禁内服，不可入目。(《中华本草》)

[12]石床：为钟乳液滴下后凝积成笋状者。性味：甘，温。功能主治：温肾壮骨；主治筋骨痿软，腰脚冷痛。用法用量：内服，煎汤，9～15g，打碎先煎；研末，1.5～3g。(《中华本草》)

[13]杏人：谐音杏仁，一般入药的多为苦杏仁。苦杏仁为蔷薇科植物山杏、西伯利亚杏、东北杏或杏的干燥成熟种子。性味：苦，微温；有小毒。归经：归肺、大肠经。功能主治：降气止咳平喘，润肠通便；主治咳嗽气喘，胸满痰多，肠燥便秘。用法用量：5～10g，生品入煎剂后下。(《中国药典》2020年版)《本草经集注》曰："得火良，恶黄芪、黄芩、葛根、胡粉，畏蘘草。"《神农本草经疏》云："阴虚咳嗽、肺家有虚热、热痰者忌之。"《本草正》云："元气虚陷者勿用，恐其沉降太泄。"《本经逢原》云："亡血家尤为切禁。"《本草从新》云："因虚而咳嗽便闭者忌之。"

[14]白莲：即莲花，为睡莲科植物莲的花蕾。性味：苦、甘，平。归经：归肝、胃经。功能主治：散瘀止血，祛湿消风；主治跌伤呕血，血淋，崩漏下血，湿疮，疥疮瘙痒。用法用量：内服，研末，1～1.5g，煎汤，6～9g；外用，适量，鲜者贴敷患处。(《中华本草》)

[15]玉英：神仙掌花的别名，为仙人掌科植物仙人掌及绿仙人掌的花。性味：甘，凉。功能主治：凉血止血；主治吐血。用法用量：内服，煎汤，3～9g。(《中华本草》)

[16]松肪：别名松脂、松香，为松科松属若干植物中渗出的油树脂，经蒸

馏或提取除去挥发油后所余固体树脂。性味：苦、甘，温。归经：归肝、脾经。功能主治：祛风燥湿，排脓拔毒，生肌止痛；主治痈疽恶疮，瘰疬，瘘症，疥癣，白秃，疬风，痹症，金疮，扭伤，妇女白带，血栓闭塞性脉管炎。用法用量：外用，适量，研末干掺，或调敷；内服，煎汤，3～5g，或入丸、散，亦可浸酒服。使用注意：血虚者、内热实火者禁服，不可久服，未经严格炮制者不可服。（《中华本草》）

[17]柏实：即柏子仁，为柏科植物侧柏的干燥成熟种仁。性味：甘，平。归经：归心、肾、大肠经。功能主治：养心安神，润肠通便，止汗；主治阴血不足，虚烦失眠，心悸怔忡，肠燥便秘，阴虚盗汗。用法用量：3～10g。（《中国药典》2020年版）

[18]金苭：味苦、平，无毒。主金创，内漏。一名叶金草。生泽中高处。（《名医别录》）

[19]紫芝：即紫林芝、灵芝，为多孔菌科真菌赤芝或紫芝的干燥子实体。性味：甘，平。归经：归心、肺、肝、肾经。功能主治：补气安神，止咳平喘；主治心神不宁，失眠心悸，肺虚咳喘，虚劳短气，不思饮食。用法用量：6～12g。（《中国药典》2020年版）《本草经集注》曰："恶恒山。畏扁青、茵陈蒿。"

[20]消石：硝石，又名芒硝，为硫酸盐类矿物芒硝族芒硝，经加工精制而成的结晶体。性味：咸、苦，寒。归经：归胃、大肠经。功能主治：泻下通便，润燥软坚，清火消肿；主治实热积滞、腹满胀痛、大便燥结、肠痈肿痛，外治乳痈、痔疮肿痛。用法用量：6～12g，一般不入煎剂，待汤剂煎得后，溶入汤剂中服用；外用，适量。使用注意：孕妇慎用，不宜与硫黄、三棱同用。（《中国药典》2020年版）

[21]蜗牛：为巴蜗牛科动物同型巴蜗牛、华蜗牛及其同科近缘种的全体。性味：咸，寒；有小毒。归经：归膀胱、胃、大肠经。功能主治：清热解毒，镇惊，消肿；主治风热惊痫，小儿脐风，消渴，喉痹，痄腮，瘰疬，痈肿丹毒，痔疮，脱肛，蜈蚣咬伤。用法用量：内服，煎汤，30～60g，或捣汁，或焙干研末，1～3g；外用，适量，捣敷，或焙干研末调敷。使用注意：不宜久服，脾胃虚寒者禁用。《本草纲目》云："畏盐。"《神农本草经疏》云："非真有风热者不宜用，小儿薄弱多泄者不宜用。"

（孙景环、刘升兵）

西安谒陆蒙者老大夫观著述之
富戏用蒙老新体作·其二

程 俱

白头书生黑头翁[1]，长安时花幽涧松[2]。

远飞近啄虽异志[3]，天命厚薄无雌雄[4]。

钩深采博燥喉吻[5]，守此一亩蓬蒿宫[6]。

杜门不出交二仲[7]，木阴涧曲遥相通[8]。

紫囊贝叶资艺苑[9]，款关一见逾三冬[10]。

亭亭漫吏多所历[11]，乾死书萤心似漆[12]。

王门宾阁不留行[13]，赭颜跰足搜泉石[14]。

茅檐正欲结云根[15]，竹叶榴花荐馀沥[16]。

当从元亮赋言归[17]，木茹麻衣永投笔[18]。

【作者】程俱（1078—1144），北宋官员、诗人，字致道，号北山。以外祖邓润甫恩荫入仕。宣和二年，赐上舍出身。历官吴江主簿、太常少卿、秀州知府、中书舍人侍讲、提举江州太平观、徽猷阁待制。诗多五言古诗，风格清劲古淡。现存作品有《麟台故事》五卷，《北山小集》四十卷等。其中，《麟台故事》是一部综合记述北宋馆阁制度的专门性史料工具书，对研究宋代馆阁制度乃至中国官方藏书制度具有重要参考价值。程俱在文学和史学方面都有较高的成就，被誉为南北宋之际的杰出文人之一。

[1]白头翁：为毛茛科植物白头翁的干燥根。性味：苦，寒。归经：归胃、

大肠经。功能主治：清热解毒，凉血止痢；主治热毒血痢，阴痒带下。用法用量：9～15g。（《中国药典》2020 年版）《日华子本草》云："得酒良。"《神农本草经疏》云："滞下胃虚不思食及下利完谷不化，泄泻由于虚寒寒湿，而不由于湿毒者，忌之。"《本草从新》云："血分无热者忌。"

[2] 长松：为松科植物偃松的枝叶。功能主治：化痰止咳，平喘；主治慢性气管炎咳嗽，哮喘。用法用量：内服，煎汤，15～30g，或制成蒸馏液。（《中华本草》）

[3] 远志：为远志科植物远志或卵叶远志的干燥根。性味：苦、辛，温。归经：归心、肾、肺经。功能主治：安神益智，交通心肾，祛痰，消肿；主治心肾不交引起的失眠多梦、健忘惊悸、神志恍惚，以及咳痰不爽，疮疡肿毒，乳房肿痛。用法用量：3～10g。（《中国药典》2020 年版）《本草经集注》云："得茯苓、冬葵子、龙骨良，杀天雄、附子毒，畏真珠、藜芦、蜚蠊、齐蛤。"《证类本草》载《药性论》云："远志畏蛴螬。"

[4] 天雄：为毛茛科植物乌头形长的块根。性味：辛，热；有大毒。归经：归肾经。功能主治：祛风散寒，益火助阳；主治风寒湿痹，历节风痛，四肢拘挛，心腹冷痛，疝瘕癥瘕。用法用量：内服，煎汤，2～6g，或入丸、散；外用，适量，研末调敷。使用注意：内服宜炮制后用，阴虚阳盛者及孕妇禁服。（《中华本草》）

[5] 钩吻：为马钱科植物胡蔓藤的全株。性味：辛、苦，温；有大毒。功能主治：祛风攻毒，散结消肿，止痛；主治疥癞，湿疹，瘰疬，痈肿，疔疮，跌打损伤，风湿痹痛，神经痛。用法用量：外用，适量，捣敷，或研末调敷，或煎水洗，或烟熏。使用注意：本品有剧毒，只作外用，切忌内服。（《中华本草》）

[6] 守宫：又名壁虎，为壁虎科动物无蹼壁虎、多疣壁虎、蹼趾壁虎等的全体。性味：咸，寒；有小毒。归经：归肝经。功能主治：祛风定惊，解毒散结；主治历节风痛，四肢不遂，惊痫，破伤风，痈疬，疬风，风癣，噎膈。用法用量：内服，煎汤，2～5g，研末，每次 1～2g，亦可浸酒或入丸、散。使用注意：阴虚血少，津伤便秘者慎服。（《中华本草》）

[7] 杜仲：为杜仲科植物杜仲的干燥树皮。性味：甘，温。归经：归肝、肾经。功能主治：补肝肾，强筋骨，安胎；主治肝肾不足，腰膝酸痛，筋骨

无力，头晕目眩，妊娠漏血，胎动不安。用法用量：6 ~ 10g。(《中国药典》2020 年版)《本草经集注》曰："畏蛇蜕皮、玄参。"《神农本草经疏》云："肾虚火炽者不宜用。即用当与黄柏、知母同入。"《得配本草》云："内热、精血燥，二者禁用。"

[8]木通：为木通科植物木通、三叶木通或白木通的干燥藤茎。性味：苦，寒。归经：归心、小肠、膀胱经。功能主治：利尿通淋，清心除烦，通经下乳；主治淋证，水肿，心烦尿赤，口舌生疮，经闭乳少，湿热痹痛。用法用量：3 ~ 6g。(《中国药典》2020 年版)《本草害利》云："凡精滑不固，梦遗及阳虚气弱，内无湿热者均忌，妊娠尤忌。"《得配本草》云："肾气虚，心气弱，汗不彻，口舌燥，皆禁用。"

[9]紫苑：即紫菀，为菊科植物紫菀的干燥根及根茎。性味：辛、苦，温。归经：归肺经。功能主治：润肺下气，消痰止咳；主治痰多喘咳，新久咳嗽，劳嗽咳血。用法用量：5 ~ 10g。(《中国药典》2020 年版)

[10]款冬：为菊科植物款冬的干燥花蕾。性味：辛、微苦，温。归经：归肺经。功能主治：润肺下气，止咳化痰；主治新久咳嗽，喘咳痰多，劳嗽咳血。用法用量：5 ~ 10g。(《中国药典》2020 年版)《本草经集注》曰："得紫菀良。恶皂荚、硝石、玄参，畏贝母、辛夷、麻黄、黄芩、黄连、黄耆、青葙。"《本草崇原》曰："若肺火燔灼，肺气焦满者，不可用。"

[11]亭历：即葶苈子，为十字花科植物播娘蒿或独行菜的干燥成熟种子。性味：辛、苦，大寒。归经：归肺、膀胱经。功能主治：泻肺平喘，行水消肿；主治痰涎壅肺，喘咳痰多，胸胁胀满，不得平卧，胸腹水肿，小便不利。用法用量：3 ~ 10g，包煎。(《中国药典》2020 年版)《名医别录》云："久服令人虚。"《神农本草经疏》云："不利于脾胃虚弱及真阴不足之人。凡肿满由于脾虚不能制水，水气泛溢；小便不通由于膀胱虚，无气以化者，法所咸忌。"《本草便读》云："寒饮、阴水等证及虚弱者，不可用也。"

[12]乾漆：即干漆，为漆树科植物漆树的树脂经加工后的干燥品。性味：辛，温；有毒。归经：归肝、脾经。功能主治：破瘀通经，消积杀虫；主治瘀血经闭，癥瘕积聚，虫积腹痛。用法用量：2 ~ 5g。使用注意：孕妇及对漆过敏者禁用。(《中国药典》2020 年版)

[13]王不留行：为石竹科植物麦蓝菜的干燥成熟种子。性味：苦，平。归

经：归肝，肾经。功能主治：活血通经，下乳消肿，利尿通淋；主治经闭，痛经，乳汁不下，乳痈肿痛，淋证涩痛。用法用量：5～10g。使用注意：孕妇慎用。(《中国药典》2020年版)

[14]赭石：即代赭石，为氧化物类矿物刚玉族赤铁矿，主含三氧化二铁。性味：苦，寒。归经：归肝、心、肺、胃经。功能主治：平肝潜阳，重镇降逆，凉血止血；主治眩晕耳鸣，呕吐，噫气，呃逆，喘息，吐血，衄血，崩漏下血。用法用量：9～30g，先煎。使用注意：孕妇慎用。(《中国药典》2020年版)《神农本草经疏》言："下部虚寒者，不宜用；阳虚阴萎者忌之。"《得配本草》云："气不足、津液燥者，禁用。"

[15]茅根：即白茅根，为禾本科植物白茅的干燥根茎。性味：甘，寒。归经：归肺、胃、膀胱经。功能主治：凉血止血，清热利尿；主治血热吐血，衄血，尿血，热病烦渴，湿热黄疸，水肿尿少，热淋涩痛。用法用量：9～30g。(《中国药典》2020年版)《神农本草经疏》云："因寒发哕，中寒呕吐，湿痰停饮发热，并不得服。"《本草从新》曰："吐血因于虚寒者，非所宜也。"

[16]竹沥：为禾本科植物淡竹等的茎经火烤后所流出的液汁。性味：甘、苦，寒。归经：归心、肝、肺经。功能主治：清热降火，滑痰利窍；主治中风痰迷，肺热痰壅，惊风，癫痫，热病痰多，壮热烦渴，子烦，破伤风。用法用量：内服，冲服，30～60g，或入丸剂或熬膏；外用，适量，调敷或点眼。使用注意：寒饮湿痰及脾虚便溏者禁服。(《中华本草》)

[17]当归：为伞形科植物当归的干燥根。性味：甘、辛，温。归经：归肝、心、脾经。功能主治：补血活血、调经止痛、润肠通便，主治血虚萎黄、眩晕心悸、月经不调、经闭痛经、虚寒腹痛、风湿痹痛、跌仆损伤、痈疽疮疡、肠燥便秘；酒当归活血通经，主治经闭痛经、风湿痹痛、跌仆损伤。用法用量：6～12g。(《中国药典》2020年版)《本草经集注》言："畏菖蒲、海藻、牡蒙。"《神农本草经疏》言："肠胃薄弱，泄泻溏薄及一切脾胃病，恶食，不思食及食不消，并禁用之，即在产后胎前，亦不得入。"《本草汇言》云："风寒未清，恶寒发热，表证外见者，并禁用之。"

[18]木笔：即辛夷，为木兰科植物望春花、玉兰或武当玉兰的干燥花蕾。性味：辛，温。归经：归肺、胃经。功能主治：散风寒，通鼻窍；主治风寒

头痛，鼻塞流涕，鼻衄，鼻渊。用法用量：3～10g，包煎；外用，适量。(《中国药典》2020年版)《本草经集注》曰："芎䓖为之使。恶五石脂。畏菖蒲、蒲黄、黄连、石膏、黄环。"《神农本草经疏》曰："气虚人不宜服……头脑痛属血虚火炽者，不宜用。齿痛属胃火者，不宜用。"《本草汇言》曰："气虚之人，虽偶感风寒，致诸窍不通者，不宜用。"

（孙景环、曾宏）

港口野步怀归

高公泗

天宇空青[1]晚更佳，溪头滑石[2]路攲斜。

山深苦竹[3]方抽笋，日暖甘菊[4]始放花。

莎草[5]墙垣沾燕屎，棘针篱落聚蚕沙[6]。

预知半夏[7]当归[8]去，栀子[9]开时应到家。

【作者】高公泗，字师鲁，蒙城（今属安徽）人。生活在南宋时期，高宗绍兴末年任平江市征（《夷坚丁志》卷一七）。高公泗的主要作品有《港口野步怀归》《吴中羊肉价高有感》和《峡塾讲中庸第二章》等。

[1]空青：为碳酸盐类孔雀石族矿物蓝铜矿呈球形或中空者。性味：甘、酸，寒；有小毒。归经：归肝经。功能主治：凉肝清热，明目去翳，活血利窍；主治目赤肿痛，青盲，雀目，翳膜内障，中风口㖞，手臂不仁，头风，耳聋。用法用量：外用，适量，研细，水飞，点眼；内服，研末，每次0.3～1g。使用注意：内服宜慎，不宜多服、久服。(《中华本草》)《药性论》云："畏菟丝子。"

[2]滑石：为硅酸盐类矿物滑石族滑石。性味：甘、淡，寒。归经：归膀

胱、肺、胃经。功能主治：利尿通淋，清热解暑，外用祛湿敛疮；主治热淋、石淋、尿热涩痛、暑湿烦渴、湿热水泻，外治湿疹、湿疮、痱子。用法用量：10～20g，先煎；外用，适量。(《中国药典》2020 年版)

[3]苦竹：其叶入药，名苦竹叶。苦竹叶为禾本科植物苦竹的嫩叶。性味：苦，寒。归经：归心、肝经。功能主治：清心，利尿明目，解毒；主治热病烦渴，失眠，小便短赤，口疮，目痛，失音，烫火伤。用法用量：内服，煎汤，6～12g；外用，适量，烧存性，研末调敷。(《中华本草》)

[4]甘菘：即甘松，为败酱科植物甘松的干燥根及根茎。性味：辛、甘，温。归经：归脾、胃经。功能主治：理气止痛，开郁醒脾，外用祛湿消肿；主治脘腹胀满、食欲不振、呕吐，外用主治牙痛、脚气肿毒。用法用量：3～6g；外用，适量，泡汤漱口，或煎汤洗脚，或研末敷患处。(《中国药典》2020 年版)

[5]莎草：为莎草科植物莎草的茎叶。性味：苦、辛，凉。功能主治：行气开郁，祛风止痒，宽胸利痰；主治胸闷不舒，风疹瘙痒，痈疮肿毒。用法用量：内服，煎汤，10～30g；外用，适量，鲜品捣敷，或煎汤洗浴。(《中华本草》)

[6]蚕沙：为蚕蛾科动物家蚕蛾幼虫的干燥粪便。性味：甘、辛，温。归经：归肝、脾、胃经。功能主治：祛风除湿，和胃化浊，活血通经；主治风湿痹痛，肢体不遂，风疹瘙痒，吐泻转筋，闭经，崩漏。用法用量：内服，煎汤，10～15g，纱布包煎，或入丸、散；外用，适量，炒热熨，煎水洗，或研末调敷。使用注意：血不养筋、手足不遂者禁服。(《中华本草》)

[7]半夏：为天南星科植物半夏的干燥块茎。性味：辛，温；有毒。归经：归脾、胃、肺经。功能主治：燥湿化痰，降逆止呕，消痞散结；主治湿痰寒痰、咳喘痰多、痰饮眩悸、风痰眩晕、痰厥头痛、呕吐反胃、胸脘痞闷、梅核气，外治痈肿痰核。用法用量：内服一般炮制后使用，3～9g；外用，适量，磨汁涂或研末以酒调敷患处。使用注意：不宜与川乌、制川乌、草乌、制草乌、附子同用，生品内服宜慎。(《中国药典》2020 年版)

[8]当归：为伞形科植物当归的干燥根。性味：甘、辛，温。归经：归肝、心、脾经。功能主治：补血活血、调经止痛、润肠通便，主治血虚萎黄、眩晕心悸、月经不调、经闭痛经、虚寒腹痛、风湿痹痛、跌仆损伤、痈疽疮疡、肠燥便秘；酒当归活血通经，主治经闭痛经、风湿痹痛、跌仆损伤。用法用

量：6～12g。（《中国药典》2020年版）《本草经集注》言："畏菖蒲、海藻、牡蒙。"《神农本草经疏》言："肠胃薄弱，泄泻溏薄及一切脾胃病，恶食，不思食及食不消，并禁用之，即在产后胎前，亦不得入。"《本草汇言》云："风寒未清，恶寒发热，表证外见者，并禁用之。"

[9]栀子：为茜草科植物栀子的干燥成熟果实。性味：苦，寒。归经：归心、肺、三焦经。功能主治：泻火除烦、清热利湿、凉血解毒，外用消肿止痛；主治热病心烦、湿热黄疸、淋证涩痛、血热吐衄、目赤肿痛、火毒疮疡，外治扭挫伤痛。用法用量：6～10g；外用生品适量，研末调敷。（《中国药典》2020年版）《得配本草》云："清虚火上升，二者禁用。"

（孙景环）

和子由记园中草木十一首·其八

苏　轼

芎藭[1]生蜀道，白芷[2]来江南。

漂流到关辅，犹不失芳甘。

濯濯翠茎满，愔愔清露涵。

及其未花实，可以资筐蓝。

秋节忽已老，苦寒非所堪。

斸根取其实，对此微物惭。

【作者】苏轼（1037—1101）字子瞻，一字和仲，号铁冠道人、东坡居士，世称苏东坡、苏仙。北宋著名文学家、书法家、画家，历史治水名人。苏轼是北宋中期文坛领袖，在诗、词、散文、书、画等方面取得了很高的成就。文纵横恣肆；诗题材广阔，清新豪健，善用夸张比喻，独具风格，与黄庭坚并称"苏黄"；

词开豪放一派，与辛弃疾同是豪放派代表，并称"苏辛"；散文著述宏富，豪放自如，与欧阳修并称"欧苏"，为"唐宋八大家"之一。苏轼善书，为"宋四家"之一；擅长文人画，尤擅墨竹、怪石、枯木等。与韩愈、柳宗元和欧阳修合称"千古文章四大家"。作品有《东坡七集》《东坡易传》《东坡乐府》《潇湘竹石图卷》《古木怪石图卷》等。

[1]芎䓖：即川芎，为伞形科植物川芎的干燥根茎。性味：辛，温。归经：归肝、胆、心包经。功能主治：活血行气，祛风止痛；主治胸痹心痛，胸胁刺痛，跌仆肿痛，月经不调，经闭痛经，癥瘕腹痛，头痛，风湿痹痛。用法用量：3～10g。(《中国药典》2020年版)

[2]白芷：为伞形科植物白芷或杭白芷的干燥根。性味：辛，温。归经：归胃、大肠、肺经。功能主治：解表散寒，祛风止痛，宣通鼻窍，燥湿止带，消肿排脓；主治感冒头痛，眉棱骨痛，鼻塞流涕，鼻衄，鼻渊，牙痛，带下，疮疡肿痛。用法用量：3～10g。(《中国药典》2020年版)《神农本草经疏》云："呕吐因于火者，禁用。漏下赤白，阴虚火炽血热所致者，勿用。痈疽已溃，宜渐减去。"

（杨倩玫）

再赋·其一

孔平仲

冻地榆[1]抽笋，寒山药[2]长苗。

老翁须[3]自白，积雪草[4]方夭。

折桂心[5]安在，屠龙胆[6]已消。

花前胡[7]不醉，排闷合欢[8]谣。

[1]地榆：为蔷薇科植物地榆或长叶地榆的干燥根。性味：苦、酸、涩，微寒；无毒。归经：归肝、大肠经。功能主治：凉血止血，解毒敛疮；主治便血，痔血，血痢，崩漏，水火烫伤，痈肿疮毒。用法用量：9～15g；外用，适量，研末涂敷患处。（《中华本草》）《本草经集注》云："得发良。恶麦门冬。"《本草衍义》言："虚寒人及水泻、白痢，即未可轻使。"《医学入门》云："虚寒冷痢禁用。热痢初起，亦不可用，恐涩早故也。"《神农本草经疏》云："胎产虚寒泄泻，血崩脾虚作泄，法并禁服。"《本草汇言》云："痈疮久病无火，并阳衰血证，并禁用之。"《本经逢原》云："气虚下陷而崩带及久痢脓血、瘀晦不鲜者，又为切禁。性能伤胃，误服多致口噤不食。"

[2]山药：为薯蓣科植物薯蓣的干燥根茎。性味：甘，平。归经：归脾、肺、肾经。功能主治：补脾养胃、生津益肺、补肾涩精，主治脾虚食少、久泻不止、肺虚喘咳、肾虚遗精、带下、尿频、虚热消渴；麸炒山药补脾健胃，主治脾虚食少、泄泻便溏、白带过多。用法用量：5～30g。（《中国药典》2020年版）

[3]老翁须：又名忍冬藤，为忍科植物忍冬的干燥茎枝。性味：甘，寒。归经：归肺、胃经。功能主治：清热解毒，疏风通络；主治温病发热，热毒血痢，痈肿疮疡，风湿热痹，关节红肿热痛。用法用量：9～30g。（《中国药典》2020年版）

[4]积雪草：为伞形科植物积雪草的干燥全草。性味：苦、辛，寒。归经：归肝、脾、肾经。功能主治：清热利湿，解毒消肿；主治湿热黄疸，中暑腹泻，石淋血淋，痈肿疮毒，跌仆损伤。用法用量：15～30g。（《中国药典》2020年版）

[5]桂心：桂去内外皮者，即为桂心。用紫色厚者，去上粗皮，并内薄皮，取心中味辛者用。性味：苦、辛；无毒。归经：入手少阴经血分。功能主治：主治九种心痛，腹内冷气，痛不可忍，咳逆结气，雍痹，脚痹不仁，止下痢，杀三虫；治鼻中息肉，破血通利月闭，胞衣不下；治一切风气，补五劳七伤，通九窍，利关节，益精明目，暖腰膝；治风痹骨节挛缩，续筋骨，生肌肉，消瘀血，破痃癖癥瘕，内托痈疽痘疮，能引血化汗化脓，解蛇蝮毒。（《本草纲目》）

[6]龙胆：为龙胆科植物条叶龙胆、龙胆、三花龙胆或坚龙胆的干燥根和

根茎。性味：苦，寒。归经：归肝、胆经。功能主治：清热燥湿，泻肝胆火；主治湿热黄疸，阴肿阴痒，带下，湿疹瘙痒，肝火目赤，耳鸣耳聋，胁痛口苦，强中，惊风抽搐。用法用量：3～6g。（《中国药典》2020年版）

[7]前胡：为伞形科植物白花前胡的干燥根。性味：苦、辛，微寒。归经：归肺经。功能主治：降气化痰，散风清热；主治痰热喘满，咯痰黄稠，风热咳嗽痰多。用法用量：3～10g。（《中国药典》2020年版）《神农本草经疏》云："不可施诸气虚血少之病。凡阴虚火炽，煎熬真阴，凝结为痰而发咳嗽；真气虚而气不归元，以致胸胁逆满；头痛不因于痰，而因于阴血虚；内热心烦，外现寒热而非外感者，法并禁用。"

[8]合欢

①合欢皮：为豆科植物合欢的干燥树皮。性味：甘，平。归经：归心、肝、肺经。功能主治：解郁安神，活血消肿；主治心神不安，忧郁失眠，肺痈，疮肿，跌仆伤痛。用法用量：6～12g，外用，适量，研末调敷。（《中国药典》2020年版）

②合欢花：为豆科植物合欢的干燥花序或花蕾。性味：甘，平。归经：归心、肝经。功能主治：解郁安神；主治心神不安，忧郁失眠。用法用量：5～10g。（《中国药典》2020年版）

再赋·其二

孔平仲

郁郁金[1]舒柳，青青黛[2]染槐。

繁阴庭侧柏[3]，碎绿井中苔[4]。

雨漏芦[5]檐破，风薰草[6]意回。

陟厘[7]题短句，自洗笔头灰[8]。

[1]郁金：为姜科植物温郁金、姜黄、广西莪术或蓬莪术的干燥块根。性味：辛、苦、寒。归经：归肝、心、肺经。功能主治：活血止痛，行气解郁，清心凉血，利胆退黄；主治胸胁刺痛，胸痹心痛，经闭痛经，乳房胀痛，热病神昏，癫痫发狂，血热吐衄，黄疸尿赤。用法用量：3～10g。使用注意：不宜与丁香、母丁香同用。(《中国药典》2020年版）

[2]青黛：为爵床科马蓝属植物马蓝、蓼科蓼属植物蓼蓝、豆科木蓝属植物木蓝、十字花科菘蓝属植物菘蓝的叶或茎叶经加工制得的干燥粉末、团块或颗粒。性味：咸，寒。归经：归肝经。功能主治：清热解毒，凉血消斑，泻火定惊；主治温毒发斑，血热吐衄，胸痛咳血，口疮，痄腮，喉痹，小儿惊痫。用法用量：1～3g，宜入丸散用；外用，适量。(《中国药典》2020年版）

[3]侧柏：一般入药的是侧柏叶，为柏科植物侧柏的干燥枝梢和叶。性味：苦、涩，寒。归经：归肺、肝、脾经。功能主治：凉血止血，化痰止咳，生发乌发；主治吐血，衄血，咯血，便血，崩漏下血，肺热咳嗽，血热脱发，须发早白。用法用量：6～12g；外用，适量。(《中华本草》)《药性论》云："与酒相宜。"《本草述钩元》云："多食亦能倒胃。"

[4]井中苔：即井中苔及萍蓝。《本草纲目》载："弘景曰：废井中多生苔萍，及砖土间多生杂草菜，蓝既解毒，在井中者尤佳，非别一物也。性味：甘，大寒，无毒；主治：漆疮热伤水肿。井中蓝杀野葛、巴豆诸毒。疗汤火伤灼疮。"

[5]漏芦：为菊科植物祁州漏芦的干燥根。性味：苦，寒。归经：归胃经。功能主治：清热解毒，消痈，下乳，舒筋通脉；主治乳痈肿痛，痈疽发背，瘰疬疮毒，乳汁不通，湿痹拘挛。用法用量：5～9g。使用注意：孕妇慎用。(《中国药典》2020年版）

[6]薰草：即熏草，又名罗勒，为唇形科植物罗勒的全草。性味：辛、甘，温。归经：归肺、脾、胃、大肠经。功能主治：疏风解表，化湿和中，行气活血，解毒消肿；主治感冒头痛，发热咳嗽，中暑，食积不化，不思饮食，脘腹胀满疼痛，呕吐泻痢，风湿痹痛，遗精，月经不调，牙痛口臭，胬肉遮睛，皮肤湿疮，瘾疹瘙痒，跌打损伤，蛇虫咬伤。用法用量：内服，煎汤，5～15g，大剂量可用至30g，或捣汁，或入丸、散；外用，适量，捣敷，或烧存性，研末调敷，亦可煎汤洗，或含漱。使用注意：气虚血燥者慎服。(《中华本草》)

[7]陟厘：为《别录》下品，即侧理海中苔，缠牵如丝绵之状。以为纸，亦可干为脯。（《植物名实图考》）性味：甘，大温；无毒。功能主治：心腹大寒，温中消谷，强胃气，止泄痢；捣汁服，治天行病心闷；作脯食，止渴疾，禁食盐；捣涂丹毒赤游。（《本草纲目》）

[8]笔头灰：上古杀青书竹帛，至秦蒙恬以兔毫作笔，后世复以羊、鼠诸毛为之，惟兔毫入药用。性味：微寒；无毒。功能主治：水服，治小便不通，小便数难淋沥，阴肿脱肛，中恶；酒服二钱（10g），治男子交婚之夕茎萎；酒服二钱（10g），治难产；浆饮服二钱（10g），治咽喉痛，不下饮食。（《本草纲目》）

（孙景环、袁溢晨）

再赋·其一

孔平仲

百草霜[1]雪死，半天河[2]汉斜。

竹含轻紫粉，梅发淡红花[3]。

蘸甲香[4]醪醡[5]酽，搔头垢发华。

北亭欢宴罢，灯烛夜明沙[6]。

---

[1]百草霜：为稻草、麦秸、杂草燃烧后附于锅底或烟囱内的黑色烟灰。性味：苦、辛，温。归经：归肝、肺、脾、胃经。功能主治：止血，消积，清毒散火；主治吐血，衄血，便血，血崩，带下，食积，痢疾，黄疸，咽喉肿痛，口舌生疮，臁疮，白秃头疮，外伤出血。用法用量：内服，煎汤，3~9g，或入丸、散，1~3g；外用，适量，研末撒，或调敷。使用注意：阴虚内热者慎服。（《中华本草》）

[2]半天河：又名上池水，为洒积在竹篱头和树穴中的水。性味：甘，微

寒；无毒。功能主治：主治心病、癫狂、外邪、剧毒，以及不适应气候、环境所致的病。槐树间的积水，可以治各种风毒、恶疮、风瘙、疥痒等症。(《本草纲目》)

[3]红花：为菊科植物红花的干燥花。性味：辛，温。归经：归心、肝经。功能主治：活血通经，散瘀止痛；主治经闭，痛经，恶露不行，癥瘕痞块，胸痹心痛，瘀滞腹痛，胸胁刺痛，跌仆损伤，疮疡肿痛。用法用量：3～10g。使用注意：孕妇慎用。(《中国药典》2020年版)

[4]甲香：为蝶螺科动物蝶螺及其近缘动物的厣。性味：咸，平。归经：归肾经。功能主治：清湿热，去痰火，解疮毒；主治脘腹满痛，痢疾，淋病，高血压，头痛，痔瘘，头疮，疥癣。用法用量：内服，煎汤，5～15g，磨水冲服，3～9g；外用，适量，煅研末撒或调敷。(《中华本草》)

[5]香薷：即香蓼，为蓼科植物粘毛蓼的茎叶。性味：辛，平。功能主治：理气除湿，健胃消食；主治胃痛，消化不良，小儿疳积，风湿疼痛。用法用量：内服，煎汤，6～15g。(《中华本草》)

[6]夜明沙：即夜明砂，为蝙蝠科动物蝙蝠、大管鼻蝠、普通伏翼、大耳蝠、华南大棕蝠、蹄蝠科动物大马蹄蝠及菊头蝠科动物马铁菊头蝠等的粪便。性味：辛，寒。归经：归肝经。功能主治：清肝明目，散瘀消积；主治青盲，雀目，目赤肿痛，白睛溢血，内外翳障，小儿疳积，瘰疬，疟疾。用法用量：内服，煎汤，布包，3～10g，或研末内服，每次1～3g；外用，适量，研末调涂。使用注意：目疾无瘀滞者及孕妇慎服。(《中华本草》)

（孙景环、袁溢晨）

再赋·其二

孔平仲

起自然铜[1]鼎，烹茶滴乳香[2]。
深冬灰[3]正冷，新腊雪[4]须当。

我意空青^[5]眼，君才贯众^[6]长。

唱酬几百合^[7]，衰白荷相忘^[8]。

---

[1]自然铜：为硫化物类矿物黄铁矿族黄铁矿，主含二硫化铁。性味：辛，平。归经：归肝经。功能主治：散瘀止痛，续筋接骨；主治跌仆损伤，筋骨折伤，瘀肿疼痛。用法用量：3～9g，多入丸散服，若入煎剂宜先煎；外用，适量。（《中国药典》2020年版）

[2]乳香：为橄榄科植物乳香树及同属植物树皮渗出的树脂。分为索马里乳香和埃塞俄比亚乳香，每种乳香又分为乳香珠和原乳香。性味：辛、苦，温。归经：归心、肝、脾经。功能主治：活血定痛，消肿生肌；主治胸痹心痛，胃脘疼痛，痛经经闭，产后瘀阻，癥瘕腹痛，风湿痹痛，筋脉拘挛，跌打损伤，痈肿疮疡。用法用量：煎汤或入丸、散，3～5g；外用，适量，研末调敷。使用注意：孕妇及胃弱者慎用。（《中国药典》2020年版）

[3]冬灰：又名藜灰、薪柴灰、草木灰，为木柴、落叶、秸秆、谷壳等燃烧后的残灰。性味：辛、苦，温；有小毒。归经：归肝、肾经。功能主治：强筋骨，利关节；主治筋骨关节疼痛。用法用量：20～50g。（《全国中草药汇编》）

[4]腊雪：为腊月收藏的雪花所融化的雪水。性味：甘，冷；无毒。功能主治：解一切毒，治天行时气瘟疫，小儿热痫狂啼，大人丹石发动，酒后暴热，黄疸，仍小温服之；洗目，退赤；煎茶煮粥，解热止渴。（《本草纲目》）

[5]空青：为碳酸盐类孔雀石族矿物蓝铜矿呈球形或中空者。性味：甘、酸，寒；有小毒。归经：归肝经。功能主治：凉肝清热，明目去翳，活血利窍；主治目赤肿痛，青盲，雀目，翳膜内障，中风口㖞，手臂不仁，头风，耳聋。用法用量：外用，适量，研细，水飞，点眼；内服，研末，每次0.3～1g。使用注意：内服宜慎，不宜多服、久服。（《中华本草》）《药性论》云："畏菟丝子。"

[6]贯众：即绵马贯众，为鳞毛蕨科植物粗茎鳞毛蕨的干燥根茎和叶柄残基。性味：苦，微寒；有小毒。归经：归肝、胃经。功能主治：清热解毒驱

虫；主治虫积腹痛，疮疡。用法用量：4.5 ~ 9g。(《中国药典》2020 年版)

[7] 百合：为百合科植物卷丹、百合或细叶百合的干燥肉质鳞叶。性味：甘，寒。归经：归心、肺经。功能主治：养阴润肺，清心安神；主治阴虚燥咳，劳嗽咳血，虚烦惊悸，失眠多梦，精神恍惚。用法用量：6 ~ 12g。(《中国药典》2020 年版)

[8] 相忘：又名忘忧草、萱草，一般入药的是萱草根。萱草根为百合科植物萱草、北黄花菜、黄花菜和小黄花菜的根。性味：甘，凉；有毒。归经：归脾、肝、膀胱经。功能主治：清热利湿，凉血止血，解毒消肿；主治黄疸，水肿，淋浊，带下，衄血，便血，崩漏，瘰疬，乳痈，乳汁不通。用法用量：内服，煎汤 6 ~ 9g；外用，适量，捣敷。(《中华本草》)

（袁溢晨）

寄芸叟（药名）其一

孔平仲

未老已前胡[1]不归，何须斑白及[2]衰羸。
婆娑石[3]上弄明月，卧看春风生桂枝[4]。

---

[1] 前胡：为伞形科植物白花前胡的干燥根。性味：苦、辛，微寒。归经：归肺经。功能主治：降气化痰，散风清热；主治痰热喘满，咯痰黄稠，风热咳嗽痰多。用法用量：3 ~ 10g。(《中国药典》2020 年版)《神农本草经疏》云："不可施诸气虚血少之病。凡阴虚火炽，煎熬真阴，凝结为痰而发咳嗽；真气虚而气不归元，以致胸胁逆满；头痛不因于痰，而因于阴血虚；内热心烦，外现寒热而非外感者，法并禁用。"

[2] 白及：为兰科植物白及的干燥块茎。性味：苦、甘、涩，微寒。归经：归肺、肝、胃经。功能主治：收敛止血，消肿生肌；主治咯血，吐血，外伤

出血，疮疡肿毒，皮肤皲裂。用法用量：6～15g，研末吞服3～6g；外用，适量。使用注意：不宜与川乌、制川乌、草乌、制草乌、附子同用。(《中国药典》2020年版)

[3] 婆娑石：又名摩挲石，生南海，胡人采得之。其石绿色，无斑点，有金星，磨成乳汁者为上。又有豆斑石，虽亦解毒，而功力不及。复有鄂绿，有文理，磨铁成铜色，人多以此为之，非真也。验法，以水磨点鸡冠热血，当化成水是也。性味：甘、淡；无毒。功能主治：解一切药毒，瘴疫、热闷、头痛。(《本草纲目》)

[4] 桂枝：为樟科植物肉桂的干燥嫩枝。性味：辛、甘，温。归经：归心、肺、膀胱经。功能主治：发汗解肌，温通经脉，助阳化气，平冲降气；主治风寒感冒，脘腹冷痛，血寒经闭，关节痹痛，痰饮，水肿，心悸，奔豚。用法用量：3～10g。(《中国药典》2020年版)

（孙景环）

代陈均辅赠马则贤

黄　枢

江南星[1]渚山水奇，马家桂子[2]昌于医。

此心契天雄[3]杰者，满轩种杏仁[4]间驰。

身虽如蝉蜕[5]浊世，活人远志[6]传孙枝。

偶同瓜蒌花[7]屏下，梅[8]兄樊弟[9]相追随。

嗟予蜂房[10]病溽暑，热烘脑子[11]逾蒸炊。

难甘遂[12]委庸医手，苍黄连[13]月累卵危。

有损无益智[14]者哂，因陈[15]治法宜如斯。

言非草草果[16]起死，功当归[17]子夫何疑。

况又时当半夏[18]月，雨余凉[19]气浮轻絺。

悬壶索窦乏琼报[20]，木瓜[21]愧诵前人诗。

苏耽橘红[22]井泉碧，威灵仙[23]术终相期。

阴功百世固未艾[24]，芝田兰[25]畹春熙熙。

【作者】黄枢，字机先，南丰（今属江西）人。宋宁宗庆元五年考中进士，并担任南雄州司法参军（清雍正《江西通志》卷五十）。

[1]南星：天南星别名，为天南星科植物天南星、异叶天南星或东北天南星的干燥块茎。性味：苦、辛，温；有毒。归经：归肺、肝、脾经。功能主治：散结消肿；外用治疗痈肿，蛇虫咬伤。用法用量：外用生品适量，研末以醋或酒调敷患处。使用注意：孕妇慎用，生品内服宜慎。（《中国药典》2020年版）

[2]桂子：为樟科植物天竺桂的果实。性味：辛、甘，温。归经：归胃经。功能主治：温中，和胃；主治胃脘寒痛，哕逆。用法用量：内服，煎汤，3～6g。（《中华本草》）

[3]天雄：为毛茛科植物乌头形长的块根。性味：辛，热；有大毒。归经：归肾经。功能主治：祛风散寒，益火助阳；主治风寒湿痹，历节风痛，四肢拘挛，心腹冷痛，痃癖癥瘕。用法用量：内服，煎汤，2～6g，或入丸、散；外用，适量，研末调敷。使用注意：内服宜炮制后用，阴虚阳盛者及孕妇禁服。（《中华本草》）

[4]杏仁：一般入药的多为苦杏仁。苦杏仁为蔷薇科植物山杏、西伯利亚杏、东北杏或杏的干燥成熟种子。性味：苦，微温；有小毒。归经：归肺、大肠经。功能主治：降气止咳平喘，润肠通便；主治咳嗽气喘，胸满痰多，肠燥便秘。用法用量：5～10g，生品入煎剂后下。（《中国药典》2020年版）《本草经集注》曰："得火良，恶黄芪、黄芩、葛根、胡粉，畏蘘草。"《神农本草经疏》云："阴虚咳嗽、肺家有虚热、热痰者忌之。"《本草正》云："元气虚陷者勿用，恐其沉降太泄。"《本经逢原》云："亡血家尤为切禁。"《本

草从新》云："因虚而咳嗽便闭者忌之。"

[5]蝉蜕：为蝉科昆虫黑蚱的若虫羽化时脱落的皮壳。性味：甘，寒。归经：归肝、肺经。功能主治：疏散风热，利咽，透疹，明目退翳，解痉；主治风热感冒，咽痛音哑，麻疹不透，风疹瘙痒，目赤翳障，惊风抽搐，破伤风。用法用量：3～6g（《中国药典》2020年版）

[6]远志：为远志科植物远志或卵叶远志的干燥根。性味：苦、辛，温。归经：归心、肾、肺经。功能主治：安神益智，交通心肾，祛痰，消肿；主治心肾不交引起的失眠多梦、健忘惊悸、神志恍惚，以及咳痰不爽，疮疡肿毒，乳房肿痛。用法用量：3～10g。（《中国药典》2020年版）《本草经集注》云："得茯苓、冬葵子、龙骨良，杀天雄、附子毒，畏真珠、藜芦、蜚蠊、齐蛤。"《证类本草》载《药性论》云："远志畏蛴螬。"

[7]葛花：为豆科植物野葛、甘葛藤的花。性味：甘，凉。归经：归脾、胃经。功能主治：解酒醒脾，止血；主治伤酒烦热口渴，头痛头晕，脘腹胀满，呕逆吐酸，不思饮食，吐血，肠风下血。用法用量：内服，煎汤，3～9g，或入丸、散。（《中华本草》）

[8]梅：即梅花，为蔷薇科植物绿萼梅的花蕾。性味：苦、甘、微酸，凉。归经：归肝、胃、肺经。功能主治：疏肝解郁，开胃生津，化痰；主治肝胃气痛，郁闷心烦，暑热烦渴，食欲不振，梅核气，妊娠呕吐，瘰疬结核，痘疹。用法用量：内服，煎汤，2～6g，或入丸、散；外用，鲜品，敷贴。（《中华本草》）

[9]樊弟：即紫薇。起源：杜牧，唐代诗人，字牧之，号樊川居士，晚年居长安南的樊川，又名"杜樊川"；官至中书舍人，被称为"杜舍人"；中书舍人的别称为紫薇舍人，故又名"杜紫薇"。紫薇花，为千屈菜科植物紫薇的花。性味：苦、微酸，寒。功能主治：清热解毒，活血止血；主治疮疖痈疽，小儿胎毒，疥癣，血崩，带下，肺痨咳血，小儿惊风。用法用量：内服，煎汤，10～15g，或研末；外用，适量，研末调敷，或煎水洗。使用注意：孕妇禁服。（《中华本草》）

[10]蜂房：为胡蜂科昆虫果马蜂、日本长脚胡蜂或异腹胡蜂的巢。性味：甘，平。归经：归胃经。功能主治：攻毒杀虫，祛风止痛；主治疮疡肿毒，乳痈，瘰疬，皮肤顽癣，鹅掌风，牙痛，风湿痹痛。用法用量：3～5g；外

用，适量，研末油调敷患处，或煎水漱，或洗患处。(《中国药典》2020 年版)

[11]脑子：又名樟脑，为樟科植物樟的根、干、枝、叶，经蒸馏精制而成的颗粒状物。性味：辛，热；有小毒。归经：归心、脾经。功能主治：通关窍，利滞气，辟秽浊，杀虫止痒，消肿止痛；主治热病神昏；中风猝倒，痧胀，吐泻腹痛，寒湿脚气，疥疮顽癣，秃疮，冻疮，臁疮，水火烫伤，跌打伤痛，牙痛，风火赤眼。用法用量：内服，入丸、散，0.06 ～ 0.15g，不入煎剂；外用，适量，研末，或溶于酒中，或入软膏敷搽。使用注意：气虚及孕妇禁服，皮肤过敏者慎用。(《中华本草》)

[12]甘遂：为大戟科植物甘遂的干燥块根。性味：苦，寒；有毒。归经：归肺、肾、大肠经。功能主治：泻水逐饮，消肿散结；主治水肿胀满，胸腹积水，痰饮积聚，气逆咳喘，二便不利，风痰癫痫，痈肿疮毒。用法用量：0.5 ～ 1.5g，炮制后多入丸散用；外用，适量，生用。使用注意：孕妇禁用，不宜与甘草同用。(《中国药典》2020 年版)

[13]黄连：为毛茛科植物黄连、三角叶黄连或云连的干燥根茎。性味：苦，寒。归经：归心、脾、胃、肝、胆、大肠经。功能主治：清热燥湿、泻火解毒，主治湿热痞满、呕吐吞酸、泻痢、黄疸、高热神昏、心火亢盛、心烦不寐、心悸不宁、血热吐衄、目赤、牙痛、消渴、痈肿疔疮，外治湿疹、湿疮、耳道流脓；酒黄连善清上焦火热，主治目赤、口疮；姜黄连清胃和胃止呕，主治寒热互结、湿热中阻、痞满呕吐；萸黄连疏肝和胃止呕，主治肝胃不和、呕吐吞酸。用法用量：2 ～ 5g，外用，适量。(《中国药典》2020 年版)

[14]益智：又名益智仁，为姜科植物益智的干燥成熟果实。性味：辛，温。归经：归脾、肾经。功能主治：温脾止泻摄涎，暖肾固精缩尿，温脾止泻摄唾；主治肾虚遗尿，小便频数，遗精白浊，脾寒泄泻，腹中冷痛，口多唾涎。用法用量：3 ～ 10g。(《中国药典》2020 年版)

[15]因陈：即茵陈，为菊科植物滨蒿或茵陈蒿的干燥地上部分。性味：苦、辛，微寒。归经：归脾、胃、肝、胆经。功能主治：清利湿热，利胆退黄；主治黄疸尿少，湿温暑湿，湿疮瘙痒。用法用量：6 ～ 15g；外用，适量，煎汤熏洗。(《中国药典》2020 年版)

[16]草果：为姜科植物草果的干燥成熟果实。性味：辛，温。归经：归

脾、胃经。功能主治：燥湿温中，祛痰截疟；主治寒湿内阻，脘腹胀痛，痞满呕吐，疟疾寒热，瘟疫发热。用法用量：3～6g。（《中国药典》2020年版）

[17]当归：为伞形科植物当归的干燥根。性味：甘、辛，温。归经：归肝、心、脾经。功能主治：补血活血、调经止痛、润肠通便，主治血虚萎黄、眩晕心悸、月经不调、经闭痛经、虚寒腹痛、风湿痹痛、跌仆损伤、痈疽疮疡、肠燥便秘；酒当归活血通经，主治经闭痛经、风湿痹痛、跌仆损伤。用法用量：6～12g。（《中国药典》2020年版）《本草经集注》言："畏菖蒲、海藻、牡蒙。"《神农本草经疏》言："肠胃薄弱，泄泻溏薄及一切脾胃病，恶食，不思食及食不消，并禁用之，即在产后胎前，亦不得入。"《本草汇言》云："风寒未清，恶寒发热，表证外见者，并禁用之。"

[18]半夏：为天南星科植物半夏的干燥块茎。性味：辛，温；有毒。归经：归脾、胃、肺经。功能主治：燥湿化痰，降逆止呕，消痞散结；主治湿痰寒痰、咳喘痰多、痰饮眩悸、风痰眩晕、痰厥头痛、呕吐反胃、胸脘痞闷、梅核气，外治痈肿痰核。用法用量：内服一般炮制后使用，3～9g；外用，适量，磨汁涂或研末以酒调敷患处。使用注意：不宜与川乌、制川乌、草乌、制草乌、附子同用，生品内服宜慎。（《中国药典》2020年版）

[19]雨余凉：即禹余粮，为氢氧化物类矿物褐铁矿，主含碱式氧化铁。性味：甘、涩，微寒。归经：归胃、大肠经。功能主治：涩肠止泻，收敛止血；主治久泻久痢，大便出血，崩漏带下。用法用量：9～15g，先煎或入丸散。使用注意：孕妇慎用。（《中国药典》2020年版）

[20]琼报：对应的中药为琼枝。琼枝为红翎菜科植物琼枝的藻体。性味：甘、咸，寒；无毒。归经：归肺、肝、大肠经。功能主治：清肺化痰，软坚散结，解毒；主治痰热咳嗽，瘿瘤痰核，痔疮肿痛或下血，肠炎。用法用量：内服，煎汤，15～30g。使用注意：中下焦虚寒者慎服，孕妇慎服。（《中华本草》）

[21]木瓜：为蔷薇科植物贴梗海棠的干燥近成熟果实。性味：酸，温。归经：归肝、脾经。功能主治：舒筋活络，和胃化湿；主治湿痹拘挛，腰膝关节酸重疼痛，暑湿吐泻，转筋挛痛，脚气水肿。用法用量：6～9g。（《中国药典》2020年版）《本草害利》云："下部腰膝无力，由于精血虚、真阴不足者不宜用。伤食脾胃未虚、积滞多者，不宜用。"

[22]橘红：为芸香科植物橘及其栽培变种的干燥外层果皮。性味：辛，苦，温。归经：归肺、脾经。功能主治：理气宽中，燥湿化痰；主治咳嗽痰多，食积伤酒，呕恶痞闷。用法用量：3～10g。(《中国药典》2020年版)

[23]威灵仙：为毛茛科植物威灵仙、棉团铁线莲或东北铁线莲的干燥根和根茎。性味：辛、咸，温。归经：归膀胱经。功能主治：祛风湿，通经络；主治风湿痹痛，肢体麻木，筋脉拘挛，屈伸不利。用法用量：6～10g。(《中国药典》2020年版)

[24]艾：一般入药的是艾叶。艾叶为菊科植物艾的干燥叶。性味：辛、苦，温；有小毒。归经：归肝、脾、肾经。功能主治：温经止血、散寒止痛，外用祛湿止痒，主治吐血、衄血、崩漏、月经过多、胎漏下血、少腹冷痛、经寒不调、宫冷不孕，外治皮肤瘙痒；醋艾炭温经止血，主治虚寒性出血。用法用量：3～9g。(《中国药典》2020年版)

[25]兰：即兰花，为兰科植物建兰、春兰、蕙兰、寒兰、多花兰或台兰的花。性味：辛，平。归经：归肺、脾、肝经。功能主治：调气和中，止咳，明目；主治胸闷，腹泻，久咳，青盲，内障。用法用量：内服，泡茶或水炖，3～9g。(《中华本草》)

（孙景环、袁溢晨、赖平）

生查子·其一·药名寄章得象陈情

陈　亚

朝廷数擢[1]贤，旋占凌霄[2]路。

自是郁陶人[3]，险难无移[4]处。

也知没药[5]疗饥寒，食薄何[6]相误。

大幅[7]纸连粘，甘草[8]归田赋。

[1]数擢：即蒴藋，别名陆英，为忍冬科植物陆英的茎叶。性味：甘、微苦，平。功能主治：祛风，除湿，舒筋，活血；主治风湿痹痛，腰腿痛，水肿，黄疸，跌打损伤，产后恶露不行，风疹瘙痒，丹毒，疮肿。用法用量：内服，煎汤，9～15g（鲜品60～120g）；外用，适量，捣敷，或煎水洗，或研末调敷。使用注意：孕妇禁服。（《中华本草》）

[2]凌霄：即凌霄花，为紫葳科植物凌霄或美洲凌霄的干燥花。性味：甘、酸，寒。归经：归肝、心包经。功能主治：活血通经，凉血祛风；主治月经不调，经闭癥瘕，产后乳肿，风疹发红，皮肤瘙痒，痤疮。用法用量：5～9g。使用注意：孕妇慎用。（《中国药典》2020年版）

[3]陶人：谐音桃仁，为蔷薇科植物桃或山桃的干燥成熟种子。性味：苦、甘，平。归经：归心、肝、大肠经。功能主治：活血祛瘀，润肠通便，止咳平喘；主治经闭痛经，癥瘕痞块，肺痈肠痈，跌仆损伤，肠燥便秘，咳嗽气喘。用法用量：5～10g。使用注意：孕妇忌服。（《中国药典》2020年版）《医学入门》云："血燥虚者慎之。"《神农本草经疏》云："凡经闭不通由于血虚，而不由于留血结块，大便不通由于津液不足，而不由于血燥闭结，法并忌之。"

[4]无移：谐音芜荑，为榆科植物大果榆果实的加工品。性味：苦、辛，温。归经：归脾、胃经。功能主治：杀虫消积，除湿止痢；主治虫积腹痛，小儿疳积，久泻久痢，疮疡，疥癣。用法用量：内服，煎汤，3～10g，或入丸、散；外用，适量，研末调敷。使用注意：脾胃虚弱者慎服，不宜多服。（《中华本草》）《本草备要》云："得诃子、豆蔻良。"《本草从新》云："脾胃虚者，虽有积，勿概投。"《得配本草》云："脾、肺燥热者禁用。"

[5]没药：为橄榄科植物地丁树或哈地丁树的干燥树脂。性味：辛、苦，平。归经：归心、肝、脾经。功能主治：散瘀定痛，消肿生肌；主治胸痹心痛，胃脘疼痛，痛经经闭，产后瘀阻，癥瘕腹痛，风湿痹痛，跌打损伤，痈肿疮疡。用法用量：3～5g，炮制去油，多入丸散用。使用注意：孕妇及胃弱者慎用。（《中国药典》2020年版《本草经疏》云："凡骨节痛与夫胸腹胁肋痛，非瘀血停留而因于血虚者不宜用。产后恶露去多，腹中虚痛者不宜用。痈疽已溃不宜用。目赤肤翳非血热甚者不宜用。"

[6]薄何：即薄荷，为唇形科植物薄荷的干燥地上部分。性味：辛，凉。

归经：归肺、肝经。功能主治：疏散风热，清利头目，利咽，透疹，疏肝行气；主治风热感冒，风温初起，头痛，目赤，喉痹，口疮，风疹，麻疹，胸胁胀闷。用法用量：3～6g，后下。(《中国药典》2020年版)《增广和剂局方药性总论》云："新病人勿食，令人虚汗不止。"《本经逢原》云："多服久服令人虚冷，瘦弱人多服动消渴病；阴虚发热，咳嗽自汗者勿施。"《本草从新》云："辛香伐气，多服损肺伤心，虚者远之。"

[7] 大幅：即大腹皮，为棕榈科植物槟榔的干燥果皮。性味：辛，微温。归经：归脾、胃、大肠、小肠经。功能主治：行气宽中，行水消肿；主治湿阻气滞，脘腹胀闷，大便不爽，水肿胀满，脚气浮肿，小便不利。用法用量：5～10g。(《中国药典》2020年版)

[8] 甘草：为豆科植物甘草、胀果甘草或光果甘草的干燥根和根茎。性味：甘，平。归经：归心、肺、脾、胃经。功能主治：补脾益气，清热解毒，祛痰止咳，缓急止痛，调和诸药；主治脾胃虚弱、倦怠乏力、心悸气短、咳嗽痰多、脘腹和四肢挛急疼痛、痈肿疮毒，缓解药物毒性、烈性。用法用量：2～10g。使用注意：不宜与海藻、京大戟、红大戟、甘遂、芫花同用。(《中国药典》2020年版)

（孙景环、袁溢晨、秦春笑）

药名诗奉送杨十三子问省亲清江

黄庭坚

杨侯济北使君子[1]，幕府从容[2]理文史。

府中无事吏早休[3]，陟厘[4]秋兔写银勾。

驼峰桂蠹[5]樽酒绿，樗蒲黄[6]昏唤烧烛。

天南星[7]移醉不归，爱君清如寒水玉[8]。

葳蕤[9]韭荠煮饼香，别筵君当归[10]故乡。

诸公为子空青[11]眼，天门东[12]边虚荐章。

为言同列当[13]推毂，岂有妒妇[14]反专房。

射工含沙幸人[15]过，水章独摇[16]能腐肠。

山风[17]轰轰虎须怒，千金之子[18]戒垂堂。

寿亲颊如木丹[19]色，胡麻[20]炊饭玉为浆。

婆娑[21]石上舞林影，付与一世专雌黄[22]。

寂寥吾意立奴会[23]，可忍冬花[24]不尽觞。

春阴满地肤[25]生粟，琵琶[26]催醉喧啄木。

艳歌惊落梁上尘[27]，桃叶[28]桃根断肠[29]曲。

高帆驾天冲水花[30]，湾头东风转柁牙。

飞廉[31]吹尽别时雨，江愁新月夜明沙[32]。

【作者】黄庭坚（1045—1105），字鲁直，号山谷道人，晚号涪翁，北宋著名文学家、书法家，为盛极一时的江西诗派开山之祖，与杜甫、陈师道和陈与义素有"一祖三宗"（黄庭坚为其中一宗）之称。其与张耒、晁补之、秦观都游学于苏轼门下，合称为"苏门四学士"。黄庭坚生前与苏轼齐名，世称"苏黄"。著有《山谷词》，且黄庭坚书法亦能独树一格，为"宋四家"之一。

---

[1] 使君子：为使君子科植物使君子的干燥成熟果实。性味：甘，温。归经：归脾、胃经。功能主治：杀虫消积；主治蛔虫病，蛲虫病，虫积腹痛，小儿疳积。用法用量：使君子9～12g，捣碎入煎剂；使君子仁6～9g，多入丸散或单用，1～2次分服；小儿每岁1～1.5粒，炒香嚼服，1日总量不超过20粒。使用注意：服药时忌饮浓茶。（《中国药典》2020年版）《本草纲目》言："忌饮热茶，犯之即泻。"《神农本草经疏》言："忌食热物。"《本草汇言》云："脾胃虚寒之子，又不宜多用，多食则发呃……苟无虫积，服之必致损人。"

[2]从容：即肉苁蓉，为列当科植物肉苁蓉或管花肉苁蓉的干燥带鳞叶的肉质茎。性味：甘、咸，温。归经：归肾、大肠经。功能主治：补肾阳，益精血，润肠通便；主治肾阳不足，精血亏虚，阳痿不孕，腰膝酸软，筋骨无力，肠燥便秘。用法用量：6～10g。(《中国药典》2020年版)《本草蒙筌》云："忌经铁器。"《神农本草经疏》云："泄泻禁用，肾中有热，强阳易兴而精不固者，忌之。"《雷公炮制药性解》云："相火旺者忌用。"《得配本草》云："忌铜、铁……火盛便秘，阳道易举，心虚气胀，皆禁用。"

[3]早休：即蚤休，别名重楼，为百合科植物云南重楼或七叶一枝花的干燥根茎。性味：苦，微寒；有小毒。归经：归肝经。功能主治：清热解毒，消肿止痛，凉肝定惊；主治疔疮痈肿，咽喉肿痛，蛇虫咬伤，跌仆伤痛，惊风抽搐。用法用量：3～9g；外用，适量，研末调敷。(《中国药典》2020年版)《本草汇言》云："热伤营阴，吐衄血证，忌用之。"《本经逢原》云："元气虚者禁用。"

[4]陟厘：为《别录》下品，即侧理海中苔，缠牵如丝绵之状。以为纸，亦可干为脯。(《植物名实图考》)性味：甘，大温；无毒。功能主治：心腹大寒，温中消谷，强胃气，止泄痢；捣汁服，治天行病心闷；作脯食，止渴疾，禁食盐；捣涂丹毒赤游。(《本草纲目》)

[5]桂蠹：桂蠹虫，此桂树中虫，辛美可啖。《大业拾遗录》云："隋时，始安献桂蠹四瓶，以蜜渍之，紫色，辛香有味，啖之去痰饮之疾。则此物自汉、隋以来，用充珍味矣。"性味：辛，温，无毒。功能主治：去冷气；除寒痰、澼饮、冷痛。(《本草纲目》)

[6]蒲黄：为香蒲科植物水烛香蒲、东方香蒲或同属植物的干燥花粉。性味：甘，平。归经：归肝、心包经。功能主治：止血，化瘀，通淋；主治吐血，衄血，咯血，崩漏，外伤出血，经闭痛经，胸腹刺痛，跌仆肿痛，血淋涩痛。用法用量：5～10g，包煎；外用，适量，敷患处。使用注意：孕妇慎用。(《中国药典》2020年版)

[7]天南星：为天南星科植物天南星、异叶天南星或东北天南星的干燥块茎。性味：苦、辛，温；有毒。归经：归肺、肝、脾经。功能主治：散结消肿；外用治疗痈肿，蛇虫咬伤。用法用量：外用生品适量，研末以醋或酒调敷患处。使用注意：孕妇慎用，生品内服宜慎。(《中国药典》2020年版)

[8]寒水玉：即寒水石，为硫酸盐类石膏族矿物石膏或为碳酸盐类方解石族矿物方解石。性味：辛、咸，寒。归经：归心、胃、肾经。功能主治：清热泻火，利窍，消肿；主治时行热病，壮热烦渴，水肿，尿闭，咽喉肿痛，口舌生疮，痈疽，丹毒，烫伤。（《中华本草》）

[9]葳蕤：别名玉竹，为百合科植物玉竹的干燥根茎。性味：甘，微寒。归经：归肺、胃经。功能主治：养阴润燥，生津止渴；主治肺胃阴伤，燥热咳嗽，咽干口渴，内热消渴。用法用量：6～12g。（《中国药典》2020年版）

[10]当归：为伞形科植物当归的干燥根。性味：甘、辛，温。归经：归肝、心、脾经。功能主治：补血活血、调经止痛、润肠通便，主治血虚萎黄、眩晕心悸、月经不调、经闭痛经、虚寒腹痛、风湿痹痛、跌仆损伤、痈疽疮疡、肠燥便秘；酒当归活血通经，主治经闭痛经、风湿痹痛、跌仆损伤。用法用量：6～12g。（《中国药典》2020年版）《本草经集注》言："畏菖蒲、海藻、牡蒙。"《神农本草经疏》言："肠胃薄弱，泄泻溏薄及一切脾胃病，恶食，不思食及食不消，并禁用之，即在产后胎前，亦不得入。"《本草汇言》云："风寒未清，恶寒发热，表证外见者，并禁用之。"

[11]空青：为碳酸盐类孔雀石族矿物蓝铜矿呈球形或中空者。性味：甘、酸，寒；有小毒。归经：归肝经。功能主治：凉肝清热，明目去翳，活血利窍；主治目赤肿痛，青盲，雀目，翳膜内障，中风口㖞，手臂不仁，头风，耳聋。用法用量：外用，适量，研细，水飞，点眼；内服，研末，每次0.3～1g。使用注意：内服宜慎，不宜多服、久服。（《中华本草》）《药性论》云："畏菟丝子。"

[12]天门东：即天门冬，又名天冬，为百合科植物天冬的干燥块根。性味：甘、苦，寒。归经：归肺、肾经。功能主治：养阴润燥，清肺生津；主治肺燥干咳，顿咳痰黏，腰膝酸痛，骨蒸潮热，内热消渴，热病津伤，咽干口渴，肠燥便秘。用法用量：6～12g。（《中国药典》2020年版）

[13]列当：亦名栗当、草苁蓉、花苁蓉，为列当科植物列当和黄花列当的全草。性味：甘，温。归经：归肾、肝、大肠经。功能主治：补肾壮阳，强筋骨，润肠；主治肾虚阳痿、遗精、宫冷不孕、小儿佝偻病、腰膝冷痛、筋骨软弱、肠燥便秘，外用治小儿肠炎。用法用量：内服煎汤，3～9g，或浸酒；外用，适量，煎汤洗。使用注意：阳虚火旺者慎服。（《中华本草》）

[14]妒妇：即黄芩，为唇形科植物黄芩的干燥根。性味：苦，寒。归经：

归肺、胆、脾、大肠、小肠经。功能主治：清热燥湿，泻火解毒，止血，安胎；主治湿温、暑湿、胸闷呕恶，湿热痞满，泻痢，黄疸，肺热咳嗽，高热烦渴，血热吐衄，痈肿疮毒，胎动不安。用法用量：3～10g。（《中国药典》2020年版）《神农本草经疏》云："脾肺虚热者忌之。凡中寒作泄，中寒腹痛，肝肾虚而少腹痛，血虚腹痛，脾虚泄泻，肾虚溏泻，脾虚水肿，血枯经闭，气虚小水不利，肺受寒邪喘咳，及血虚胎不安，阴虚淋露，法并禁用。"

[15] 幸人：谐音杏仁，一般入药的多为苦杏仁。苦杏仁为蔷薇科植物山杏、西伯利亚杏、东北杏或杏的干燥成熟种子。性味：苦，微温；有小毒。归经：归肺、大肠经。功能主治：降气止咳平喘，润肠通便；主治咳嗽气喘，胸满痰多，肠燥便秘。用法用量：5～10g，生品入煎剂后下。（《中国药典》2020年版）《本草经集注》曰："得火良，恶黄芪、黄芩、葛根、胡粉，畏蘘草。"《神农本草经疏》云："阴虚咳嗽、肺家有虚热、热痰者忌之。"《本草正》云："元气虚陷者勿用，恐其沉降太泄。"《本经逢原》云："亡血家尤为切禁。"《本草从新》云："因虚而咳嗽便闭者忌之。"

[16] 独摇：即独活，为伞形科植物重齿毛当归的干燥根。性味：辛、苦，微温。归经：归肾、膀胱经。功能主治：祛风除湿，通痹止痛；主治风寒湿痹，腰膝疼痛，少阴伏风头痛，风寒挟湿头痛。用法用量：3～10g。（《中国药典》2020年版）《本草经集注》云："蠡实为之使。"《本经逢原》云："气血虚而遍身痛及阴虚下体痿弱者禁用。一切虚风类中，咸非独活所宜。"

[17] 山风：别名香艾，为菊科植物馥芳艾纳香的全草。性味：辛、微苦，温。功能主治：祛风，除湿，止痒，止血；主治风寒湿痹，关节疼痛，风疹，湿疹，皮肤瘙痒，外伤出血。用法用量：内服，煎汤，6～12g，或浸酒；外用，适量，煎水洗，或捣敷，或研末撒。（《中华本草》）

[18] 千金之子：即千金子，为大戟科植物续随子的种子。性味：辛，温；有毒。归经：归肝、肾、大肠经。功能主治：逐水消肿，破血消癥，解毒杀虫；主治水肿，腹水，二便不利，癥瘕瘀滞，经闭，疥癣癞疮，痈肿，毒蛇咬伤及疣赘。用法用量：内服，制霜入丸、散，1～2g；外用，适量，捣敷，或研末醋调涂。使用注意：体弱便溏者及孕妇禁服。（《中华本草》）《本草品汇精要》云："虚损人不可多服。"《神农本草经疏》云："病人元气虚，脾胃弱，大便不固者，禁用。"

[19]木丹：别名栀子，为茜草科植物栀子的干燥成熟果实。性味：苦，寒。归经：归心、肺、三焦经。功能主治：泻火除烦、清热利湿、凉血解毒，外用消肿止痛；主治热病心烦、湿热黄疸、淋证涩痛、血热吐衄、目赤肿痛、火毒疮疡，外治扭挫伤痛。用法用量：6～10g；外用生品适量，研末调敷。（《中国药典》2020年版）《得配本草》云："清虚火上升，二者禁用。"

[20]胡麻：别名黑芝麻，为脂麻科植物脂麻的干燥成熟种子。性味：甘，平。归经：归肝、肾、大肠经。功能主治：补肝肾，益精血，润肠燥；主治精血亏虚，头晕眼花，耳鸣耳聋，须发早白，病后脱发，肠燥便秘。用法用量：9～15g。（《中国药典》2020年版）

[21]婆娑：对应的药物为婆娑石。婆娑石，又名摩挲石，生南海，胡人采得之。其石绿色，无斑点，有金星，磨成乳汁者为上。又有豆斑石，虽亦解毒，而功力不及。复有鄂绿，有文理，磨铁成铜色，人多以此为之，非真也。验法，以水磨点鸡冠热血，当化成水是也。性味：甘、淡；无毒。功能主治：解一切药毒，瘴疫、热闷、头痛。（《本草纲目》）

[22]雌黄：为硫化物类雌黄族矿物雌黄矿石。性味：辛，平；有毒。功能主治：燥湿，杀虫，解毒；主治疥癣，恶疮，蛇虫咬伤，癫痫，寒痰咳喘，虫积腹痛。用法用量：内服入丸、散，每次0.15～0.3g；外用，适量，研末调敷，或制膏涂。使用注意：阴亏血虚及孕妇禁服。（《中华本草》）《得配本草》云雌黄"入肝经阴分"。

[23]奴会：谐音芦荟，为百合科植物库拉索芦荟、好望角芦荟或其他同属近缘植物叶的汁液浓缩干燥物。性味：苦，寒。归经：归肝、胃、大肠经。功能主治：泻下通便，清肝泻火，杀虫疗疳；主治热结便秘，惊痫抽搐，小儿疳积；外治癣疮。用法用量：2～5g，宜入丸散；外用，适量，研末敷患处。（《中国药典》2020年版）《神农本草经疏》曰："凡儿脾胃虚寒作泻及不思食者，禁用。"

[24]忍冬花：又名金银花，为忍冬科植物忍冬的干燥花蕾或带初开的花。性味：甘，寒。归经：归肺、心、胃经。功能主治：清热解毒，疏散风热；主治痈肿疔疮，喉痹，丹毒，热毒血痢，风热感冒，温病发热。用法用量：6～15g。（《中国药典》2020年版）

[25]地肤：对应的中药为地肤子。地肤子为藜科植物地肤的干燥成熟果实。

性味：辛、苦、寒。归经：归肾、膀胱经。功能主治：清热利湿，祛风止痒；主治小便涩痛，阴痒带下，风疹，湿疹，皮肤瘙痒。用法用量：9～15g；外用，适量，煎汤熏洗。(《中国药典》2020年版)《本草备要》云："恶螵蛸。"

[26]琵琶：即枇杷，为蔷薇科植物枇杷的果实。性味：甘、酸，凉。归经：归肺、脾经。功能主治：润肺下气，止渴；主治肺热咳喘、吐逆、烦渴。用法用量：内服，生食或煎汤，30～60g。使用注意：不宜多食。(《中华本草》)《随息居饮食谱》云："多食助湿生痰，脾虚滑泄者忌之。"

[27]梁上尘：指古屋里的倒挂尘，亦名乌龙尾、烟珠。凡用倒挂尘，烧令烟尽，筛取末入药。性味：辛、苦，微寒；无毒。功能主治：腹痛，噎膈，中恶，鼻衄，小儿软疮，食积，止金疮血出，齿龈出血。(《本草纲目》)

[28]桃叶：为蔷薇科植物桃或山桃的叶。性味：苦、辛，平。归经：归脾、肾经。功能主治：祛风清热，燥湿解毒，杀虫；主治外感风邪，头风，头痛，风痹，湿疹，痈肿疮疡，癣疮，疟疾，阴道滴虫。用法用量：内服，煎汤3～6g；外用，适量，煎水洗，鲜品捣敷或捣汁涂。(《中华本草》)

[29]断肠：断肠草，又名钩吻，为马钱科植物胡蔓藤的全株。性味：辛、苦，温；有大毒。功能主治：祛风攻毒，散结消肿，止痛；主治疥癞，湿疹，瘰疬，痈肿，疔疮，跌打损伤，风湿痹痛，神经痛。用法用量：外用，适量，捣敷，或研末调敷，或煎水洗，或烟熏。使用注意：本品有剧毒，只作外用，切忌内服。(《中华本草》)

[30]水花：即浮萍，为浮萍科植物紫萍的干燥全草。性味：辛，寒。归经：归肺经。功能主治：宣散风热，透疹，利尿；主治麻疹不透，风疹瘙痒，水肿尿少。用法用量：3～9g；外用，适量，煎汤浸洗。(《中国药典》2020年版)《神农本草经疏》曰："表气虚而自汗者勿用。"《本草从新》云："非大实大热，不可轻试。"《得配本草》云："血虚肤燥，气虚风痛，二者禁用。"

[31]飞廉：为菊科植物丝毛飞廉与节毛飞廉的全草或根。性味：微苦，凉。归经：归肝经。功能主治：祛风，清热，利湿，凉血止血，活血消肿；主治感冒咳嗽，头痛眩晕，泌尿系统感染，乳糜尿，白带，黄疸，风湿痹痛，吐血，衄血，尿血，月经过多，功能性子宫出血，跌打损伤，疔疮疖肿，痔疮肿痛，烧伤。用法用量：内服，煎汤，9～30g(鲜品30～60g)，或入丸、散，或浸酒；外用，适量，煎水洗，或鲜品捣敷，或烧存性，研末掺。使用

注意：脾胃虚寒无瘀滞者忌用。(《中华本草》)

[32]夜明沙：即夜明砂，为蝙蝠科动物蝙蝠、大管鼻蝠、普通伏翼、大耳蝠、华南大棕蝠、蹄蝠科动物大马蹄蝠及菊头蝠科动物马铁菊头蝠等的粪便。性味：辛，寒。归经：归肝经。功能主治：清肝明目，散瘀消积；主治青盲，雀目，目赤肿痛，白睛溢血，内外翳障，小儿疳积，瘰疬，疟疾。用法用量：内服，煎汤，布包，3～10g，或研末内服，每次1～3g；外用，适量，研末调涂。使用注意：目疾无瘀滞者及孕妇慎服。(《中华本草》)

（孙景环、何伟）

荆州即事药名诗八首·其一

黄庭坚

四海无远志[1]，一溪甘遂[2]心。
牵牛[3]避洗耳，卧著桂枝[4]阴。

---

[1]远志：为远志科植物远志或卵叶远志的干燥根。性味：苦、辛，温。归经：归心、肾、肺经。功能主治：安神益智，交通心肾，祛痰，消肿；主治心肾不交引起的失眠多梦、健忘惊悸、神志恍惚，以及咳痰不爽，疮疡肿毒，乳房肿痛。用法用量：3～10g。(《中国药典》2020年版)《本草经集注》云："得茯苓、冬葵子、龙骨良，杀天雄、附子毒，畏真珠、藜芦、蜚蠊、齐蛤。"《证类本草》载《药性论》云："远志畏蛴螬。"

[2]甘遂：为大戟科植物甘遂的干燥块根。性味：苦，寒；有毒。归经：归肺、肾、大肠经。功能主治：泻水逐饮，消肿散结；主治水肿胀满，胸腹积水，痰饮积聚，气逆咳喘，二便不利，风痰癫痫，痈肿疮毒。用法用量：0.5～1.5g，炮制后多入丸散用；外用，适量，生用。使用注意：孕妇禁用，不宜与甘草同用。(《中国药典》2020年版)

[3]牵牛

①牵牛子：为旋花科植物裂叶牵牛或圆叶牵牛的干燥成熟种子。性味：苦，寒；有毒。归经：归肺、肾、大肠经。功能主治：泻水通便，消痰涤饮，杀虫攻积；主治水肿胀满，二便不通，痰饮积聚，气逆喘咳，虫积腹痛。用法用量：3 ~ 6g；入丸散服，每次 1.5 ~ 3g。使用注意：孕妇禁用，不宜与巴豆、巴豆霜同用。（《中国药典》2020 年版）

②牵牛花：《增广和剂局方药性总论》载牵牛花"味苦，寒；有毒。主下气，疗脚满水肿，除风毒，利小便。《药性论》云：使。味有小毒。治疳癖气块，利大小便，除水气虚肿，落胎。《日华子》云：味苦。得青木香、干姜，良。取腰痛，下冷脓，泻蛊毒药，并一切气壅滞"。

[4]桂枝：为樟科植物肉桂的干燥嫩枝。性味：辛、甘，温。归经：归心、肺、膀胱经。功能主治：发汗解肌，温通经脉，助阳化气，平冲降气；主治风寒感冒，脘腹冷痛，血寒经闭，关节痹痛，痰饮，水肿，心悸，奔豚。用法用量：3 ~ 10g。（《中国药典》2020 年版）

荆州即事药名诗八首·其二

黄庭坚

前湖[1]后湖水，初夏半夏[2]凉。

夜阑乡[3]梦破，一雁度衡[4]阳。

---

[1]前湖：谐音前胡，为伞形科植物白花前胡的干燥根。性味：苦、辛，微寒。归经：归肺经。功能主治：降气化痰，散风清热；主治痰热喘满，咯痰黄稠，风热咳嗽痰多。用法用量：3 ~ 10g。（《中国药典》2020 年版）《神农本草经疏》云："不可施诸气虚血少之病。凡阴虚火炽，煎熬真阴，凝结为痰而发咳嗽；真气虚而气不归元，以致胸胁逆满；头痛不因于痰，而因于阴

血虚；内热心烦，外现寒热而非外感者，法并禁用。"

[2]半夏：为天南星科植物半夏的干燥块茎。性味：辛，温；有毒。归经：归脾、胃、肺经。功能主治：燥湿化痰，降逆止呕，消痞散结；主治湿痰寒痰、咳喘痰多、痰饮眩悸、风痰眩晕、痰厥头痛、呕吐反胃、胸脘痞闷、梅核气，外治痈肿痰核。用法用量：内服一般炮制后使用，3～9g；外用，适量，磨汁涂或研末以酒调敷患处。使用注意：不宜与川乌、制川乌、草乌、制草乌、附子同用；生品内服宜慎。(《中国药典》2020年版)

[3]阆乡：谐音兰香，即兰香草，为马鞭草科植物兰香草的全草。性味：辛，温。功能主治：疏风解表，祛寒除湿，散瘀止痛；主治风寒感冒，头痛，咳嗽，脘腹冷痛，伤食吐泻，寒瘀痛经，产后瘀滞腹痛，风寒湿痹，跌打瘀肿，阴疽不消，湿疹，蛇伤。用法用量：内服，煎汤，10～15g，或浸酒；外用，适量，捣烂敷，或绞汁涂，或煎水熏洗。(《中华本草》)

[4]度衡：即杜衡，为马兜铃科植物杜衡和小叶马蹄香的全草、根茎或根。性味：辛，温；有小毒。归经：归肺、肾经。功能主治：祛风散寒，消痰行水，活血止痛，解毒；主治风寒感冒，痰饮喘咳，水肿，风寒湿痹，跌打损伤，头痛，齿痛，胃痛，痧气腹痛，瘰疬，肿毒，蛇咬伤。用法用量：内服，煎汤，1.5～6g，研末，0.6～3g，或浸酒；外用，适量，研末吹鼻，或鲜品捣敷。使用注意：体虚多汗、咳嗽咯血患者及孕妇禁服。(《中华本草》)

荆州即事药名诗八首·其三

黄庭坚

千里[1]及归鸿，半天河[2]影东。
家人森[3]户外，笑拥白头翁[4]。

[1]千里：即千里光，为菊科植物千里光的全草。性味：苦、辛，寒。功能主治：清热解毒，明目退翳，杀虫止痒；主治流行性感冒（简称流感），上

呼吸道感染，肺炎，急性扁桃体炎，腮腺炎，急性肠炎，细菌性痢疾，黄疸型肝炎，胆囊炎，急性尿路感染，目赤肿痛翳障，痈肿疔毒，丹毒，湿疹，干湿癣疮，滴虫性阴道炎，烧烫伤。用法用量：内服，煎汤，15～30g（鲜品加倍）；外用，适量，煎水洗，或熬膏搽，或鲜草捣敷，或捣取汁点眼。（《中华本草》）

[2] 半天河：又名上池水，为洒积在竹篱头和树穴中的水。性味：甘，微寒；无毒。功能主治：主治心病、癫狂、外邪、剧毒，以及不适应气候、环境所致的病。槐树间的积水，可以治各种风毒、恶疮、风瘙、疥痒等症。（《本草纲目》）

[3] 人森：即人参，为五加科植物人参的干燥根和根茎。性味：甘、微苦，微温。归经：归脾、肺、心、肾经。功能主治：大补元气，复脉固脱，补脾益肺，生津养血，安神益智；主治体虚欲脱，肢冷脉微，脾虚食少，肺虚喘咳，津伤口渴，内热消渴，气血亏虚，久病虚羸，惊悸失眠，阳痿宫冷。用法用量：3～9g，另煎兑服；也可研粉吞服，一次2g，1日2次。使用注意：不宜藜芦、五灵脂同用。（《中国药典》2020年版）

[4] 白头翁：为毛茛科植物白头翁的干燥根。性味：苦，寒。归经：归胃、大肠经。功能主治：清热解毒，凉血止痢；主治热毒血痢，阴痒带下。用法用量：9～15g。（《中国药典》2020年版）《日华子本草》云："得酒良。"《神农本草经疏》云："滞下胃虚不思食及下利完谷不化，泄泻由于虚寒寒湿，而不由于湿毒者，忌之。"《本草从新》云："血分无热者忌。"

荆州即事药名诗八首·其四

黄庭坚

天竺黄[1]卷在，人中白[2]发侵。

客至独扫榻，自然同[3]此心。

[1] 天竺黄：为禾本科植物青皮竹或华思劳竹等杆内的分泌液干燥后的块状物。性味：甘，寒。归经：归心、肝经。功能主治：清热豁痰，凉心定惊；主治热病神昏，中风痰迷，小儿痰热惊痫、抽搐、夜啼。用法用量：3～9g。（《中国药典》2020年版）

[2] 人中白：为人科健康人尿自然沉结的固体物。性味：咸，凉。归经：归肺、心、膀胱经。功能主治：清热降火，止血化瘀；主治肺痿劳热，吐血，衄血，喉痹，牙疳，口舌生疮，诸湿溃烂，烫火伤。用法用量：内服，研末，3～6g；外用，适量，研末吹、掺或调敷。（《中华本草》）《本草从新》云："阳虚无火，食不消，肠不实者忌之。"

[3] 自然同：即自然铜，为硫化物类矿物黄铁矿族黄铁矿，主含二硫化铁。性味：辛，平。归经：归肝经。功能主治：散瘀止痛，续筋接骨；主治跌仆损伤，筋骨折伤，瘀肿疼痛。用法用量：3～9g，多入丸散服，若入煎剂宜先煎；外用，适量。（《中国药典》2020年版）

荆州即事药名诗八首·其五

黄庭坚

垂空青[1]幕六，一一排风开。

石友常思我，预知子[2]能来。

---

[1] 空青：为碳酸盐类孔雀石族矿物蓝铜矿呈球形或中空者。性味：甘，酸，寒；有小毒。归经：归肝经。功能主治：凉肝清热，明目去翳，活血利窍；主治目赤肿痛，青盲，雀目，翳膜内障，中风口㖞，手臂不仁，头风，耳聋。用法用量：外用，适量，研细，水飞，点眼；内服，研末，每次0.3～1g。使用注意：内服宜慎，不宜多服、久服。（《中华本草》）《药性论》云："畏菟丝子。"

[2]预知子：别名八月札、木通子，为木通科植物木通、三叶木通或白木通的成熟果实。性味：微苦，平。归经：归肝、胃、膀胱经。功能主治：疏肝和胃，活血止痛，软坚散结，利小便；主治肝胃气滞，脘腹、胁肋胀痛，饮食不消，下痢，疝气疼痛，腰痛，经闭痛经，瘿瘤瘰疬，恶性肿瘤。用法用量：内服，煎汤，9～15g，大剂量可用30～60g，或浸酒。使用注意：孕妇慎服。(《中华本草》)《神农本草经疏》云："凡病人脾虚作泄泻者勿服。"

荆州即事药名诗八首·其六

黄庭坚

幽涧泉石绿[1]，闭门闻啄木。
运柴胡奴[2]归，车前[3]挂生鹿。

[1]石绿：即绿青，为碳酸盐类矿物孔雀石族矿物孔雀石。性味：酸，寒；有毒。归经：归肝经。功能主治：催吐祛痰，镇惊，敛疮；主治风痰壅塞，眩晕昏仆，痰迷惊痫，疳疮。用法用量：内服，入丸、散，0.5～1g；外用，适量，研末撒或调敷。使用注意：体弱者慎服。(《中华本草》)

[2]胡奴：谐音葫芦，又名胡芦巴，为豆科植物胡芦巴的干燥成熟种子。性味：苦，温。归经：归肾经。功能主治：温肾助阳，祛寒止痛；主治肾阳不足，下元虚冷，小腹冷痛，寒疝腹痛，寒湿脚气。用法用量：5～10g。(《中国药典》2020年版)

[3]车前
①车前子：为车前科植物车前或平车前的干燥成熟种子。性味：甘，寒。归经：归肝、肾、肺、小肠经。功能主治：清热利尿通淋，渗湿止泻，明目，祛痰；主治热淋涩痛，水肿胀满，暑湿泄泻，目赤肿痛，痰热咳嗽。用法用

量：9～15g，包煎。（《中国药典》2020年版）《神农本草经疏》曰："内伤劳倦、阳气下陷之病，皆不当用，肾气虚脱者，忌与淡渗药同用。"《本草汇言》曰："肾气虚寒者，尤宜忌之。"

②车前草：为车前科植物车前或平车前的干燥全草。性味：甘，寒。归经：归肝、肾、肺、小肠经。功能主治：清热利尿通淋，祛痰，凉血，解毒；主治热淋涩痛，水肿尿少，暑湿泄泻，痰热咳嗽，吐血衄血，痈肿疮毒。用法用量：9～30g。（《中国药典》2020年版）《本经逢原》曰："若虚滑精气不固者禁用。"

荆州即事药名诗八首·其七

黄庭坚

雨如覆盆[1]来，平地没牛膝[2]。
回望无夷[3]陵，天南星[4]斗湿。

---

[1]覆盆：即覆盆子，为蔷薇科植物华东覆盆子的干燥果实。性味：甘、酸，温。归经：归肝、肾、膀胱经。功能主治：益肾固精缩尿，养肝明目；主治遗精滑精，遗尿尿频，阳痿早泄，目暗昏花。用法用量：6～12g。（《中国药典》2020年版）《神农本草经疏》云："强阳不倒者忌之。"《本草汇言》云："肾热阴虚，血燥血少之证戒之。"《本草从新》云："小便不利者勿服。"

[2]牛膝：为苋科植物牛膝的干燥根。性味：苦、甘、酸，平。归经：归肝、肾经。功能主治：逐瘀通经，补肝肾，强筋骨，利尿通淋，引血下行；主治经闭，痛经，腰膝酸痛，筋骨无力，淋证，水肿，头痛，眩晕，牙痛，口疮，吐血，衄血。用法用量：5～12g。使用注意：孕妇慎用。（《中国药典》2020年版）《得配本草》云："中气不足，小便自利，俱禁用。"《神农本草经

疏》云："经闭未久，疑似有娠者勿用；上焦药中勿入；血崩不止者，忌之。"《本草通玄》曰："梦失遗精者，在所当禁。"《本草正》云："脏寒便滑，下元不固者，当忌用之。"

［3］无夷：即芜荑，为榆科植物大果榆果实的加工品。性味：苦、辛，温。归经：归脾、胃经。功能主治：杀虫消积，除湿止痢；主治虫积腹痛，小儿疳积，久泻久痢，疮疡，疥癣。用法用量：内服，煎汤，3～10g，或入丸、散；外用，适量，研末调敷。使用注意：脾胃虚弱者慎服，不宜多服。(《中华本草》)《本草备要》云："得诃子、豆蔻良。"《本草从新》云："脾胃虚者，虽有积，勿概投。"《得配本草》云："脾、肺燥热者禁用。"

［4］天南星：为天南星科植物天南星、异叶天南星或东北天南星的干燥块茎。性味：苦、辛，温；有毒。归经：归肺、肝、脾经。功能主治：散结消肿；外用主治痈肿，蛇虫咬伤。用法用量：外用生品适量，研末以醋或酒调敷患处。使用注意：孕妇慎用，生品内服宜慎。(《中国药典》2020年版)

荆州即事药名诗八首·其八

黄庭坚

使君子[1]百姓，请雨不旋复[2]。
守田意饱满，高壁挂龙骨[3]。

［1］使君子：为使君子科植物使君子的干燥成熟果实。性味：甘，温。归经：归脾、胃经。功能主治：杀虫消积；主治蛔虫病，蛲虫病，虫积腹痛，小儿疳积。用法用量：使君子9～12g，捣碎入煎剂；使君子仁6～9g，多入丸散或单用，1～2次分服；小儿每岁1～1.5粒，炒香嚼服，1日总量不超过20粒。使用注意：服药时忌饮浓茶。(《中国药典》2020年版)《本草纲

目》言："忌饮热茶，犯之即泻。"《神农本草经疏》言："忌食热物。"《本草汇言》云："脾胃虚寒之子，又不宜多用，多食则发呃……苟无虫积，服之必致损人。"

[2]旋复：即旋覆花，为菊科植物旋覆花或欧亚旋覆花的干燥头状花序。性味：苦、辛、咸，微温。归经：归肺、脾、胃、大肠经。功能主治：降气，消痰，行水，止呕；主治风寒咳嗽，痰饮蓄结，胸膈痞满，喘咳痰多，呕吐噫气，心下痞硬。用法用量：3～9g，包煎。（《中国药典》2020年版）

[3]龙骨：为古代哺乳动物象类、犀类、三趾马、牛类、鹿类等的骨骼化石。性味：涩、甘，平。归经：归心、肝、肾、大肠经。功能主治：镇心安神，平肝潜阳，固涩，收敛；主治心悸怔忡，失眠健忘，惊痫癫狂，头晕目眩，自汗盗汗，遗精遗尿，崩漏带下，久泻久痢，溃疡久不收口及湿疮。用法用量：内服，煎汤，10～15g，打碎先煎，或入丸、散；外用，适量，研末撒，或调敷；安神、平肝宜生用，收涩、敛疮宜煅用。使用注意：湿热积滞者慎服。（《中华本草》）《本草经集注》云："得人参、牛黄良；畏石膏。"《药性论》云："忌鱼。"

（孙景环、何伟）

谢胡编校惠药医膝病遂以药名赋

刘黻

益智[1]莫如愚，谁甘遂[2]作非。

年增思续断[3]，亲老续当归[4]。

起石安吟久，防风[5]见客稀。

前胡[6]古君子，松节[7]自相依。

【作者】刘黻（1217—1276），字声伯，号蒙川、质翁，南宋诗人。少读于雁荡山僧寺，理宗淳祐十年试入太学。以上书忤执政，安置南安军。及还，复极

言政治得失。以材署昭庆军节度掌书记，由学官试馆职。历监察御史，改正字，官至吏部尚书兼工部尚书、中书舍人。元兵陷临安，陈宜中谋拥二王，迎罽共政，行至罗浮病卒。他的诗作现存近300首，如《题江湖伟观》《和建小学韵呈赵求仁使君》《寄云峰饶安国》《冷泉亭》和《西际》等。《四库全书总目》评曰："淳古淡泊，虽限于风会，格律未纯，而人品既高，神思自别，下视方回诸人，如凤凰之翔千仞矣。"

[1] 益智：又名益智仁，为姜科植物益智的干燥成熟果实。性味：辛，温。归经：归脾、肾经。功能主治：温脾止泻摄涎，暖肾固精缩尿，温脾止泻摄唾；主治肾虚遗尿，小便频数，遗精白浊，脾寒泄泻，腹中冷痛，口多唾涎。用法用量：3 ~ 10g。（《中国药典》2020年版）

[2] 甘遂：为大戟科植物甘遂的干燥块根。性味：苦，寒；有毒。归经：归肺、肾、大肠经。功能主治：泻水逐饮，消肿散结；主治水肿胀满，胸腹积水，痰饮积聚，气逆咳喘，二便不利，风痰癫痫，痈肿疮毒。用法用量：0.5 ~ 1.5g，炮制后多入丸散用；外用，适量，生用。使用注意：孕妇禁用，不宜与甘草同用。（《中国药典》2020年版）

[3] 续断：为川续断科植物川续断的干燥根。性味：苦、辛，微温。归经：归肝、肾经。功能主治：补肝肾、强筋骨、续折伤、止崩漏，主治肝肾不足、腰膝酸软、风湿痹痛、跌仆损伤、筋伤骨折、崩漏、胎漏；酒续断多主治风湿痹痛、跌仆损伤、筋伤骨折；盐续断多主治腰膝酸软。用法用量：9 ~ 15g。（《中国药典》2020年版）《本草经集注》言："地黄为之使，恶雷丸。"《得配本草》云："初痢勿用，怒气郁者禁用。"

[4] 当归：为伞形科植物当归的干燥根。性味：甘、辛，温。归经：归肝、心、脾经。功能主治：补血活血、调经止痛、润肠通便，主治血虚萎黄、眩晕心悸、月经不调、经闭痛经、虚寒腹痛、风湿痹痛、跌仆损伤、痈疽疮疡、肠燥便秘；酒当归活血通经，主治经闭痛经、风湿痹痛、跌仆损伤。用法用量：6 ~ 12g。（《中国药典》2020年版）《本草经集注》言："畏菖蒲、海藻、牡蒙。"《神农本草经疏》言："肠胃薄弱，泄泻溏薄及一切脾胃病，恶食，不思食及食不消，并禁用之，即在产后胎前，亦不得入。"《本草汇言》云："风寒未清，恶寒发热，表证外见者，并禁用之。"

[5]防风：为伞形科植物防风的根。性味：辛、甘，微温。归经：归膀胱、肝、脾经。功能主治：祛风解表，胜湿止痛，止痉；主治感冒头痛，风湿痹痛，风疹瘙痒，破伤风。用法用量：5～10g。(《中国药典》2020年版)《本草经集注》言："恶干姜、藜芦、白蔹、芫花。"《新修本草》曰："畏萆薢。"《神农本草经疏》云："诸病血虚痉急，头痛不因于风寒，溏泄不因于寒湿，二便秘涩，小儿脾虚，发搐，慢惊，慢脾风，气升作呕，火升发嗽，阴虚盗汗，阳虚自汗等病，法所同忌。"《得配本草》云："元气虚，病不因风湿者，禁用。"

[6]前胡：为伞形科植物白花前胡的干燥根。性味：苦、辛，微寒。归经：归肺经。功能主治：降气化痰，散风清热；主治痰热喘满，咯痰黄稠，风热咳嗽痰多。用法用量：3～10g。(《中国药典》2020年版)《神农本草经疏》云："不可施诸气虚血少之病。凡阴虚火炽，煎熬真阴，凝结为痰而发咳嗽；真气虚而气不归元，以致胸胁逆满；头痛不因于痰，而因于阴血虚；内热心烦，外现寒热而非外感者，法并禁用。"

[7]松节：为松科植物油松、马尾松、赤松、云南松等枝干的结节。性味：苦，温。归经：归肝、肾经。功能主治：祛风燥湿，舒筋通络，活血止痛；主治风寒湿痹，历节风痛，脚痹痿软，跌打伤痛。用法用量：内服，煎汤，10～15g，或浸酒、醋等；外用，适量，浸酒涂擦，或炒研末调敷。使用注意：阴虚血燥者慎服。(《中华本草》)

（孙景环、李松）

河传·咏甘草

郭　讵

大官无闷。刚被傍人、竞来相问。又难为捷便敷陈。且祗将、甘草[1]论。朴消[2]大戟[3]并银粉[4]。疏风紧。甘草闲相混。及至下来，转杀他人，尔甘草、有一分。

【作者】郭讵，宋代词人。

[1]甘草：为豆科植物甘草、胀果甘草或光果甘草的干燥根和根茎。性味：甘，平。归经：归心、肺、脾、胃经。功能主治：补脾益气，清热解毒，祛痰止咳，缓急止痛，调和诸药；主治脾胃虚弱、倦怠乏力、心悸气短、咳嗽痰多、脘腹和四肢挛急疼痛、痈肿疮毒，缓解药物毒性、烈性。用法用量：2 ~ 10g。使用注意：不宜与海藻、京大戟、红大戟、甘遂、芫花同用。(《中国药典》2020 年版）

[2]朴消：为硫酸盐类芒硝族矿物芒硝或人工制品芒硝的粗制品。性味：苦、咸，寒。归经：归胃、大肠经。功能主治：泻下软坚，泻热解毒，消肿散结；主治实热积滞，腹胀便秘，目赤肿痛，喉痹，痈疮肿毒，乳痈肿痛，痔疮肿痛，停痰积聚，妇火瘀血腹痛。用法用量：外用，适量，研末吹喉，或水化罨敷、点眼、调搽、熏洗；一般不供内服，内服用其精制品芒硝或玄明粉。使用注意：脾胃虚寒及孕妇禁服。(《中华本草》)《本草经集注》云："畏麦句姜。"《本草品汇精要》云："妊娠不可服。"

[3]大戟：为大戟科植物大戟的干燥根。性味：苦，寒；有毒。归经：归肺、脾、肾经。功能主治：泻水逐饮，消肿散结；主治水肿胀满，胸腹积水，痰饮积聚，气逆咳喘，二便不利，痈肿疮毒，瘰疬痰核。用法用量：1.5 ~ 3g，入丸散服，每次 1g，内服醋制用；外用，适量，生用。使用注意：孕妇禁用，不宜与甘草同用。(《中国药典》2020 年版）

[4]银粉：又名轻粉，为氯化亚汞。性味：辛，寒；有毒。归经：归小肠、大肠经。功能主治：外用杀虫、攻毒、敛疮，内服祛痰消积、逐水通便；外用主治疥疮、顽癣、臁疮、梅毒、疮疡、湿疹，内服主治痰涎积滞、水肿臌胀、二便不利。用法用量：外用，适量，研末掺敷患处；内服每次 0.1 ~ 0.2g，1 日 1 ~ 2 次，多入丸剂或装胶囊服，服后漱口。使用注意：本品有毒，不可过量；内服慎用；孕妇禁服。(《中国药典》2020 年版）

（孙景环、李松）

行 香 子

无名氏

寂寂寥寥。洒洒潇潇。淡生涯、一味逍遥。

傍临谷口，斜枕山腰。有竹篱门，荆扫帚[1]，草团标。

宽布麻袍。大绪长条。挂一条、曲律藤梢。

黄精[2]自煮，苍术[3]亲熬。有瓦汤瓶，砂釜灶，葫芦瓢[4]。

---

[1]扫帚：对应的中药为扫帚子，别名地肤子，为藜科植物地肤的干燥成熟果实。性味：辛、苦，寒。归经：归肾、膀胱经。功能主治：清热利湿，祛风止痒；主治小便涩痛，阴痒带下，风疹，湿疹，皮肤瘙痒。用法用量：9～15g；外用，适量，煎汤熏洗。(《中国药典》2020年版)《本草备要》云："恶螵蛸。"

[2]黄精：为百合科滇黄精、黄精或多花黄精的干燥根茎。性味：甘，平。归经：归脾、肺、肾经。功能主治：补气养阴，健脾，润肺，益肾；主治脾胃气虚，体倦乏力，胃阴不足，口干食少，肺虚燥咳，劳嗽咳血，精血不足，腰膝酸软，须发早白，内热消渴。用法用量：内服，9～15g。(《中国药典》2020年版)

[3]苍术：为菊科植物茅苍术或北苍术的干燥根茎。性味：辛、苦，温。归经：归脾、胃、肝经。功能主治：燥湿健脾，祛风散寒，明目；主治湿阻中焦，脘腹胀满，泄泻，水肿，脚气痿躄，风湿痹痛，风寒感冒，夜盲，眼目昏涩。用法用量：3～9g。(《中国药典》2020年版)《本草纲目》云："忌桃、李、雀肉、菘菜、青鱼。"《医学入门》云："惟血虚怯弱及七情气闷者慎用。误服耗气血，燥津液，虚火动而痞闷愈甚。"

[4]葫芦瓢：又名葫芦壳，为葫芦科植物葫芦、瓠瓜和小葫芦的老熟果实或果壳。归经：归心、小肠经。性味：甘、苦，平。功效：利水，消肿；主

治水肿，臌胀。用法用量：内服，煎汤，10～30g，或烧存性研末；外用，适量，烧存性研末调敷。使用注意：虚寒滑泄者慎服。（《中华本草》）

（孙景环、李松）

寄题喻叔奇国傅郎中园亭二十六咏·
其十五·药畦

杨万里

雨余[1]想见药苗肥，薯蓣[2]堪羹杞可齑。
老贼何须投益智[3]，先生只要买当归[4]。

【作者】杨万里（1127—1206），字廷秀，号诚斋，自号诚斋野客，南宋文学家、官员，与陆游、尤袤、范成大并称为南宋"中兴四大诗人"。历任国子监博士、漳州知州、吏部员外郎、秘书监等职务。杨万里的诗自成一家，独具风格，形成对后世影响颇大的诚斋体。其初学江西诗派，后学陈师道之五律、王安石之七绝，又学晚唐诗，代表作有《插秧歌》《竹枝词》《小池》《初入淮河四绝句》等。其词清新自然，如其诗，赋有《浯溪赋》《海鰌赋》等。今存其诗4200余首。

[1]雨余：即禹余粮，为氢氧化物类矿物褐铁矿，主含碱式氧化铁。性味：甘、涩，微寒。归经：归胃、大肠经。功能主治：涩肠止泻，收敛止血；主治久泻久痢，大便出血，崩漏带下。用法用量：9～15g，先煎或入丸散。使用注意：孕妇慎用。（《中国药典》2020年版）

[2]薯蓣：别名山药，为薯蓣科植物薯蓣的干燥根茎。性味：甘，平。归经：归脾、肺、肾经。功能主治：补脾养胃、生津益肺、补肾涩精，主治脾虚食少、久泻不止、肺虚喘咳、肾虚遗精、带下、尿频、虚热消渴；麸炒山药补脾健胃，主治脾虚食少、泄泻便溏、白带过多。用法用量：5～30g。（《中

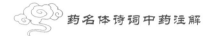

国药典》2020年版）

[3]益智：又名益智仁，为姜科植物益智的干燥成熟果实。性味：辛，温。归经：归脾、肾经。功能主治：温脾止泻摄涎，暖肾固精缩尿，温脾止泻摄唾；主治肾虚遗尿，小便频数，遗精白浊，脾寒泄泻，腹中冷痛，口多唾涎。用法用量：3～10g。（《中国药典》2020年版）

[4]当归：为伞形科植物当归的干燥根。性味：甘、辛，温。归经：归肝、心、脾经。功能主治：补血活血、调经止痛、润肠通便，主治血虚萎黄、眩晕心悸、月经不调、经闭痛经、虚寒腹痛、风湿痹痛、跌仆损伤、痈疽疮疡、肠燥便秘；酒当归活血通经，主治经闭痛经、风湿痹痛、跌仆损伤。用法用量：6～12g。（《中国药典》2020年版）《本草经集注》言："畏菖蒲、海藻、牡蒙。"《神农本草经疏》言："肠胃薄弱，泄泻溏薄及一切脾胃病，恶食，不思食及食不消，并禁用之，即在产后胎前，亦不得入。"《本草汇言》云："风寒未清，恶寒发热，表证外见者，并禁用之。"

（孙景环、李松）

夜梦与罗子和论药名诗

朱 翌

钻破故纸[1]我拙计，该贯众[2]史子得意。

签排百部[3]象齿愚，陟厘[4]万张蝇头字。

分甘遂[5]如百两金，作苦耽[6]成五车记。

地锦天[7]花出妙机，琼田水英[8]生爽气。

诗成欲度甫白前[9]，冠弹请继王阳起[10]。

天门冬[11]夏鸢尾翔，香芸台阁龙骨[12]蜕。

任真朱[13]子老无用，得时罗[14]君政如此。

今宵月白及[15]风清，想君不作呼卢会[16]。

泉石膏[17]肓肯过予，饮量定能加五倍[18]。

【作者】朱翌（1097—1167），字新仲，号灊山居士、省事老人。徽宗政和八年，朱翌考中进士，历任溧水县主簿、江南东路安抚使司幕职官、秘书省正字、秘书省校书郎、实录院检讨官、祠部员外郎、秘书少监、起居舍人、中书舍人等多个职务，参与了《徽宗实录》的编纂工作，著有《灊山集》《猗觉寮杂记》《鄞川志》等。其生平事迹散见于《建炎以来系年要录》《宝庆四明志》卷八、《延祐四明志》卷四以及《宋史翼》等史籍中。

---

[1]故纸：即补骨脂，为豆科植物补骨脂的干燥成熟果实。性味：辛、苦，温。归经：归肾、脾经。功能主治：温肾助阳、纳气平喘、温脾止泻，外用消风祛斑；主治肾阳不足、阳痿遗精、遗尿尿频、腰膝冷痛、肾虚作喘、五更泄泻，外用治疗白癜风、斑秃。用法用量：6 ~ 10g；外用，20% ~ 30%酊剂涂患处。（《中国药典》2020年版）《本草害利》云："凡病阴虚火动，梦遗，尿血，小便短涩及目赤口苦舌干，大便燥结，内热作渴，火升目赤，易饥嘈杂，湿热成痿，以致骨乏无力者，皆不宜服。"

[2]贯众：即绵马贯众，为鳞毛蕨科植物粗茎鳞毛蕨的干燥根茎和叶柄残基。性味：苦，微寒；有小毒。归经：归肝、胃经。功能主治：清热解毒驱虫；主治虫积腹痛，疮疡。用法用量：4.5 ~ 9g。（《中国药典》2020年版）

[3]百部：为百部科植物直立百部、蔓生百部和对叶百部的干燥块根。性味：甘、苦，微温。归经：归肺经。功能主治：润肺下气止咳、杀虫灭虱、内服主治新久咳嗽、肺痨咳嗽、顿咳，外用主治头虱、体虱、蛲虫病、阴痒；蜜百部润肺止咳，主治阴虚劳嗽。用法用量：3 ~ 9g；外用，适量，水煎或酒浸。（《中国药典》2020年版）《得配本草》云："热嗽，水亏火炎者禁用。"

[4]陟厘：为《别录》下品，即侧理海中苔，缠牵如丝绵之状。以为纸，亦可干为脯。（《植物名实图考》）性味：甘，大温；无毒。功能主治：心腹大

寒，温中消谷，强胃气，止泄痢；捣汁服，治天行病心闷；作脯食，止渴疾，禁食盐；捣涂丹毒赤游。(《本草纲目》)

[5]甘遂：为大戟科植物甘遂的干燥块根。性味：苦，寒；有毒。归经：归肺、肾、大肠经。功能主治：泻水逐饮，消肿散结；主治水肿胀满，胸腹积水，痰饮积聚，气逆咳喘，二便不利，风痰癫痫，痈肿疮毒。用法用量：0.5～1.5g，炮制后多入丸散用；外用，适量，生用。使用注意：孕妇禁用，不宜与甘草同用。(《中国药典》2020年版)

[6]苦耽：又名酸浆，为茄科植物酸浆及挂金灯的全草。性味：酸、苦，寒。归经：归肺、脾经。功能与主治：清热毒，利咽喉，通利二便；主治咽喉肿痛，肺热咳嗽，黄疸，痢疾，水肿，小便淋涩，大便不通，黄水疮，湿疹，丹毒。用法用量：内服，煎汤，9～15g，或捣汁、研末；外用，适量，煎水洗，研末调敷或捣敷。使用注意：孕妇及脾虚泄泻者禁服。(《中华本草》)

[7]锦天：即景天，为景天科植物八宝的全草。性味：苦、酸，寒。归经：归心、肝经。功能主治：清热解毒，止血；主治赤游丹毒，疔疮痈疖，火眼目翳，烦热惊狂，风疹，漆疮，烧烫伤，蛇虫咬伤，吐血，咯血，月经量多，外伤出血。用法用量：内服，煎汤，15～30g（鲜品50～100g），或捣汁；外用，适量，捣敷，或取汁摩涂、滴眼，或研粉调搽，或煎水外洗。使用注意：脾胃虚寒者慎服。(《中华本草》)《神农本草经疏》言："一切病得之寒湿，恶寒喜热者，勿服。"《本草汇言》曰："苟非实热火邪，勿得轻用，以动脾气，惟外涂无碍耳。"

[8]水英：即水银，为自然元素类液态矿物自然汞，主要从辰砂矿经加工提炼制成。性味：辛，寒；有毒。归经：归心、肝、肾经。功能主治：杀虫，攻毒；主治疥癣，梅毒，恶疮，痔瘘。用法用量：外用，适量，涂擦。使用注意：大毒之品，不宜内服，孕妇禁用；外用亦不可过量或久用，主治溃疡创面时，尤须注意，以免吸收中毒。(《中华本草》)《证类本草》载陈藏器云："人患疮疥，多以水银涂之，性滑重，直入肉，宜慎之。"《神农本草经疏》云："头疮切不可用，恐入经络，必缓筋骨……惟宜外敷，不宜内服。"

[9]白前：为萝藦科植物柳叶白前或芫花叶白前的干燥根茎和根。性味：辛、苦，微温。归经：归肺经。功能主治：降气，消痰，止咳；主治肺气壅实，咳嗽痰多，胸满喘急。用法用量：3～10g。(《中国药典》2020年版)

[10]阳起：即阳起石，为硅酸盐类角闪石族矿物透闪石及其异种透闪石石棉。性味：咸，温。归经：归肾经。功能主治：温肾壮阳；主治肾阳虚衰，腰膝冷痹，男子阳痿遗精，女子宫冷不孕，崩漏，癥瘕。用法用量：内服，煎汤，3～5g，或入丸、散；外用，适量，研末调敷。使用注意：阴虚火旺者禁服，不宜久服。(《中华本草》)

[11]天门冬：即天冬，为百合科植物天冬的干燥块根。性味：甘、苦，寒。归经：归肺、肾经。功能主治：养阴润燥，清肺生津；主治肺燥干咳，顿咳痰黏，腰膝酸痛，骨蒸潮热，内热消渴，热病津伤，咽干口渴，肠燥便秘。用法用量：6～12g。(《中国药典》2020年版)

[12]龙骨：为古代哺乳动物象类、犀类、三趾马、牛类、鹿类等的骨骼化石。性味：涩、甘，平。归经：归心、肝、肾、大肠经。功能主治：镇心安神，平肝潜阳，固涩，收敛；主治心悸怔忡，失眠健忘，惊痫癫狂，头晕目眩，自汗盗汗，遗精遗尿，崩漏带下，久泻久痢，溃疡久不收口及湿疮。用法用量：内服，煎汤，10～15g，打碎先煎，或入丸、散；外用，适量，研末撒，或调敷；安神、平肝宜生用，收涩、敛疮宜煅用。使用注意：湿热积滞者慎服。(《中华本草》)《本草经集注》云："得人参、牛黄良；畏石膏。"《药性论》云："忌鱼。"

[13]真朱：即珍珠，为珍珠贝科动物马氏珍珠贝、蚌科动物三角帆蚌或褶纹冠蚌等双壳类动物受刺激形成的珍珠。性味：甘、咸，寒。归经：归心、肝经。功能主治：安神定惊，明目消翳，解毒生肌，润肤祛斑；主治惊悸失眠，惊风癫痫，目赤翳障，疮疡不敛，皮肤色斑。用法用量：0.1～0.3g，多入丸散用；外用，适量。(《中华本草》)《海药本草》言珍珠"为药，须久研如粉面，方堪服饵。研之不细，伤人脏腑"。《神农本草经疏》云："病不由火热者勿用。"《本草新编》云："真珠，生肌最良，疮毒中必用之药。然内毒未净，遽用真珠以生肌，转难收口。"

[14]时罗：即莳萝子，又名小茴香，为伞形科植物茴香的干燥成熟果实。性味：辛，温。归经：归肝、肾、脾、胃经。功能主治：散寒止痛、理气和胃，主治寒疝腹痛、睾丸偏坠、痛经、少腹冷痛、脘腹胀痛、食少吐泻；盐小茴香暖肾散寒止痛，主治寒疝腹痛、睾丸偏坠、经寒腹痛。用法用量：3～6g。(《中国药典》2020年版)

[15]白及：为兰科植物白及的干燥块茎。性味：苦、甘、涩，微寒。归经：归肺、肝、胃经。功能主治：收敛止血，消肿生肌；主治咯血，吐血，外伤出血，疮疡肿毒，皮肤皲裂。用法用量：6～15g，研末吞服3～6g；外用，适量。使用注意：不宜与川乌、制川乌、草乌、制草乌、附子同用。（《中国药典》2020年版）

[16]卢会：即芦荟，为百合科植物库拉索芦荟、好望角芦荟或其他同属近缘植物叶的汁液浓缩干燥物。性味：苦，寒。归经：归肝、胃、大肠经。功能主治：泻下通便，清肝泻火，杀虫疗疳；主治热结便秘、惊痫抽搐、小儿疳积，外治癣疮。用法用量：2～5g，宜入丸散；外用，适量，研末敷患处。（《中国药典》2020年版）《神农本草经疏》曰："凡儿脾胃虚寒作泻及不思食者，禁用。"

[17]石膏：为硫酸盐类石膏族矿物石膏。性味：辛、甘，大寒。归经：归胃、肺经。功能主治：清热泻火，除烦止渴；主治外感热病，高热烦渴，肺热喘咳，胃火亢盛，头痛，牙痛。用法用量：15～50g，先煎。（《中国药典》2020年版）

[18]五倍：即五倍子，为漆树科植物盐肤木、青麸杨或红麸杨叶上的虫瘿，主要由五倍子蚜寄生而形成。性味：酸、涩，寒。归经：归肺、肾、大肠经。功能主治：敛肺降火，涩肠止泻，敛汗，止血，收湿敛疮；主治肺虚久咳，肺热痰嗽，久泻久痢，自汗盗汗，消渴，便血痔血，外伤出血，痈肿疮毒，皮肤湿烂。用法用量：3～6g；外用，适量。（《中国药典》2020年版）

（孙景环）

次耿令君药名韵

曹彦约

赋分微官即忍冬[1]，衣单无计可防风[2]。

四方远志[3]从头去，一水空青[4]到底穷。

地骨[5]自寒谁与祛，天门[6]欲到愧无功。

是谁直上凌羊角[7]，却更从容[8]使脱空。

【作者】 曹彦约（1157—1228），字简甫，号昌谷，南宋大臣，淳熙八年进士。曹彦约曾从朱熹讲学，后受人之召，负责汉阳军事，因部署抗金有方，改知汉阳军，后累官宝谟阁待制、知成都府。嘉定初，曹彦约为湖南转运判官，镇压郴州瑶族动乱，后任利州路转运判官兼知利州，发漕司储粮减价粜与饥民、通商蠲税，并论兵柄财权并列之弊。宝庆元年，擢为兵部侍郎，迁礼部侍郎，不久又授为兵部尚书，力辞不拜，后以华文阁学士致仕，卒谥"文简"。《宋史》称他"可与建立事功"，朱熹道统继承人、女婿黄干称其为"豪杰之士"。

---

[1]忍冬：又名金银花，为忍冬科植物忍冬的干燥花蕾或带初开的花。性味：甘，寒。归经：归肺、心、胃经。功能主治：清热解毒，疏散风热；主治痈肿疔疮，喉痹，丹毒，热毒血痢，风热感冒，温病发热。用法用量：6 ~ 15g。（《中国药典》2020年版）

[2]防风：为伞形科植物防风的根。性味：辛，甘，微温。归经：归膀胱、肝、脾经。功能主治：祛风解表，胜湿止痛，止痉；主治感冒头痛，风湿痹痛，风疹瘙痒，破伤风。用法用量：5 ~ 10g。（《中国药典》2020年版）《本草经集注》言："恶干姜、藜芦、白蔹、芫花。"《新修本草》曰："畏萆薢。"《神农本草经疏》云："诸病血虚痉急，头痛不因于风寒，溏泄不因于寒湿，二便秘涩，小儿脾虚，发搐，慢惊，慢脾风，气升作呕，火升发嗽，阴虚盗汗，阳虚自汗等病，法所同忌。"《得配本草》云："元气虚，病不因风湿者，禁用。"

[3]远志：为远志科植物远志或卵叶远志的干燥根。性味：苦、辛，温。归经：归心、肾、肺经。功能主治：安神益智，交通心肾，祛痰，消肿；主治心肾不交引起的失眠多梦、健忘惊悸、神志恍惚，以及咳痰不爽，疮疡肿毒，乳房肿痛。用法用量：3 ~ 10g。（《中国药典》2020年版）《本草经集注》云："得茯苓、冬葵子、龙骨良，杀天雄、附子毒，畏真珠、藜芦、蜚蠊、齐蛤。"《证类本草》载《药性论》云："远志畏蛴螬。"

[4] 空青：为碳酸盐类孔雀石族矿物蓝铜矿呈球形或中空者。性味：甘、酸，寒；有小毒。归经：归肝经。功能主治：凉肝清热，明目去翳，活血利窍；主治目赤肿痛，青盲，雀目，翳膜内障，中风口㖞，手臂不仁，头风，耳聋。用法用量：外用，适量，研细，水飞，点眼；内服，研末，每次0.3～1g。使用注意：内服宜慎，不宜多服、久服。(《中华本草》)《药性论》云："畏菟丝子。"

[5] 地骨：即地骨皮，为茄科植物枸杞或宁夏枸杞的干燥根皮。性味：甘、寒。归经：归肺、肝、肾经。功能主治：凉血除蒸，清肺降火；主治阴虚潮热，骨蒸盗汗，肺热咳嗽，咯血，衄血，内热消渴。用法用量：9～15g。(《中国药典》2020年版)

[6] 天门：即天门冬、天冬，为百合科植物天冬的干燥块根。性味：甘、苦，寒。归经：归肺、肾经。功能主治：养阴润燥，清肺生津；主治肺燥干咳，顿咳痰黏，腰膝酸痛，骨蒸潮热，内热消渴，热病津伤，咽干口渴，肠燥便秘。用法用量：6～12g。(《中国药典》2020年版)

[7] 凌羊角：即羚羊角，为牛科动物赛加羚羊的角。性味：咸，寒。归经：归肝、心经。功能主治：平肝息风，清肝明目，清热解毒；主治肝风内动证，肝阳上亢证，肝火上炎，目赤翳障，温毒发斑，痈肿疮毒。用法用量：内服，1～3g，宜单煎2h以上；磨汁或研粉服，每次0.3～0.6g。(《中国药典》2020年版)

[8] 从容：即肉苁蓉，为列当科植物肉苁蓉或管花肉苁蓉的干燥带鳞叶的肉质茎。性味：甘、咸，温。归经：归肾、大肠经。功能主治：补肾阳，益精血，润肠通便；主治肾阳不足，精血亏虚，阳痿不孕，腰膝酸软，筋骨无力，肠燥便秘。用法用量：6～10g。(《中国药典》2020年版)《本草蒙筌》云："忌经铁器。"《神农本草经疏》云："泄泻禁用，肾中有热，强阳易兴而精不固者，忌之。"《雷公炮制药性解》云："相火旺者忌用。"《得配本草》云："忌铜、铁……火盛便秘，阳道易举，心虚气胀，皆禁用。"

（孙景环、李松）

再次韵熟药名

曹彦约

善保生经莫怨冬[1]，心存和气自消风[2]。

　谁能聚宝徒夸富，粗有千金不诉穷。

未许二仙[3]为圣散，且将一字见神功。

何时相对清凉饮[4]，越舞齐讴酒不空。

---

[1]莫怨冬：即忍冬，又名金银花，为忍冬科植物忍冬的干燥花蕾或带初开的花。性味：甘，寒。归经：归肺、心、胃经。功能主治：清热解毒，疏散风热；主治痈肿疔疮，喉痹，丹毒，热毒血痢，风热感冒，温病发热。用法用量：6～15g。(《中国药典》2020年版)

[2]自消风：即防风，为伞形科植物防风的根。性味：辛、甘，微温。归经：归膀胱、肝、脾经。功能主治：祛风解表，胜湿止痛，止痉；主治感冒头痛，风湿痹痛，风疹瘙痒，破伤风。用法用量：5～10g。(《中国药典》2020年版)《本草经集注》言："恶干姜、藜芦、白蔹、芫花。"《新修本草》曰："畏萆薢。"《神农本草经疏》云："诸病血虚痉急，头痛不因于风寒，溏泄不因于寒湿，二便秘涩，小儿脾虚，发搐，慢惊，慢脾风，气升作呕，火升发嗽，阴虚盗汗，阳虚自汗等病，法所同忌。"《得配本草》云："元气虚，病不因风湿者，禁用。"

[3]二仙：即仙茅，仙灵脾。

①仙茅：为石蒜科植物仙茅的干燥根茎。性味：辛，热；有毒。归经：归肾、肝、经。功能主治：补肾阳，强筋骨，祛寒湿；主治阳痿精冷，筋骨痿软，腰膝冷痛，阳虚冷泻。用法用量：3～10g。(《中国药典》2020年版)《雷公炮炙论》云："勿犯铁，斑人须鬓。"《神农本草经疏》云："凡一概阴虚发热、咳嗽、吐血、衄血、齿血、溺血、血淋，遗精，白浊，梦与鬼交，肾虚腰痛，脚膝无

力，虚火上炎，口干咽痛，失志阳痿，水涸精竭，不能孕育，老人孤阳无阴，遗溺失精，血虚不能养筋，以致偏枯痿痹，胃家邪热不能杀谷，胃家虚火，嘈杂易饥，三消五疸，阴虚内热外寒，阳厥火极似水等证，法并禁用。"

②仙灵脾：即淫羊藿，为小檗科植物淫羊藿、箭叶淫羊藿、柔毛淫羊藿或朝鲜淫羊藿的干燥叶。性味：辛、甘、温。归经：归肝、肾经。功能主治：补肾阳，强筋骨，祛风湿；主治肾阳虚衰，阳痿遗精，筋骨痿软，风湿痹痛，麻木拘挛。用法用量：6 ~ 10g。（《中国药典》2020 年版）

[4]清凉饮：即清凉饮子。组成：当归（去芦，酒浸），甘草（炙），大黄（蒸，焙），赤芍药。用法用量：上等分为粗末，每服一钱，水一中盏，煎至七分，去滓，温服；量儿大小，虚实加减，微溏利为度；食后、临卧服。功能主治：治小儿血脉壅实，腑脏生热，颊赤多渴，五心烦躁，睡卧不宁，四肢惊掣，及因乳哺不时，寒温失度，令儿血气不理，肠胃不调，或温吐连滞，欲成伏热，或壮热不歇，欲发惊痫；又治风热结核，头面疮疖，目赤咽痛，疮疹余毒，一切壅滞，并宜服之。（《太平惠民和剂局方》）

（孙景环、王琼、徐容一）

新秋药名·其一

洪咨夔

老色苍苍耳[1]向聋，秋声欺得白头翁[2]。

已甘草[3]诏元无分，只苦耽[4]诗久欠功。

引兴从容[5]风月足，放怀浪宕[6]水云空。

雨余凉[7]意生庭户，夜半天河[8]鹊信通。

【作者】洪咨夔（1176—1236），字舜俞，号平斋，中国南宋文学家、诗人。嘉泰二年进士，授如皋主簿。继中教官，调饶州教授。作《大治赋》，受到楼钥

赏识。洪咨夔深研经史，驰骛艺文。其长于制诰，典丽该洽，风骨颀秀，被称为南渡后之大手笔。洪咨夔撰有《春秋说》三十卷、《两汉诏令》三十卷、《两汉诏令擥抄》一百卷等。今存《平斋文集》三十卷、《平斋词》一卷。

　　[1] 苍耳：即苍耳子，为菊科植物苍耳的干燥成熟带总苞的果实。性味：苦、辛，温；有小毒。归经：归肺经。功能主治：散风寒，通鼻窍，祛风湿；主治风寒头痛，鼻塞流涕，鼻衄，鼻渊，风疹瘙痒，湿痹拘挛。用法用量：3 ～ 10g。(《中国药典》2020 年版)《本草纲目》云："忌猪肉、马肉、米泔。"《本草从新》云："散气耗血，虚人勿服。"

　　[2] 白头翁：为毛茛科植物白头翁的干燥根。性味：苦，寒。归经：归胃、大肠经。功能主治：清热解毒，凉血止痢；主治热毒血痢，阴痒带下。用法用量：9 ～ 15g。(《中国药典》2020 年版)《日华子本草》云："得酒良。"《神农本草经疏》云："滞下胃虚不思食及下利完谷不化，泄泻由于虚寒寒湿，而不由于湿毒者，忌之。"《本草从新》云："血分无热者忌。"

　　[3] 甘草：为豆科植物甘草、胀果甘草或光果甘草的干燥根和根茎。性味：甘，平。归经：归心、肺、脾、胃经。功能主治：补脾益气，清热解毒，祛痰止咳，缓急止痛，调和诸药；主治脾胃虚弱、倦怠乏力、心悸气短、咳嗽痰多、脘腹和四肢挛急疼痛、痈肿疮毒，缓解药物毒性、烈性。用法用量：2 ～ 10g。使用注意：不宜与海藻、京大戟、红大戟、甘遂、芫花同用。(《中国药典》2020 年版)

　　[4] 苦耽：又名酸浆，为茄科植物酸浆及挂金灯的全草。性味：酸、苦，寒。归经：归肺、脾经。功能与主治：清热毒，利咽喉，通利二便；主治咽喉肿痛，肺热咳嗽，黄疸，痢疾，水肿，小便淋涩，大便不通，黄水疮，湿疹，丹毒。用法用量：内服，煎汤，9 ～ 15g，或捣汁、研末；外用，适量，煎水洗、研末调敷或捣敷。使用注意：孕妇及脾虚泄泻者禁服。(《中华本草》)

　　[5] 从容：即肉苁蓉，为列当科植物肉苁蓉或管花肉苁蓉的干燥带鳞叶的肉质茎。性味：甘、咸，温。归经：归肾、大肠经。功能主治：补肾阳，益精血，润肠通便；主治肾阳不足，精血亏虚，阳痿不孕，腰膝酸软，筋骨无力，肠燥便秘。用法用量：6 ～ 10g。(《中国药典》2020 年版)《本草蒙筌》云："忌经铁器。"《神农本草经疏》云："泄泻禁用，肾中有热，强阳易兴而精不

固者，忌之。"《雷公炮制药性解》云："相火旺者忌用。"《得配本草》云："忌铜、铁……火盛便秘，阳道易举，心虚气胀，皆禁用。"

[6]浪宕：谐音莨菪，又名天仙子，为茄科植物莨菪的干燥成熟种子。性味：苦、辛，温；有大毒。归经：归心、胃、肝经。功能主治：解痉止痛，平喘，安神；主治胃脘挛痛，喘咳，癫狂。用法用量：0.06～0.6g。使用注意：心脏病、心动过速、青光眼患者及孕妇禁用。(《中国药典》2020年版)

[7]雨余凉：即禹余粮，为氢氧化物类矿物褐铁矿，主含碱式氧化铁。性味：甘、涩，微寒。归经：归胃、大肠经。功能主治：涩肠止泻，收敛止血；主治久泻久痢，大便出血，崩漏带下。用法用量：9～15g，先煎或入丸散。使用注意：孕妇慎用。(《中国药典》2020年版)

[8]半天河：又名上池水，为洒积在竹篱头和树穴中的水。性味：甘，微寒；无毒。功能主治：主治心病、癫狂、外邪、剧毒，以及不适应气候、环境所致的病。槐树间的积水，可以治各种风毒、恶疮、风瘙、疥痒等症。(《本草纲目》)

（孙景环、王琼）

新秋药名·其二

洪咨夔

两眼旋花[1]雪点须，钻头故纸[2]枉工夫。

倦怀懒附子[3]公梼，闲性熟谙摩诘图。

枝拂云香行到桂，叶随风舞又催梧。

乘槎欲到空青[4]问，织女牵牛[5]事有无。

---

[1]旋花：即旋覆花，为菊科植物旋覆花或欧亚旋覆花的干燥头状花序。性味：苦、辛、咸，微温。归经：归肺、脾、胃、大肠经。功能主治：降气，

消痰，行水，止呕；主治风寒咳嗽，痰饮蓄结，胸膈痞满，喘咳痰多，呕吐噫气，心下痞硬。用法用量：3～9g，包煎。（《中国药典》2020年版）

　　[2] 故纸：即补骨脂，为豆科植物补骨脂的干燥成熟果实。性味：辛、苦，温。归经：归肾、脾经。功能主治：温肾助阳、纳气平喘、温脾止泻，外用消风祛斑；主治肾阳不足、阳痿遗精、遗尿尿频、腰膝冷痛、肾虚作喘、五更泄泻，外用主治白癜风、斑秃。用法用量：6～10g；外用，20%～30%酊剂涂患处。（《中国药典》2020年版）《本草害利》云："凡病阴虚火动，梦遗，尿血，小便短涩及目赤口苦舌干，大便燥结，内热作渴，火升目赤，易饥嘈杂，湿热成痿，以致骨乏无力者，皆不宜服。"

　　[3] 附子：为毛茛科植物乌头的子根的加工品。性味：辛、甘，大热；有毒。归经：归心、肾、脾经。功能主治：回阳救逆，补火助阳，散寒止痛；主治亡阳虚脱，肢冷脉微，心阳不足，胸痹心痛，虚寒吐泻，脘腹冷痛，肾阳虚衰，阳痿宫冷，阴寒水肿，阳虚外感，寒湿痹痛。用法用量：3～15g，先煎，久煎。使用注意：孕妇慎用，不宜与半夏、瓜蒌、瓜蒌子、瓜蒌皮、天花粉、川贝母、浙贝母、平贝母、伊贝母、湖北贝母、白蔹、白及同用。（《中国药典》2020年版）

　　[4] 空青：为碳酸盐类孔雀石族矿物蓝铜矿呈球形或中空者。性味：甘、酸，寒；有小毒。归经：归肝经。功能主治：凉肝清热，明目去翳，活血利窍；主治目赤肿痛，青盲，雀目，翳膜内障，中风口㖞，手臂不仁，头风，耳聋。用法用量：外用，适量，研细，水飞，点眼；内服，研末，每次0.3～1g。使用注意：内服宜慎，不宜多服、久服。（《中华本草》）《药性论》云："畏菟丝子。"

　　[5] 牵牛

　　①牵牛子：为旋花科植物裂叶牵牛或圆叶牵牛的干燥成熟种子。性味：苦，寒；有毒。归经：归肺、肾、大肠经。功能主治：泻水通便，消痰涤饮，杀虫攻积；主治水肿胀满，二便不通，痰饮积聚，气逆喘咳，虫积腹痛。用法用量：3～6g；入丸散服，每次1.5～3g。使用注意：孕妇禁用，不宜与巴豆、巴豆霜同用。（《中国药典》2020年版）

　　②牵牛花：《增广和剂局方药性总论》载牵牛花"味苦，寒；有毒。主下气，疗脚满水肿，除风毒，利小便。《药性论》云：使。味有小毒。治癖癥气

块，利大小便，除水气虚肿，落胎。《日华子》云：味苦。得青木香、干姜，良。取腰痛，下冷脓，泻蛊毒药，并一切气壅滞"。

（孙景环、王琼）

效皮陆体药名诗寄李献甫

冯　山

半夏[1]劳奔走，当归[2]计未成。

向乌头[3]雪白，虽远志[4]澄清。

白屋游偏早，青云梦数惊。

预知[5]皆系命，无患可伤生。

泉水怀乡国，灵仙[6]得古城。

萎蕤[7]差病力，安息[8]愧民情。

兰草[9]园池静，槐花[10]道路平。

野翁宜散诞，故纸[11]任纵横。

问话思黄叶，论文忆长卿[12]。

余粮[13]添瓮盎，乱发散簪缨。

紫茸[14]江山秀，婆娑[15]桂柏荣。

枫香[16]余雨气，桐叶[17]变秋声。

险语尝钩吻[18]，昏瞳屡决明[19]。

鸬鹚[20]闲自酌，琥珀[21]向谁倾。

茛宕[22]官资浅，螵蛸[23]活计轻。

每将苏子[24]校，多谢使君[25]名。

满把黄金屑[26]，知音白玉英[27]。

青箱[28]空聚古，败将敢论兵。

苦练诗方就，旁通笔未精。

前贤如及已[29]，海藻[30]愿题评。

【作者】 冯山（？—1094），字允南，初名献能，时称鸿硕先生。嘉祐二年进士。熙宁末期，为秘书丞、通判梓州。邓绾荐为台官，不就，退居。后范祖禹荐于朝，官终祠部郎中。著有《安岳集》二十卷，工于诗，今存诗集十二卷，收录于《四库总目》，流传于世。

---

[1] 半夏：为天南星科植物半夏的干燥块茎。性味：辛，温；有毒。归经：归脾、胃、肺经。功能主治：燥湿化痰，降逆止呕，消痞散结；主治湿痰寒痰、咳喘痰多、痰饮眩悸、风痰眩晕、痰厥头痛、呕吐反胃、胸脘痞闷、梅核气，外治痈肿痰核。用法用量：内服一般炮制后使用，3～9g；外用，适量，磨汁涂或研末以酒调敷患处。使用注意：不宜与川乌、制川乌、草乌、制草乌、附子同用，生品内服宜慎。（《中国药典》2020年版）

[2] 当归：为伞形科植物当归的干燥根。性味：甘、辛，温。归经：归肝、心、脾经。功能主治：补血活血、调经止痛、润肠通便，主治血虚萎黄、眩晕心悸、月经不调、经闭痛经、虚寒腹痛、风湿痹痛、跌仆损伤、痈疽疮疡、肠燥便秘；酒当归活血通经，主治经闭痛经、风湿痹痛、跌仆损伤。用法用量：6～12g。（《中国药典》2020年版）《本草经集注》言："畏菖蒲、海藻、牡蒙。"《神农本草经疏》言："肠胃薄弱，泄泻溏薄及一切脾胃病，恶食，不思食及食不消，并禁用之，即在产后胎前，亦不得入。"《本草汇言》云："风寒未清，恶寒发热，表证外见者，并禁用之。"

[3] 乌头

①川乌：为毛茛科植物乌头的干燥母根。性味：辛、苦，热；有大毒。归经：归心、肝、肾、脾经。功能主治：祛风除湿，温经止痛；主治风寒湿痹，关节疼痛，心腹冷痛，寒疝作痛，还用于麻醉止痛。用法用量：一般炮

制后用。使用注意：生品内服宜慎，孕妇禁用，不宜与半夏、瓜蒌、瓜蒌子、瓜蒌皮、天花粉、川贝母、浙贝母、平贝母、伊贝母、湖北贝母、白蔹、白及同用。(《中国药典》2020年版)

②附子：为毛茛科植物乌头的子根的加工品。性味：辛、甘，大热；有毒。归经：归心、肾、脾经。功能主治：回阳救逆，补火助阳，散寒止痛；主治亡阳虚脱，肢冷脉微，心阳不足，胸痹心痛，虚寒吐泻，脘腹冷痛，肾阳虚衰，阳痿宫冷，阴寒水肿，阳虚外感，寒湿痹痛。用法用量：3～15g，先煎，久煎。使用注意：孕妇慎用，不宜与半夏、瓜蒌、瓜蒌子、瓜蒌皮、天花粉、川贝母、浙贝母、平贝母、伊贝母、湖北贝母、白蔹、白及同用。(《中国药典》2020年版)

[4]远志：为远志科植物远志或卵叶远志的干燥根。性味：苦、辛，温。归经：归心、肾、肺经。功能主治：安神益智，交通心肾，祛痰，消肿；主治心肾不交引起的失眠多梦、健忘惊悸、神志恍惚，以及咳痰不爽，疮疡肿毒，乳房肿痛。用法用量：3～10g。(《中国药典》2020年版)《本草经集注》云："得茯苓、冬葵子、龙骨良，杀天雄、附子毒，畏真珠、藜芦、蜚蠊、齐蛤。"《证类本草》载《药性论》云："远志畏蛴螬。"

[5]预知：即预知子，别名八月札、木通子，为木通科植物木通、三叶木通或白木通的成熟果实。性味：微苦，平。归经：归肝、胃、膀胱经。功能主治：疏肝和胃，活血止痛，软坚散结，利小便；主治肝胃气滞，脘腹、胁肋胀痛，饮食不消，下痢，疝气疼痛，腰痛，经闭痛经，瘿瘤瘰疬，恶性肿瘤。用法用量：内服，煎汤，9～15g，大剂量可用30～60g，或浸酒。使用注意：孕妇慎服。(《中华本草》)《神农本草经疏》云："凡病人脾虚作泄泻者勿服。"

[6]灵仙：即威灵仙，为毛茛科植物威灵仙、棉团铁线莲或东北铁线莲的干燥根和根茎。性味：辛、咸，温。归经：归膀胱经。功能主治：祛风湿，通经络；主治风湿痹痛，肢体麻木，筋脉拘挛，屈伸不利。用法用量：6～10g。(《中国药典》2020年版)

[7]葳蕤：谐音葳蕤，别名玉竹，为百合科植物玉竹的干燥根茎。性味：甘，微寒。归经：归肺、胃经。功能主治：养阴润燥，生津止渴；主治肺胃阴伤，燥热咳嗽，咽干口渴，内热消渴。用法用量：6～12g。(《中国药典》

2020 年版）

[8] 安息：即安息香，为安息香科植物安息香和越南安息香的树脂。性味：辛、苦，平。归经：归心、肝、脾经。功能主治：开窍醒神，豁痰辟秽，行气活血，止痛；主治中风痰厥，惊痫昏迷，产后血晕，心腹疼痛，风痹肢节痛。用法用量：内服，研末，0.3 ~ 1.5g，或入丸、散。使用注意：阴虚火旺者慎服。（《中华本草》）《本经逢原》云："凡气虚少食，阴虚多火者禁用。"

[9] 兰草：别名兰花，为兰科植物建兰、春兰、蕙兰、寒兰、多花兰或台兰的花。性味：辛，平。归经：归肺、脾、肝经。功能主治：调气和中，止咳，明目；主治胸闷、腹泻、久咳、青盲、内障。用法用量：内服，泡茶或水炖，3 ~ 9g。（《中华本草》）

[10] 槐花：为豆科植物槐的干燥花及花蕾。性味：苦，微寒。归经：归肝、大肠经。功能主治：凉血止血，清肝泻火；主治便血，痔血，血痢，崩漏，吐血，衄血，肝热目赤，头痛眩晕。用法用量：5 ~ 10g。（《中国药典》2020 年版）

[11] 故纸：即补骨脂，为豆科植物补骨脂的干燥成熟果实。性味：辛、苦，温。归经：归肾、脾经。功能主治：温肾助阳、纳气平喘、温脾止泻，外用消风祛斑；主治肾阳不足、阳痿遗精、遗尿尿频、腰膝冷痛、肾虚作喘、五更泄泻，外用治疗白癜风、斑秃。用法用量：6 ~ 10g；外用，20% ~ 30% 酊剂涂患处。（《中国药典》2020 年版）《本草害利》云："凡病阴虚火动，梦遗，尿血，小便短涩及目赤口苦舌干，大便燥结，内热作渴，火升目赤，易饥嘈杂，湿热成痿，以致骨乏无力者，皆不宜服。"

[12] 长卿：即徐长卿，为萝藦科植物徐长卿的干燥根和根茎。性味：辛，温。归经：归肝、胃经。功能主治：祛风，化湿，止痛，止痒；主治风湿痹痛，胃痛胀满，牙痛，腰痛，跌仆伤痛，风疹，湿疹。用法用量：3 ~ 12g，后下。（《中国药典》2020 年版）

[13] 余粮：即禹余粮，为氢氧化物类矿物褐铁矿，主含碱式氧化铁。性味：甘、涩，微寒。归经：归胃、大肠经。功能主治：涩肠止泻，收敛止血；主治久泻久痢，大便出血，崩漏带下。用法用量：9 ~ 15g，先煎或入丸散。使用注意：孕妇慎用。（《中国药典》2020 年版）

[14] 紫茜：即紫菀，为菊科植物紫菀的干燥根及根茎。性味：辛、苦，

温。归经：归肺经。功能主治：润肺下气，消痰止咳；主治痰多喘咳，新久咳嗽，劳嗽咳血。用法用量：5～10g。(《中国药典》2020年版)

[15]婆娑：对应的药物为婆娑石。婆娑石，又名摩挲石，生南海，胡人采得之。其石绿色，无斑点，有金星，磨成乳汁者为上。又有豆斑石，虽亦解毒，而功力不及。复有鄂绿，有文理，磨铁成铜色，人多以此为之，非真也。验法，以水磨点鸡冠热血，当化成水是也。性味：甘、淡；无毒。功能主治：解一切药毒，瘴疫、热闷、头痛。(《本草纲目》)

[16]枫香：即枫香脂，又名白胶香，为金缕梅科植物枫香的树脂。性味：辛、苦，平。归经：归脾、肺、肝经。功能主治：祛风活血，解毒止痛，止血，生肌；主治痈疽，疮疹，瘰疬，齿痛，痹痛，瘫痪，吐血，衄血，咯血，外伤出血，皮肤皲裂。用法用量：内服，煎汤，3～6g，一般入丸、散；外用，适量，研末撒，或调敷，或制膏摊贴，亦可制成熏烟药。(《中华本草》)《得配本草》云："内服多不宜。"

[17]桐叶：又名泡桐叶，为玄参科植物泡桐或毛泡桐的叶。性味：苦，寒。功能主治：清热解毒，止血消肿；主治痈疽，疔疮肿毒，创伤出血。用法用量：外用，以醋蒸贴、捣敷或捣汁涂；内服，煎汤，15～30g。(《中华本草》)

[18]钩吻：为马钱科植物胡蔓藤的全株。性味：辛、苦，温；有大毒。功能主治：祛风攻毒，散结消肿，止痛；主治疥癞，湿疹，瘰疬，痈肿，疔疮，跌打损伤，风湿痹痛，神经痛。用法用量：外用，适量，捣敷，或研末调敷，或煎水洗，或烟熏。使用注意：本品有剧毒，只作外用，切忌内服。(《中华本草》)

[19]决明：即决明子，为豆科植物纯叶决明或决明（小决明）的干燥成熟种子。性味：甘、苦、咸，微寒。归经：归肝、大肠经。功能主治：清热明目，润肠通便；主治目赤涩痛，羞明多泪，头痛眩晕，目暗不明，大便秘结。用法用量：9～15g。(《中国药典》2020年版)《本草经集注》曰："著实为之使。恶大麻子。"

[20]鸬鹚：为鸬鹚科动物鸬鹚，以肉入药。性味：酸、咸，寒。归经：归脾经。功能主治：利水消肿；主治水肿腹大等。用法用量：内服，烧存性，研末，5～10g，开水或米饮调服。使用注意：孕妇慎用。(《全国中草药汇编》)

[21]琥珀：为古代松科松属植物的树脂，埋藏地下经年久转化而成的化石样物质。性味：甘，平。归经：归心、肝、膀胱经。功能主治：镇惊安神，散瘀止血，利水通淋，去翳明目；主治惊悸失眠，惊风癫痫，血滞经闭，产后瘀滞腹痛，癥瘕积聚，血淋尿血，目生障翳，痈肿疮毒。用法用量：内服，研末，1～3g，或入丸、散；外用，适量，研末撒，或点眼。使用注意：阴虚内热及无瘀滞者慎服。（《中华本草》）《神农本草经疏》云："凡阴虚内热，火炎水涸，小便因少而不利者，勿服琥珀以强利之，利之则愈损其阴。"

[22]莨菪：即莨菪，又名天仙子，为茄科植物莨菪的干燥成熟种子。性味：苦、辛，温；有大毒。归经：归心、胃、肝经。功能主治：解痉止痛，平喘，安神；主治胃脘挛痛，喘咳，癫狂。用法用量：0.06～0.6g。使用注意：心脏病、心动过速、青光眼患者及孕妇禁用。（《中国药典》2020年版）

[23]螵蛸：谐音螵蛸。

①桑螵蛸：为螳螂科昆虫大刀螂、小刀螂或巨斧螳螂的干燥卵鞘。以上三种分别习称"团螵蛸""长螵蛸"及"黑螵蛸"。性味：甘、咸，平。归经：归肝、肾经。功能主治：固精缩尿，补肾助阳；主治遗精滑精，遗尿尿频，小便白浊。用法用量：5～10g。（《中国药典》2020年版）

②海螵蛸：为乌贼科动物无针乌贼或金乌贼的干燥内壳。性味：咸、涩，温。归经：归脾、肾经。功能主治：收敛止血，涩精止带，制酸止痛，收湿敛疮；主治吐血衄血、崩漏便血、遗精滑精、赤白带下、胃痛吞酸，外治损伤出血、湿疹湿疮、溃疡不敛。用法用量：5～10g；外用，适量，研末敷患处。（《中国药典》2020年版）

[24]苏子：即紫苏子，为唇形科植物紫苏的干燥成熟果实。性味：辛，温。归经：归肺经。功能主治：降气化痰，止咳平喘，润肠通便；主治痰壅气逆，咳嗽气喘，肠燥便秘。用法用量：3～10g。（《中国药典》2020年版）《本经逢原》云苏子"忤主疏泄，气虚久嗽、阴虚喘逆、脾虚便滑者，皆不可用"。

[25]使君：即使君子，为使君子科植物使君子的干燥成熟果实。性味：甘，温。归经：归脾、胃经。功能主治：杀虫消积；主治蛔虫病，蛲虫病，虫积腹痛，小儿疳积。用法用量：使君子9～12g，捣碎入煎剂；使君子仁6～9g，多入丸散或单用，1～2次分服；小儿每岁1～1.5粒，炒香嚼服，

1日总量不超过20粒。使用注意：服药时忌饮浓茶。（《中国药典》2020年版）《本草纲目》言："忌饮热茶，犯之即泻。"《神农本草经疏》言："忌食热物。"《本草汇言》云："脾胃虚寒之子，又不宜多用，多食则发呃……苟无虫积，服之必致损人。"

[26]黄金屑：《医学入门》载"金屑辛平除风热，善止惊痫镇心神，止咳血渴退蒸劳，坚髓利脏生杀人。金，禁也，刚严而禁制也；屑，砂中生末也。金生于土，故从土。禀气中央阴巳之魂，生者杀人，热者服之亦伤肌。雷公云：凡金银铜铁器，借气以生药力而已。入药用则消人脂，有毒。主风热癫痫，除邪毒气，镇心神，安魂魄，止上气咳嗽，伤寒肺损吐血作渴，骨蒸劳，坚骨髓，利五脏，调和血脉。又主小儿惊伤五脏，风痫失志。入药多用金器，水煎取汁，或金箔。畏水银，恶锡。误中生金毒者，惟鹧鸪肉可解"。

[27]白玉英：神仙掌花的别名，为仙人掌科植物仙人掌及绿仙人掌的花。性味：甘，凉。功能主治：凉血止血；主治吐血。用法用量：内服，煎汤，3～9g。（《中华本草》）

[28]青箱：即青葙子，为苋科植物青葙的干燥成熟种子。性味：苦，微寒。归经：归肝经。功能主治：清肝泻火，明目退翳；主治肝热目赤，目生翳膜，视物昏花，肝火眩晕。用法用量：9～15g。使用注意：本品有扩散瞳孔作用，青光眼患者禁用。（《中国药典》2020年版）

[29]及已：即及己，为金粟兰科植物及己的根。性味：苦，平；有毒。归经：归肝经。功能主治：活血散瘀，祛风止痛，解毒杀虫；主治跌打损伤，骨折，经闭，风湿痹痛，疔疮疖肿，疥癣，皮肤瘙痒，毒蛇咬伤。用法用量：外用，适量，捣敷或煎水熏洗；内服，煎汤，1.5～3g，或泡酒，或入丸、散。（《中华本草》）

[30]海藻：为马尾藻科植物海蒿子或羊栖菜的干燥藻体。前者习称"大叶海藻"，后者习称"小叶海藻"。性味：苦、咸，寒。归经：归肝、胃、肾经。功能主治：消痰软坚散结，利水消肿；主治瘿瘤，瘰疬，睾丸肿痛，痰饮水肿。用法用量：6～12g。（《中国药典》2020年版）

（孙景环、王琼、周源）

生查子·其二·药名闺情

陈　亚

相思[1]意已[2]深，白纸[3]书难足。

字字苦参[4]商，故要槟郎[5]读[6]。

分明记得约当归[7]，远至[8]樱桃熟。

何事菊花[9]时，犹未回乡[10]曲。

---

[1]相思：对应的中药为相思子，别称红豆。相思子为豆科植物相思子的成熟种子。性味：苦、辛，平；有大毒。功能主治：清热解毒，祛痰，杀虫；主治痈疮，腮腺炎，疥癣，风湿骨痛。用法用量：外用，适量，研末调敷，或煎水洗，或熬膏涂。（《中华本草》）

[2]意已：即薏苡仁，为禾本科植物薏米的干燥成熟种仁。性味：甘、淡，凉。归经：归脾、胃、肺经。功能主治：利水渗湿，健脾止泻，除痹，排脓，解毒散结；主治水肿，脚气，小便不利，脾虚泄泻，湿痹拘挛，肺痈，肠痈，赘疣，癌肿。用法用量：9～30g。使用注意：孕妇慎用。（《中国药典》2020年版）

[4]苦参：为豆科植物苦参的干燥根。性味：苦，寒。归经：归心、肝、胃、大肠、膀胱经。功能主治：清热燥湿，杀虫，利尿；主治热痢、便血、黄疸尿闭、赤白带下、阴肿阴痒、湿疹、湿疮、皮肤瘙痒、疥癣麻风，外治滴虫性阴道炎。用法用量：4.5～9g；外用，适量，煎汤洗患处。使用注意：不宜与藜芦同用。（《中国药典》2020年版）

[5]槟郎：即槟榔，为棕榈科植物槟榔的干燥成熟种子。性味：苦、辛，温。归经：归胃、大肠经。功能主治：杀虫，消积，行气，利水，截疟；主治绦虫病、蛔虫病、姜片虫病、虫积腹痛、积滞泻痢、里急后重、水肿脚气、疟疾。用法用量：3～10g；驱绦虫、姜片虫，30～60g。（《中国药典》2020

年版）

[6] 郎读：即狼毒，为瑞香科植物瑞香狼毒的根。性味：苦、辛，平；有毒。归经：归肺、脾、肝经。功能主治：泻水逐饮，破积杀虫；主治水肿腹胀，痰食虫积，心腹疼痛，癥瘕积聚，结核，疥癣。用法用量：内服，煎汤1～3g，或入丸、散；外用，适量，研末调敷，或醋磨汁涂，或取鲜根去皮捣烂敷。使用注意：体质虚弱及孕妇禁服；本品有毒，内服宜慎，过量服用可引起中毒，出现腹痛、腹泻、里急后重等症，孕妇可致流产。（《中华本草》）《本草经集注》曰："大豆为之使。恶麦句姜。"《本草纲目》载："畏占斯、密陀僧。"《本草汇言》云："脾元不足，真气日乏者，不可妄施。"《得配本草》云："畏醋。"

[7] 当归：为伞形科植物当归的干燥根。性味：甘、辛，温。归经：归肝、心、脾经。功能主治：补血活血、调经止痛、润肠通便，主治血虚萎黄、眩晕心悸、月经不调、经闭痛经、虚寒腹痛、风湿痹痛、跌仆损伤、痈疽疮疡、肠燥便秘；酒当归活血通经，主治经闭痛经、风湿痹痛、跌仆损伤。用法用量：6～12g。（《中国药典》2020年版）《本草经集注》言："畏菖蒲、海藻、牡蒙。"《神农本草经疏》言："肠胃薄弱，泄泻溏薄及一切脾胃病，恶食，不思食及食不消，并禁用之，即在产后胎前，亦不得入。"《本草汇言》云："风寒未清，恶寒发热，表证外见者，并禁用之。"

[8] 远至：即远志，为远志科植物远志或卵叶远志的干燥根。性味：苦、辛，温。归经：归心、肾、肺经。功能主治：安神益智，交通心肾，祛痰，消肿；主治心肾不交引起的失眠多梦、健忘惊悸、神志恍惚，以及咳痰不爽，疮疡肿毒，乳房肿痛。用法用量：3～10g。（《中国药典》2020年版）《本草经集注》云："得茯苓、冬葵子、龙骨良，杀天雄、附子毒，畏真珠、藜芦、蜚蠊、齐蛤。"《证类本草》载《药性论》云："远志畏蛴螬。"

[9] 菊花：为菊科植物菊的干燥头状花序。性味：甘、苦，微寒。归经：归肺、肝经。功能主治：散风清热，平肝明目，清热解毒；主治风热感冒，头痛眩晕，目赤肿痛，眼目昏花，疮痈肿毒。用法用量：5～10g。（《中国药典》2020年版）

[10] 回乡：谐音茴香，即小茴香，为伞形科植物茴香的干燥成熟果实。性味：辛，温。归经：归肝、肾、脾、胃经。功能主治：散寒止痛、理气和胃，

主治寒疝腹痛、睾丸偏坠、痛经、少腹冷痛、脘腹胀痛、食少吐泻；盐小茴香暖肾散寒止痛，主治寒疝腹痛、睾丸偏坠、经寒腹痛。用法用量：3 ～ 6g。（《中国药典》2020 年版）

（孙景环、王琼、周源）

满庭芳·静夜思

辛弃疾

云母[1]屏开，珍珠[2]帘闭，防风[3]吹散沉香[4]。

离情抑郁，金[5]缕织硫黄[6]。

柏[7]影桂枝[8]交映，从容[9]起，弄水银[10]堂。

连翘[11]首，惊过半夏[12]，凉透薄荷[13]裳。

一钩藤[14]上月，寻常山[15]夜，梦宿沙[16]场。

早已轻粉[17]黛，独活[18]空房。

欲续断[19]弦未得，乌头[20]白，最苦参[21]商。

当归[22]也！茱萸[23]熟，地[24]老菊花[25]黄。

【作者】辛弃疾（1140—1207），原字坦夫，后改字幼安，中年后别号稼轩；南宋官员、将领、文学家，豪放派词人，有"词中之龙"之称；与苏轼合称"苏辛"，与李清照并称"济南二安"。辛弃疾 21 岁参加抗金义军，不久归南宋。其历任湖北、江西、湖南、福建、浙东安抚使等职，一生力主抗金。辛弃疾曾上书《美芹十论》与《九议》，条陈战守之策。其词抒写力图恢复国家统一的爱国热情，倾诉壮志难酬的悲愤，对当时执政者的屈辱求和有颇多谴责。辛弃疾的词作题材广阔，善用前人典故入词，风格既沉雄豪迈，又不乏细腻柔媚。

[1]云母：为硅酸盐类云母族矿物白云母。性味：甘，温。归经：归心、肝、肺经。功能主治：安神镇惊，敛疮止血；主治心悸，失眠，眩晕，癫痫，久泻，带下，外伤出血，湿疹。用法用量：内服，煎汤，10 ~ 15g，或入丸、散；外用，适量，研末撒或调敷。使用注意：阴虚火旺及大便秘结者禁服。（《中华本草》）《本草经集注》曰："泽泻为之使，畏鮀甲及流水。"《药性论》曰："恶徐长卿，忌羊血。"《本经逢原》云："阴虚火炎者，慎勿误与。"

[2]珍珠：为珍珠贝科动物马氏珍珠贝、蚌科动物三角帆蚌或褶纹冠蚌等双壳类动物受刺激形成的珍珠。性味：甘、咸，寒。归经：归心、肝经。功能主治：安神定惊，明目消翳，解毒生肌，润肤祛斑；主治惊悸失眠，惊风癫痫，目赤翳障，疮疡不敛，皮肤色斑。用法用量：0.1 ~ 0.3g，多入丸散用；外用，适量。（《中华本草》）《海药本草》言珍珠"为药，须久研如粉面，方堪服饵。研之不细，伤人脏腑"。《神农本草经疏》云："病不由火热者勿用。"《本草新编》云："真珠，生肌最良，疮毒中必用之药。然内毒未净，遽用真珠以生肌，转难收口。"

[3]防风：为伞形科植物防风的根。性味：辛、甘，微温。归经：归膀胱、肝、脾经。功能主治：祛风解表，胜湿止痛，止痉；主治感冒头痛，风湿痹痛，风疹瘙痒，破伤风。用法用量：5 ~ 10g。（《中国药典》2020年版）《本草经集注》言："恶干姜、藜芦、白蔹、芫花。"《新修本草》曰："畏萆薢。"《神农本草经疏》云："诸病血虚痉急，头痛不因于风寒，溏泄不因于寒湿，二便秘涩，小儿脾虚，发搐，慢惊，慢脾风，气升作呕，火升发嗽，阴虚盗汗，阳虚自汗等病，法所同忌。"《得配本草》云："元气虚，病不因风湿者，禁用。"

[4]沉香：为瑞香科植物白木香含有树脂的木材。性味：辛、苦，微温。归经：归脾、胃、肾经。功能主治：行气止痛，温中止呕，纳气平喘；主治胸腹胀闷疼痛，胃寒呕吐呃逆，肾虚气逆喘急。用法用量：1 ~ 5g，后下。（《中国药典》2020年版）

[5]郁金：为姜科植物温郁金、姜黄、广西莪术或蓬莪术的干燥块根。性味：辛、苦，寒。归经：归肝、心、肺经。功能主治：活血止痛，行气解郁，清心凉血，利胆退黄；主治胸胁刺痛，胸痹心痛，经闭痛经，乳房胀痛，热病神昏，癫痫发狂，血热吐衄，黄疸尿赤。用法用量：3 ~ 10g。使用注意：不宜与丁香、母丁香同用。（《中国药典》2020年版）

[6] 硫黄：为自然元素类矿物硫族自然硫，采挖后，加热熔化，除去杂质；或用含硫矿物经加工制得。性味：酸，温；有毒。归经：归肾、大肠经。功能主治：外用解毒杀虫疗疮，内服补火助阳通便；外用主治疥癣、秃疮、阴疽恶疮，内服主治阳痿足冷、虚喘冷哮、虚寒便秘。用法用量：外用，适量，研末油调涂敷患处；内服 1.5 ~ 3g，炮制后入丸散服。使用注意：孕妇慎用，不宜与芒硝、玄明粉同用。(《中国药典》2020 年版)

[7] 黄柏：为芸香科植物黄皮树的干燥树皮。性味：苦，寒。归经：归肾、膀胱经。功能主治：清热燥湿、泻火除蒸、解毒疗疮，主治湿热泻痢、黄疸尿赤、带下阴痒、热淋涩痛、脚气痿躄、骨蒸劳热、盗汗、遗精、疮疡肿毒、湿疹湿疮；盐黄柏滋阴降火，主治阴虚火旺、盗汗骨蒸。用法用量：3 ~ 12g；外用，适量。(《中国药典》2020 年版)《神农本草经疏》云："阴阳两虚之人，病兼脾胃薄弱，饮食少进及食不消，或兼泄泻，或恶冷物及好热食，肾虚天明作泄，上热下寒，小便不禁，少腹冷痛，子宫寒，血虚不孕，阳虚发热，瘀血停滞，产后血虚发热，金疮发热，痈疽溃后发热，伤食发热，阴虚小水不利，痘后脾虚小水不利，血虚不得眠，血虚烦躁，脾阴不足作泄等证，法咸忌之。"

[8] 桂枝：为樟科植物肉桂的干燥嫩枝。性味：辛、甘，温。归经：归心、肺、膀胱经。功能主治：发汗解肌，温通经脉，助阳化气，平冲降气；主治风寒感冒，脘腹冷痛，血寒经闭，关节痹痛，痰饮，水肿，心悸，奔豚。用法用量：3 ~ 10g。(《中国药典》2020 年版)

[9] 从容：即肉苁蓉，为列当科植物肉苁蓉或管花肉苁蓉的干燥带鳞叶的肉质茎。性味：甘、咸，温。归经：归肾、大肠经。功能主治：补肾阳，益精血，润肠通便；主治肾阳不足，精血亏虚，阳痿不孕，腰膝酸软，筋骨无力，肠燥便秘。用法用量：6 ~ 10g。(《中国药典》2020 年版)《本草蒙筌》云："忌经铁器。"《神农本草经疏》云："泄泻禁用，肾中有热，强阳易兴而精不固者，忌之。"《雷公炮制药性解》云："相火旺者忌用。"《得配本草》云："忌铜、铁……火盛便秘，阳道易举，心虚气胀，皆禁用。"

[10] 水银：为自然元素类液态矿物自然汞，主要从辰砂矿经加工提炼制成。性味：辛，寒；有毒。归经：归心、肝、肾经。功能主治：杀虫，攻毒；主治疥癣，梅毒，恶疮，痔瘘。用法用量：外用，适量，涂擦。使用注意：

大毒之品，不宜内服，孕妇禁用；外用亦不可过量或久用，主治溃疡创面时，尤须注意，以免吸收中毒。(《中华本草》《证类本草》载陈藏器云："人患疮疥，多以水银涂之，性滑重，直入肉，宜慎之。"《神农本草经疏》云："头疮切不可用，恐入经络，必缓筋骨……惟宜外敷，不宜内服。"

[11]连翘：为木犀科植物连翘的干燥果实。性味：苦，微寒。归经：归肺、心、小肠经。功能主治：清热解毒，消肿散结，疏散风热；主治痈疽，瘰疬，乳痈，丹毒，风热感冒，温病初起，温热入营，高热烦渴，神昏发斑，热淋涩痛。用法用量：6～15g。(《中国药典》2020年版)《神农本草经疏》曰："痈疽已溃勿服。火热由于虚者勿服。脾胃薄弱，易于作泄者勿服。"

[12]半夏：为天南星科植物半夏的干燥块茎。性味：辛，温；有毒。归经：归脾、胃、肺经。功能主治：燥湿化痰，降逆止呕，消痞散结；主治湿痰寒痰、咳喘痰多、痰饮眩悸、风痰眩晕、痰厥头痛、呕吐反胃、胸脘痞闷、梅核气，外治痈肿痰核。用法用量：内服一般炮制后使用，3～9g；外用，适量，磨汁涂或研末以酒调敷患处。使用注意：不宜与川乌、制川乌、草乌、制草乌、附子同用；生品内服宜慎。(《中国药典》2020年版)

[13]薄荷：为唇形科植物薄荷的干燥地上部分。性味：辛，凉。归经：归肺、肝经。功能主治：疏散风热，清利头目，利咽，透疹，疏肝行气；主治风热感冒，风温初起，头痛，目赤，喉痹，口疮，风疹，麻疹，胸胁胀闷。用法用量：3～6g，后下。(《中国药典》2020年版)《增广和剂局方药性总论》云："新病人勿食，令人虚汗不止。"《本经逢原》云："多服久服令人虚冷，瘦弱人多服动消渴病；阴虚发热，咳嗽自汗者勿施。"《本草从新》云："辛香伐气，多服损肺伤心，虚者远之。"

[14]钩藤：为茜草科植物钩藤、大叶钩藤、毛钩藤、华钩藤或无柄果钩藤的干燥带钩茎枝。性味：甘，凉。归经：归肝、心包经。功能主治：息风定惊，清热平肝；主治肝风内动，惊痫抽搐，高热惊厥，感冒夹惊，小儿惊啼，妊娠子痫，头痛眩晕。用法用量：3～12g，后下。(《中国药典》2020年版)

[15]常山：为虎耳草科植物常山的干燥根。性味：苦、辛，寒；有毒。归经：归肺、肝、心经。功能主治：涌吐痰涎，截疟；主治痰饮停聚，胸膈痞塞，疟疾。用法用量：5～9g。(《中国药典》2020年版)

[16]宿砂：砂仁的别称，为姜科植物阳春砂、绿壳砂或海南砂的干燥成熟

果实。性味：辛，温。归经：归脾、胃、肾经。功能主治：化湿开胃，温脾止泻，理气安胎；主治湿浊中阻，脘痞不饥，脾胃虚寒，呕吐泄泻，妊娠恶阻，胎动不安。用法用量：3～6g，后下。（《中国药典》2020年版）

[17] 轻粉：为氯化亚汞。性味：辛，寒；有毒。归经：归小肠、大肠经。功能主治：外用杀虫、攻毒、敛疮，内服祛痰消积、逐水通便；外用主治疥疮、顽癣、臁疮、梅毒、疮疡、湿疹，内服主治痰涎积滞、水肿臌胀、二便不利。用法用量：外用，适量，研末掺敷患处；内服每次0.1～0.2g，1日1～2次，多入丸剂或装胶囊服，服后漱口。使用注意：本品有毒，不可过量；内服慎用；孕妇禁服。（《中国药典》2020年版）

[18] 独活：为伞形科植物重齿毛当归的干燥根。性味：辛、苦，微温。归经：归肾、膀胱经。功能主治：祛风除湿，通痹止痛；主治风寒湿痹，腰膝疼痛，少阴伏风头痛，风寒挟湿头痛。用法用量：3～10g。（《中国药典》2020年版）《本草经集注》云："蠡实为之使。"《本经逢原》云："气血虚而遍身痛及阴虚下体痿弱者禁用。一切虚风类中，咸非独活所宜。"

[19] 续断：为川续断科植物川续断的干燥根。性味：苦、辛，微温。归经：归肝、肾经。功能主治：补肝肾、强筋骨、续折伤、止崩漏，主治肝肾不足、腰膝酸软、风湿痹痛、跌仆损伤、筋伤骨折、崩漏、胎漏；酒续断多主治风湿痹痛、跌仆损伤、筋伤骨折；盐续断多主治腰膝酸软。用法用量：9～15g。（《中国药典》2020年版）《本草经集注》言："地黄为之使，恶雷丸。"《得配本草》云："初痢勿用，怒气郁者禁用。"

[20] 乌头

①川乌：为毛茛科植物乌头的干燥母根。性味：辛、苦，热；有大毒。归经：归心、肝、肾、脾经。功能主治：祛风除湿，温经止痛；主治风寒湿痹，关节疼痛，心腹冷痛，寒疝作痛，可用于麻醉止痛。用法用量：一般炮制后用。使用注意：生品内服宜慎，孕妇禁用，不宜与半夏、瓜蒌、瓜蒌子、瓜蒌皮、天花粉、川贝母、浙贝母、平贝母、伊贝母、湖北贝母、白蔹、白及同用。（《中国药典》2020年版）

②附子：为毛茛科植物乌头的子根的加工品。性味：辛、甘，大热；有毒。归经：归心、肾、脾经。功能主治：回阳救逆，补火助阳，散寒止痛；主治亡阳虚脱，肢冷脉微，心阳不足，胸痹心痛，虚寒吐泻，脘腹冷痛，肾

阳虚衰，阳痿宫冷，阴寒水肿，阳虚外感，寒湿痹痛。用法用量：3～15g，先煎，久煎。使用注意：孕妇慎用，不宜与半夏、瓜蒌、瓜蒌子、瓜蒌皮、天花粉、川贝母、浙贝母、平贝母、伊贝母、湖北贝母、白蔹、白及同用。（《中国药典》2020年版）

[21]苦参：为豆科植物苦参的干燥根。性味：苦，寒。归经：归心、肝、胃、大肠、膀胱经。功能主治：清热燥湿，杀虫，利尿；主治热痢、便血、黄疸尿闭、赤白带下、阴肿阴痒、湿疹、湿疮、皮肤瘙痒、疥癣麻风，外治滴虫性阴道炎。用法用量：4.5～9g；外用，适量，煎汤洗患处。使用注意：不宜与藜芦同用。（《中国药典》2020年版）

[22]当归：为伞形科植物当归的干燥根。性味：甘、辛，温。归经：归肝、心、脾经。功能主治：补血活血、调经止痛、润肠通便，主治血虚萎黄、眩晕心悸、月经不调、经闭痛经、虚寒腹痛、风湿痹痛、跌仆损伤、痈疽疮疡、肠燥便秘；酒当归活血通经，主治经闭痛经、风湿痹痛、跌仆损伤。用法用量：6～12g。（《中国药典》2020年版）《本草经集注》言："畏菖蒲、海藻、牡蒙。"《神农本草经疏》言："肠胃薄弱，泄泻溏薄及一切脾胃病，恶食，不思食及食不消，并禁用之，即在产后胎前，亦不得入。"《本草汇言》云："风寒未清，恶寒发热，表证外见者，并禁用之。"

[23]茱萸

①山茱萸：为山茱萸科植物山茱萸的干燥成熟果肉。性味：酸、涩，微温。归经：归肝、肾经。功能主治：补益肝肾，涩精固脱；主治眩晕耳鸣，腰膝酸痛，阳痿遗精，遗尿尿频，崩漏带下，大汗虚脱，内热消渴。用法用量：6～12g。（《中国药典》2020年版）

②吴茱萸：为芸香科植物吴茱萸、石虎或疏毛吴茱萸的干燥近成熟果实。性味：辛、苦，热；有小毒。归经：归肝、脾、胃、肾经。功能主治：散寒止痛，降逆止呕，助阳止泻；主治厥阴头痛，寒疝腹痛，寒湿脚气，经行腹痛，脘腹胀痛，呕吐吞酸，五更泄泻。用法用量：2～5g；外用，适量。（《中国药典》2020年版）

[24]熟地：即熟地黄，为生地黄的炮制加工品。性味：甘，微温。归经：归肝、肾经。功能主治：补血滋阴，益精填髓；主治血虚萎黄，心悸怔忡，月经不调，崩漏下血，肝肾阴虚，腰膝酸软，骨蒸潮热，盗汗遗精，内热消

渴，眩晕，耳鸣，须发早白。用法用量：9～15g。(《中国药典》2020年版)

[25]菊花：为菊科植物菊的干燥头状花序。性味：甘、苦，微寒。归经：归肺、肝经。功能主治：散风清热，平肝明目，清热解毒；主治风热感冒，头痛眩晕，目赤肿痛，眼目昏花，疮痈肿毒。用法用量：5～10g。(《中国药典》2020年版)

（王琼、孙景环、张莹）

定风波·用药名招婺源马荀仲游雨岩马善医

辛弃疾

山路[1]风来草木香[2]。雨余凉[3]意到胡床。

泉石膏[4]肓吾已甚。多病。提防风[5]月费遍章。

孤负寻常山[6]简醉。独自。故应知子[7]草玄忙。

湖海早[8]知身汗漫。谁伴。只甘松[9]竹共凄凉。

---

[1]山路：即商陆，为商陆科植物商陆或垂序商陆的干燥根。性味：苦，寒；有毒。归经：归肺、脾、肾、大肠经。功能主治：逐水消肿、通利二便，外用解毒散结；主治水肿胀满、二便不通，外用主治痈肿疮毒。用法用量：3～9g；外用，适量，煎汤熏洗。使用注意：孕妇禁用。(《中国药典》2020年版)

[2]木香：为菊科植物木香的干燥根。性味：辛、苦，温。归经：归脾、胃、大肠、三焦、胆经。功能主治：行气止痛、健脾消食，主治胸胁脘腹胀痛、泻痢后重、食积不消、不思饮食；煨木香实肠止泻，主治泄泻腹痛。用法用量：3～6g。(《中国药典》2020年版)

[3]雨余凉：即禹余粮，为氢氧化物类矿物褐铁矿，主含碱式氧化铁。性味：甘、涩，微寒。归经：归胃、大肠经。功能主治：涩肠止泻，收敛止血；

主治久泻久痢，大便出血，崩漏带下。用法用量：9～15g，先煎或入丸散。使用注意：孕妇慎用。（《中国药典》2020年版）

［4］石膏：为硫酸盐类石膏族矿物石膏。性味：辛、甘，大寒。归经：归胃、肺经。功能主治：清热泻火，除烦止渴；主治外感热病，高热烦渴，肺热喘咳，胃火亢盛，头痛，牙痛。用法用量：15～50g，先煎。（《中国药典》2020年版）

［5］防风：为伞形科植物防风的根。性味：辛、甘，微温。归经：归膀胱、肝、脾经。功能主治：祛风解表，胜湿止痛，止痉；主治感冒头痛，风湿痹痛，风疹瘙痒，破伤风。用法用量：5～10g。（《中国药典》2020年版）《本草经集注》言："恶干姜、藜芦、白蔹、芫花。"《新修本草》曰："畏萆薢。"《神农本草经疏》云："诸病血虚痉急，头痛不因于风寒，溏泄不因于寒湿，二便秘涩，小儿脾虚，发搐，慢惊，慢脾风，气升作呕，火升发嗽，阴虚盗汗，阳虚自汗等病，法所同忌。"《得配本草》云："元气虚，病不因风湿者，禁用。"

［6］常山：为虎耳草科植物常山的干燥根。性味：苦、辛，寒；有毒。归经：归肺、肝、心经。功能主治：涌吐痰涎，截疟；主治痰饮停聚，胸膈痞塞，疟疾。用法用量：5～9g。（《中国药典》2020年版）

［7］知子：即栀子，为茜草科植物栀子的干燥成熟果实。性味：苦，寒。归经：归心、肺、三焦经。功能主治：泻火除烦、清热利湿、凉血解毒，外用消肿止痛；主治热病心烦、湿热黄疸、淋证涩痛、血热吐衄、目赤肿痛、火毒疮疡，外治扭挫伤痛。用法用量：6～10g；外用生品适量，研末调敷。（《中国药典》2020年版）《得配本草》云："清虚火上升，二者禁用。"

［8］海早：谐音海藻，为马尾藻科植物海蒿子或羊栖菜的干燥藻体。前者习称"大叶海藻"，后者习称"小叶海藻"。性味：苦、咸，寒。归经：归肝、胃、肾经。功能主治：消痰软坚散结，利水消肿；主治瘿瘤，瘰疬，睾丸肿痛，痰饮水肿。用法用量：6～12g。（《中国药典》2020年版）

［9］甘松：为败酱科植物甘松的干燥根及根茎。性味：辛、甘，温。归经：归脾、胃经。功能主治：理气止痛，开郁醒脾，外用祛湿消肿；主治脘腹胀满、食欲不振、呕吐，外治牙痛、脚气肿毒。用法用量：3～6g；外用，适量，泡汤漱口，或煎汤洗脚，或研末敷患处。（《中国药典》2020年版）

（孙景环、李延萍）

定风波·其三·再和前韵药名

辛弃疾

仄月高寒水石[1]乡。倚空青[2]碧对禅床。
白发自怜心[3]似铁。风月。使君子[4]细与平章。
已判生涯筇竹杖。来往。却惭沙鸟笑人忙。
便好剩留黄绢句。谁赋。银钩小草晚天凉。

---

[1]寒水石：为硫酸盐类石膏族矿物石膏或为碳酸盐类方解石族矿物方解石。性味：辛、咸，寒。归经：归心、胃、肾经。功能主治：清热泻火，利窍，消肿；主治时行热病，壮热烦渴，水肿，尿闭，咽喉肿痛，口舌生疮，痈疽，丹毒，烫伤。(《中华本草》)

[2]空青：为碳酸盐类孔雀石族矿物蓝铜矿呈球形或中空者。性味：甘、酸，寒；有小毒。归经：归肝经。功能主治：凉肝清热，明目去翳，活血利窍；主治目赤肿痛，青盲，雀目，翳膜内障，中风口喝，手臂不仁，头风，耳聋。用法用量：外用，适量，研细，水飞，点眼；内服，研末，每次 0.3 ~ 1g。使用注意：内服宜慎，不宜多服、久服。(《中华本草》)《药性论》云："畏菟丝子。"

[3]怜心：即莲子心：为睡莲科植物莲的成熟种子中的干燥幼叶及胚根，除去莲心者称莲肉。性味：苦，寒。归经：归心、肾经。功能主治：清心安神，交通心肾，涩精止血；主治热入心包，神昏谵语，心肾不交，失眠遗精，血热吐血。用法用量：2 ~ 5g。(《中国药典》2020 年版)

[4]使君子：为使君子科植物使君子的干燥成熟果实。性味：甘，温。归经：归脾、胃经。功能主治：杀虫消积；主治蛔虫病，蛲虫病，虫积腹痛，小儿疳积。用法用量：使君子9 ~ 12g，捣碎入煎剂；使君子仁6 ~ 9g，多入丸散或单用，1 ~ 2 次分服；小儿每岁 1 ~ 1.5 粒，炒香嚼服，1 日总量不超过 20 粒。使用注意：服药时忌饮浓茶。(《中国药典》2020 年版)《本草纲目》言："忌

饮热茶，犯之即泻。"《神农本草经疏》言："忌食热物。"《本草汇言》云："脾胃虚寒之子，又不宜多用，多食则发呃……苟无虫积，服之必致损人。"

（孙景环、李延萍）

施　汤

释慧开

不是甘草[1]大黄[2]，亦非苦参[3]半夏[4]。

莫教一滴沾唇，直得通身汗下。

【作者】释慧开（1183—1260），号无门，俗姓梁。宋宁宗嘉定十一年，入住湖州报因禅寺。后历住隆兴府天宁寺、黄龙崇恩寺、平江府灵岩显亲崇报寺、隆兴府翠岩广化寺，以及黄龙崇恩寺，镇江府焦山普济寺、平江府开元寺、建康府保宁寺、开山护国仁王寺。宋理宗淳祐七年，入朝起居奉旨。释慧开于景定元年（《西天目山志》误作四年）卒，享年七十八岁。释慧开为南岳下十八世传人，月林师观禅师法嗣。释慧开著有《无门慧开禅师语录》二卷，《禅宗无门关》一卷，均收录于《续藏经》。

---

[1]甘草：为豆科植物甘草、胀果甘草或光果甘草的干燥根和根茎。性味：甘，平。归经：归心、肺、脾、胃经。功能主治：补脾益气，清热解毒，祛痰止咳，缓急止痛，调和诸药；主治脾胃虚弱、倦怠乏力、心悸气短、咳嗽痰多、脘腹和四肢挛急疼痛、痈肿疮毒、缓解药物毒性、烈性。用法用量：2～10g。使用注意：不宜与海藻、京大戟、红大戟、甘遂、芫花同用。（《中国药典》2020年版）

[2]大黄：为蓼科植物掌叶大黄、唐古特大黄或药用大黄的干燥根和根茎。性味：苦，寒。归经：归脾、胃、大肠、肝、心包经。功能主治：泻下攻积、清热泻火、凉血解毒、逐瘀通经、利湿退黄，主治实热积滞便秘、血热吐衄、

目赤咽肿、痈肿疔疮、肠痈腹痛、瘀血经闭、产后瘀阻、跌打损伤、湿热痢疾、黄疸、尿赤、淋证、水肿，外用治疗烧烫伤；酒大黄善清上焦血分热毒，主治目赤咽肿、齿龈肿痛；熟大黄泻下力缓，泻火解毒，主治火毒疮疡；大黄炭凉血化瘀止血，主治血热有瘀出血证。用法用量：3～15g，用于泻下不宜久煎；外用，适量，研末敷于患处。使用注意：孕妇及月经期、哺乳期慎用。(《中国药典》2020年版)

[3]苦参：为豆科植物苦参的干燥根。性味：苦，寒。归经：归心、肝、胃、大肠、膀胱经。功能主治：清热燥湿，杀虫，利尿；主治热痢，便血，黄疸尿闭，赤白带下，阴肿阴痒，湿疹，湿疮，皮肤瘙痒，疥癣麻风，外治滴虫性阴道炎。用法用量：4.5～9g；外用，适量，煎汤洗患处。使用注意：不宜与藜芦同用。(《中国药典》2020年版)

[4]半夏：为天南星科植物半夏的干燥块茎。性味：辛，温；有毒。归经：归脾、胃、肺经。功能主治：燥湿化痰，降逆止呕，消痞散结；主治湿痰寒痰、咳喘痰多、痰饮眩悸、风痰眩晕、痰厥头痛、呕吐反胃、胸脘痞闷、梅核气，外治痈肿痰核。用法用量：内服一般炮制后使用，3～9g；外用，适量，磨汁涂或研末以酒调敷患处。使用注意：不宜与川乌、制川乌、草乌、制草乌、附子同用；生品内服宜慎。(《中国药典》2020年版)

（李延萍、孙景环、张莹）

减字木兰花

陈　瑾

世间药院。只爱大黄[1]甘草[2]贱。

急急加工。更靠硫黄[3]与鹿茸[4]。

鹿茸吃了。却恨世间凉药少。冷热平均。

须是松根[5]白茯苓[6]。

【作者】陈瓘（1057—1124），字莹中，号了斋。陈瓘为宋元丰二年探花，授官湖州掌书记，历任礼部贡院检点官、越州、温州通判、左司谏等职。陈瓘为人谦和，不争财物，闲居矜庄自持，不苟言笑，通《易经》。陈瓘于书法，造诣亦颇深，传世真迹唯有《仲冬严寒帖》。李纲曰："了翁书法，不循古人格辙，自有一种风味。观其书，可以知气节之劲也。"邓肃曰："开卷凛然，铜筋铁骨，洗空千古，侧眉之态，盖鲁公之后一人而已。"明陶宗仪曰："精劲萧散，有《兰亭》典型。"由是观之，其书法出神入化，可谓高妙矣。

[1]大黄：为蓼科植物掌叶大黄、唐古特大黄或药用大黄的干燥根和根茎。性味：苦，寒。归经：归脾、胃、大肠、肝、心包经。功能主治：泻下攻积，清热泻火，凉血解毒，逐瘀通经，利湿退黄；主治实热积滞便秘、血热吐衄、目赤咽肿、痈肿疔疮、肠痈腹痛、瘀血经闭、产后瘀阻、跌打损伤、湿热痢疾、黄疸、尿赤、淋证、水肿，外用治疗烧烫伤。酒大黄善清上焦血分热毒，主治目赤咽肿、齿龈肿痛。熟大黄泻下力缓，泻火解毒，主治火毒疮疡。大黄炭凉血化瘀止血，主治血热有瘀出血证。用法用量：3～15g，用于泻下不宜久煎；外用，适量，研末敷于患处。使用注意：孕妇及月经期、哺乳期慎用。（《中国药典》2020年版）

[2]甘草：为豆科植物甘草、胀果甘草或光果甘草的干燥根和根茎。性味：甘，平。归经：归心、肺、脾、胃经。功能主治：补脾益气，清热解毒，祛痰止咳，缓急止痛，调和诸药；主治脾胃虚弱、倦怠乏力、心悸气短、咳嗽痰多、脘腹和四肢挛急疼痛、痈肿疮毒，缓解药物毒性、烈性。用法用量：2～10g。使用注意：不宜与海藻、京大戟、红大戟、甘遂、芫花同用。（《中国药典》2020年版）

[3]硫黄：为自然元素类矿物硫族自然硫，采挖后，加热熔化，除去杂质；或用含硫矿物经加工制得。性味：酸，温；有毒。归经：归肾、大肠经。功能主治：外用解毒杀虫疗疮，内服补火助阳通便；外用主治疥癣、秃疮、阴疽恶疮，内服主治阳痿足冷、虚喘冷哮、虚寒便秘。用法用量：外用，适量，研末油调涂敷患处；内服1.5～3g，炮制后入丸散服。使用注意：孕妇慎用，不宜与芒硝、玄明粉同用。（《中国药典》2020年版）

　　[4]鹿茸：为鹿科动物梅花鹿或马鹿的雄鹿未骨化密生茸毛的幼角。性味：甘、咸，温。归经：归肾、肝经。功能主治：壮肾阳，益精血，强筋骨，调冲任，托疮毒；主治肾阳不足，精血亏虚，阳痿滑精，宫冷不孕，羸瘦，神疲，畏寒，眩晕，耳鸣，耳聋，腰脊冷痛，筋骨痿软，崩漏带下，阴疽不敛。用法用量：1～2g，研末冲服。(《中国药典》2020年版)

　　[5]松根：为松科植物马尾松或其同属植物的幼根或根皮。性味：苦，温。归经：归肺、胃经。功能主治：祛风除湿，活血止血；主治风湿痹痛，风疹瘙痒，白带，咳嗽，跌打吐血，风虫牙痛。用法用量：内服，煎汤，30～60g；外用，适量，鲜品捣敷，或煎水洗。(《中华本草》)

　　[6]白茯苓：即茯苓，为多孔菌科真菌茯苓的菌核。性味：甘、淡，平。归经：归心、肺、脾、肾经。功能主治：渗湿利水，健脾和胃，宁心安神；主治小便不利，水肿胀满，痰饮咳逆，呕吐，脾虚食少，泄泻，心悸不安，失眠健忘，遗精白浊。用法用量：10～15g。(《中国药典》2020年版)

(孙景环、李松)

既别羊王二君与同官会饮于城南因成一篇追寄

王安石

赤车[1]使者白头翁[2]，当归[3]入见天门冬[4]。

与山久别悲匆匆，泽泻[5]半天河汉空。

羊王不留行[6]薄晚，酒肉从容[7]追路远。

临流黄昏席未卷[8]，玉壶倒尽黄金盏[9]。

罗列当辞更缱绻，预知子[10]不空青[11]眼。

严徐长卿[12]误推挽，老年挥翰天子苑[13]。

送车陆续随子[14]返，坐听城鸡肠[15]宛转。

【作者】王安石（1021—1086），字介甫，号半山。中国北宋时期政治家、文学家、思想家、改革家。王安石潜心研究经学，创"荆公新学"，促进宋代疑经变古学风的形成。他的散文雄健峭拔，名列"唐宋八大家"之一；其诗擅长于说理与修辞，晚年诗风含蓄深沉、深婉不迫，以丰神远韵的风格在北宋诗坛自成一家，世称"王荆公体"。欧阳修称赞王安石云："翰林风月三千首，吏部文章二百年。老去自怜心尚在，后来谁与子争先。"王安石的传世文集有《王临川集》《临川集拾遗》等。其诗文各体兼擅，词虽不多，但亦擅长，且有名作《桂枝香》等。而王荆公最得世人共传之诗句莫过于《泊船瓜洲》中的"春风又绿江南岸，明月何时照我还"。

[1]赤车：即赤车使者，为荨麻科植物赤车的全草或根。性味：辛、苦，温；有小毒。功能主治：祛风胜湿，活血化瘀，解毒止痛；主治风湿骨痛，跌打肿痛，骨折，疮疖，牙痛，骨髓炎，丝虫病引起的淋巴管炎，肝炎，支气管炎，毒蛇咬伤，烧烫伤。用法用量：内服，煎汤，15～30g；外用，适量，鲜品捣敷，或研末调敷。（《中华本草》）

[2]白头翁：为毛茛科植物白头翁的根。性味：苦，寒。归经：归胃、大肠经。功能主治：清热解毒，凉血止痢；主治热毒血痢，阴痒带下。用法用量：9～15g。（《中国药典》2020年版）《药性论》云："豚实力使。"《本草从新》云："血分无热者忌。"《本草经疏》云："滞下胃虚不思食，及下利完谷不化，泄泻由于虚寒寒湿，而不由于湿毒者忌之。"《日华子本草》云："得酒良。"

[3]当归：为伞形科植物当归的干燥根。性味：甘、辛，温。归经：归肝、心、脾经。功能主治：补血活血、调经止痛、润肠通便，主治血虚萎黄、眩晕心悸、月经不调、经闭痛经、虚寒腹痛、风湿痹痛、跌仆损伤、痈疽疮疡、肠燥便秘；酒当归活血通经，主治经闭痛经、风湿痹痛、跌仆损伤。用法用量：6～12g。（《中国药典》2020年版）《本草经集注》言："畏菖蒲、海藻、牡蒙。"《神农本草经疏》言："肠胃薄弱，泄泻溏薄及一切脾胃病，恶食，不思食及食不消，并禁用之，即在产后胎前，亦不得入。"《本草汇言》云："风寒未清，恶寒发热，表证外见者，并禁用之。"

[4]天门冬：即天冬，为百合科植物天冬的干燥块根。性味：甘、苦，寒。

归经：归肺、肾经。功能主治：养阴润燥，清肺生津；主治肺燥干咳，顿咳痰黏，腰膝酸痛，骨蒸潮热，内热消渴，热病津伤，咽干口渴，肠燥便秘。用法用量：6～12g。（《中国药典》2020年版）

[5]泽泻：为泽泻科植物东方泽泻或泽泻的干燥块茎。性味：甘、淡，寒。归经：归肾、膀胱经。功能主治：利水渗湿，泄热，化浊降脂；主治小便不利，水肿胀满，泄泻尿少，痰饮眩晕，热淋涩痛，高脂血症。用法用量：6～10g。（《中国药典》2020年版）

[6]王不留行：为石竹科植物麦蓝菜的干燥成熟种子。性味：苦，平。归经：归肝、肾经。功能主治：活血通经，下乳消肿，利尿通淋；主治经闭，痛经，乳汁不下，乳痈肿痛，淋证涩痛。用法用量：5～10g。使用注意：孕妇慎用。（《中国药典》2020年版）

[7]肉从容：即肉苁蓉，为列当科植物肉苁蓉或管花肉苁蓉的干燥带鳞叶的肉质茎。性味：甘、咸，温。归经：归肾、大肠经。功能主治：补肾阳，益精血，润肠通便；主治肾阳不足，精血亏虚，阳痿不孕，腰膝酸软，筋骨无力，肠燥便秘。用法用量：6～10g。（《中国药典》2020年版）《本草蒙筌》云："忌经铁器。"《神农本草经疏》云："泄泻禁用，肾中有热，强阳易兴而精不固者，忌之。"《雷公炮制药性解》云："相火旺者忌用。"《得配本草》云："忌铜、铁……火盛便秘，阳道易举，心虚气胀，皆禁用。"

[8]席未卷：即席草，为莎草科莎草属植物短叶茳芏的根或根状茎。性味：淡，寒。功能主治：清热凉血，利尿；主治风火牙痛，吐血，尿血，白带，小便不利。用法用量：9～15g。（《全国中草药汇编》）

[9]黄金盏：即金盏菊，为菊科植物金盏菊的全草。性味：苦，寒。功能主治：清热解毒，活血调经；主治中耳炎，月经不调。用法用量：内服，煎汤，5～15g；外用，适量，鲜品取汁滴耳。（《中华本草》）

[10]预知子：别名八月札、木通子，为木通科植物木通、三叶木通或白木通的成熟果实。性味：微苦，平。归经：归肝、胃、膀胱经。功能主治：疏肝和胃，活血止痛，软坚散结，利小便；主治肝胃气滞，脘腹、胁肋胀痛，饮食不消，下痢，疝气疼痛，腰痛，经闭痛经，瘿瘤瘰疬，恶性肿瘤。用法用量：内服，煎汤，9～15g，大剂量可用30～60g，或浸酒。使用注意：孕妇慎服。（《中华本草》）《神农本草经疏》云："凡病人脾虚作泄泻者勿服。"

[11]空青：为碳酸盐类孔雀石族矿物蓝铜矿呈球形或中空者。性味：甘、酸，寒；有小毒。归经：归肝经。功能主治：凉肝清热，明目去翳，活血利窍；主治目赤肿痛，青盲，雀目，翳膜内障，中风口㖞，手臂不仁，头风，耳聋。用法用量：外用，适量，研细，水飞，点眼；内服，研末，每次0.3～1g。使用注意：内服宜慎，不宜多服、久服。（《中华本草》）《药性论》云："畏菟丝子。"

[12]徐长卿：为萝藦科植物徐长卿的干燥根和根茎。性味：辛，温。归经：归肝、胃经。功能主治：祛风，化湿，止痛，止痒；主治风湿痹痛，胃痛胀满，牙痛，腰痛，跌仆伤痛，风疹，湿疹。用法用量：3～12g，后下。（《中国药典》2020年版）

[13]子菀：即紫菀，为菊科植物紫菀的干燥根及根茎。性味：辛、苦，温。归经：归肺经。功能主治：润肺下气，消痰止咳；主治痰多喘咳，新久咳嗽，劳嗽咳血。用法用量：5～10g。（《中国药典》2020年版）

[14]续随子：又称千金子，为大戟科植物续随子的种子。性味：辛，温；有毒。归经：归肝、肾、大肠经。功能主治：逐水消肿，破血消癥，解毒杀虫；主治水肿，腹水，二便不利，癥瘕瘀滞，经闭，疥癣癞疮，痈肿，毒蛇咬伤及疣赘。用法用量：内服，制霜入丸、散，1～2g；外用，适量，捣敷，或研末醋调涂。使用注意：体弱便溏者及孕妇禁服。（《中华本草》）《本草品汇精要》云："虚损人不可多服。"《神农本草经疏》云："病人元气虚，脾胃弱，大便不固者，禁用。"

[15]鸡肠：为雉科动物家鸡的肠子。功能主治：益肾，固精，止遗；主治遗尿，小便频数，失禁，遗精，白浊，痔漏，消渴。用法用量：内服，焙干研末，3～6g，或煮食。（《中华本草》）

（孙景环、彭丽桥）

和微之药名劝酒

王安石

赤车使者[1]锦帐郎，从客珂马留闲坊。

紫芝[2]眉宇倾一坐，笑语但闻鸡舌香[3]。

　药名劝酒诗实好，陟厘[4]为我书数行。

真珠[5]的皪鸣槽床，金罂[6]琥珀[7]正可尝。

史君子[8]细看流光，莫惜觅醉衣淋浪。

　独醒至死诚可伤，欢华易尽悲酸早，

　　　人间没药[9]能医老。

寄言歌管众[10]少年，趁取乌头[11]未白前[12]。

---

　[1]赤车使者：为荨麻科植物赤车的全草或根。性味：辛、苦，温；有小毒。功能主治：祛风胜湿，活血化瘀，解毒止痛；主治风湿骨痛，跌打肿痛，骨折，疮疖，牙痛，骨髓炎，丝虫病引起的淋巴管炎，肝炎，支气管炎，毒蛇咬伤，烧烫伤。用法用量：内服，煎汤，15～30g；外用，适量，鲜品捣敷，或研末调敷。（《中华本草》）

　[2]紫芝：即紫林芝、灵芝，为多孔菌科真菌赤芝或紫芝的干燥子实体。性味：甘，平。归经：归心、肺、肝、肾经。功能主治：补气安神，止咳平喘；主治心神不宁，失眠心悸，肺虚咳喘，虚劳短气，不思饮食。用法用量：6～12g。（《中国药典》2020年版）《本草经集注》曰："恶恒山。畏扁青、茵陈蒿。"

　[3]鸡舌香：即母丁香，为桃金娘科植物丁香的果实。性味：辛，温。归经：归脾、胃、肝、肾经。功能主治：温中散寒，理气止痛；主治暴心气痛，胃寒呕逆，风冷齿痛，口舌生疮，口臭，妇人阴冷，小儿疝气。用法用量：内服，煎汤，1～3g，或研末；外用，适量，研末调敷或作栓剂。使用注意：热证及阴虚内热者忌服。（《中华本草》）《神农本草经疏》云："一切有火热证者忌之，非属虚寒，概勿施用。"

　[4]陟厘：为《别录》下品，即侧理海中苔，缠牵如丝绵之状。以为纸，亦可干为脯。（《植物名实图考》）性味：甘，大温；无毒。功能主治：心腹大寒，温中消谷，强胃气，止泄痢；捣汁服，治天行病心闷；作脯食，止渴疾，

禁食盐；捣涂丹毒赤游。(《本草纲目》)

[5] 真珠：即珍珠，为珍珠贝科动物马氏珍珠贝、蚌科动物三角帆蚌或褶纹冠蚌等双壳类动物受刺激形成的珍珠。性味：甘、咸，寒。归经：归心、肝经。功能主治：安神定惊，明目消翳，解毒生肌，润肤祛斑；主治惊悸失眠，惊风癫痫，目赤翳障，疮疡不敛，皮肤色斑。用法用量：0.1～0.3g，多入丸散用；外用，适量。(《中华本草》)《海药本草》言珍珠"为药，须久研如粉面，方堪服饵。研之不细，伤人脏腑"。《神农本草经疏》云："病不由火热者勿用。"《本草新编》云："真珠，生肌最良，疮毒中必用之药。然内毒未净，遽用真珠以生肌，转难收口。"

[6] 金罂：即金樱子，为蔷薇科植物金樱子的干燥成熟果实。性味：酸、甘、涩，平。归经：归肾、膀胱、大肠经。功能主治：固精缩尿，固崩止带，涩肠止泻；主治遗精滑精，遗尿尿频，崩漏带下，久泻久痢。用法用量：6～12g。(《中国药典》2020年版)

[7] 琥珀：为古代松科松属植物的树脂，埋藏地下经年久转化而成的化石样物质。性味：甘，平。归经：归心、肝、膀胱经。功能主治：镇惊安神，散瘀止血，利水通淋，去翳明目；主治惊悸失眠，惊风癫痫，血滞经闭，产后瘀滞腹痛，癥瘕积聚，血淋尿血，目生障翳，痈肿疮毒。用法用量：内服，研末，1～3g，或入丸、散；外用，适量，研末撒，或点眼。使用注意：阴虚内热及无瘀滞者慎服。(《中华本草》)《神农本草经疏》云："凡阴虚内热，火炎水涸，小便因少而不利者，勿服琥珀以强利之，利之则愈损其阴。"

[8] 史君子：即使君子，为使君子科植物使君子的干燥成熟果实。性味：甘，温。归经：归脾、胃经。功能主治：杀虫消积；主治蛔虫病，蛲虫病，虫积腹痛，小儿疳积。用法用量：使君子9～12g，捣碎入煎剂；使君子仁6～9g，多入丸散或单用，1～2次分服；小儿每岁1～1.5粒，炒香嚼服，1日总量不超过20粒。使用注意：服药时忌饮浓茶。(《中国药典》2020年版)《本草纲目》言："忌饮热茶，犯之即泻。"《神农本草经疏》言："忌食热物。"《本草汇言》云："脾胃虚寒之子，又不宜多用，多食则发呃……苟无虫积，服之必致损人。"

[9] 没药：为橄榄科植物地丁树或哈地丁树的干燥树脂。性味：辛、苦，

平。归经：归心、肝、脾经。功能主治：散瘀定痛，消肿生肌；主治胸痹心痛，胃脘疼痛，痛经经闭，产后瘀阻，癥瘕腹痛，风湿痹痛，跌打损伤，痈肿疮疡。用法用量：3～5g，炮制去油，多入丸散用。使用注意：孕妇及胃弱者慎用。(《中国药典》2020年版)《本草经疏》云："凡骨节痛与夫胸腹胁肋痛，非瘀血停留而因于血虚者不宜用。产后恶露去多，腹中虚痛者不宜用。痈疽已溃不宜用。目赤肤翳非血热甚者不宜用。"

[10]管众：即贯众，又名绵马贯众，为鳞毛蕨科植物粗茎鳞毛蕨的干燥根茎和叶柄残基。性味：苦，微寒；有小毒。归经：归肝、胃经。功能主治：清热解毒驱虫；主治虫积腹痛，疮疡。用法用量：4.5～9g。(《中国药典》2020年版)

[11]乌头

①川乌：为毛茛科植物乌头的干燥母根。性味：辛、苦，热；有大毒。归经：归心、肝、肾、脾经。功能主治：祛风除湿，温经止痛；主治风寒湿痹，关节疼痛，心腹冷痛，寒疝作痛，可用于麻醉止痛。用法用量：一般炮制后用。使用注意：生品内服宜慎，孕妇禁用，不宜与半夏、瓜蒌、瓜蒌子、瓜蒌皮、天花粉、川贝母、浙贝母、平贝母、伊贝母、湖北贝母、白蔹、白及同用。(《中国药典》2020年版)

②附子：为毛茛科植物乌头的子根的加工品。性味：辛、甘，大热；有毒。归经：归心、肾、脾经。功能主治：回阳救逆，补火助阳，散寒止痛；主治亡阳虚脱，肢冷脉微，心阳不足，胸痹心痛，虚寒吐泻，脘腹冷痛，肾阳虚衰，阳痿宫冷，阴寒水肿，阳虚外感，寒湿痹痛。用法用量：3～15g，先煎，久煎。使用注意：孕妇慎用，不宜与半夏、瓜蒌、瓜蒌子、瓜蒌皮、天花粉、川贝母、浙贝母、平贝母、伊贝母、湖北贝母、白蔹、白及同用。(《中国药典》2020年版)

[12]白前：为萝藦科植物柳叶白前或芫花叶白前的干燥根茎和根。性味：辛、苦，微温。归经：归肺经。功能主治：降气，消痰，止咳；主治肺气壅实，咳嗽痰多，胸满喘急。用法用量：3～10g。(《中国药典》2020年版)

（孙景环、彭丽桥）

山家小憩即景效药名体

戴 炳

柴门通草^[1]径，茅屋桂枝^[2]间。

修竹^[3]连翘^[4]木，高松续断^[5]山。

仰空青^[6]荫密，扫石绿^[7]花斑。

傍涧牵牛^[8]饮，白头翁^[9]自闲。

【作者】戴炳，生卒年不详，字景明，号东野。戴复古从孙。宋宁宗嘉定十三年进士，理宗嘉熙间授赣州法曹参军。戴炳自幼便擅长吟诗咏唱，代表作有《次韵屏翁咏梅》《己亥十月晦大雷雨》等，戴炳的诗歌被收录在《东野农歌集》中，这部诗集共有五卷，流传于世。

[1]通草：为五加科植物通脱木的干燥茎髓。性味：甘、淡，微寒。归经：归肺、胃经。功能主治：清热利尿，通气下乳；主治湿热淋证，水肿尿少，乳汁不下。用法用量：3～5g。使用注意：孕妇慎用。（《中国药典》2020年版）《本草经疏》云："虚脱人禁用，孕妇人勿服。"《本草汇言》云："阴阳两虚者禁用。"《本草从新》云："中寒者勿服。"

[2]桂枝：为樟科植物肉桂的干燥嫩枝。性味：辛、甘，温。归经：归膀胱、心、肺经。功能主治：发汗解肌，温通经脉，助阳化气，平冲降气；主治风寒感冒，脘腹冷痛，血寒经闭，关节痹痛，痰饮，水肿，心悸，奔豚。用法用量：3～10g。使用注意：孕妇慎用。（《中国药典》2020年版）

[3]竹

①竹茹：为禾本科植物青秆竹、大头典竹或淡竹的茎秆的干燥中间层。性味：甘，微寒。归经：归肺、胃、心、胆经。功能主治：清热化痰，除烦，止呕；主治痰热咳嗽，胆火挟痰，惊悸不宁，心烦失眠，中风痰迷，舌

强不语，胃热呕吐，妊娠恶阻，胎动不安。用法用量：5 ~ 10g。(《中国药典》2020 年版）

②竹沥：为禾本科植物淡竹等的茎经火烤后所流出的液汁。性味：甘、苦，寒。归经：归心、肝、肺经。功能主治：止血；主治劳伤吐血。用法用量：内服，煎汤 15 ~ 30g（鲜品 30 ~ 60g）；或炖肉服。(《中华本草》)

③天竺黄：为禾本科植物青皮竹或华思劳竹等秆内的分泌液干燥后的块状物。性味：甘，寒。归经：归心、肝经。功能主治：清热豁痰，凉心定惊；主治热病神昏，中风痰迷，小儿痰热惊痫、抽搐、夜啼。用法用量：3 ~ 9g。(《中国药典》2020 年版）

[4] 连翘：为木犀科植物连翘的干燥果实。性味：苦，微寒。归经：归心、肺、小肠经。功能主治：清热解毒，消肿散结，疏散风热；主治痈疽，瘰疬，乳痈，丹毒，风热感冒，温病初起，温热入营，高热烦渴，神昏发斑，热淋涩痛。用法用量：6 ~ 15g。(《中国药典》2020 年版）《本草经疏》云："痈疽已溃勿服，大热由于虚者勿服，脾胃薄弱易于作泄者勿服。"

[5] 续断：为川续断科植物川续断的干燥根。性味：苦、辛，微温。归经：归肝、肾经。功能主治：补肝肾、强筋骨、续折伤、止崩漏，主治肝肾不足、腰膝酸软、风湿痹痛、跌仆损伤、筋伤骨折、崩漏、胎漏；酒续断多主治风湿痹痛、跌仆损伤、筋伤骨折；盐续断多主治腰膝酸软。用法用量：9 ~ 15g。(《中国药典》2020 年版）《本草经集注》云："地黄为之使。恶雷丸。"《得配本草》云："初痢勿用，怒气郁者禁用。"

[6] 空青：为碳酸盐类孔雀石族矿物蓝铜矿呈球形或中空者。性味：甘、酸，寒；有小毒。归经：归肝经。功能主治：凉肝清热，明目去翳，活血利窍；主治目赤肿痛，青盲，雀目，翳膜内障，中风口㖞，手臂不仁，头风，耳聋。用法用量：外用，适量，研细，水飞，点眼；内服，研末，每次 0.3 ~ 1g。使用注意：内服宜慎，不宜多服、久服。(《中华本草》)《药性论》云："畏菟丝子。"

[7] 石绿：即绿青，为碳酸盐类矿物孔雀石的矿石。性味：酸，寒；有毒。归经：归肝经。功能主治：催吐祛痰，镇惊，敛疮；主治风痰壅塞，眩晕昏仆，痰迷惊痫，疳疮。用法用量：内服，入丸、散，0.5 ~ 1g；外用，适量，研末撒，或调敷。使用注意：体弱者慎服。(《中华本草》)《本草衍义》

云："损心肺。"

[8] 牵牛

①牵牛子：为旋花科植物裂叶牵牛或圆叶牵牛的干燥成熟种子。性味：苦，寒；有毒。归经：归肺、肾、大肠经。功能主治：泻水通便，消痰涤饮，杀虫攻积；主治水肿胀满，二便不通，痰饮积聚，气逆喘咳，虫积腹痛。用法用量：3～6g；入丸散服，每次1.5～3g。使用注意：孕妇禁用，不宜与巴豆、巴豆霜同用。（《中国药典》2020年版）

②牵牛花：《增广和剂局方药性总论》载牵牛花"味苦，寒；有毒。主下气，疗脚满水肿，除风毒，利小便。《药性论》云：使。味有小毒。治疰癖气块，利大小便，除水气虚肿，落胎。《日华子》云：味苦。得青木香、干姜，良。取腰痛，下冷脓，泻蛊毒药，并一切气壅滞"。

[9] 白头翁：为毛茛科植物白头翁的根。性味：苦，寒。归经：归胃、大肠经。功能主治：清热解毒，凉血止痢；主治热毒血痢，阴痒带下。用法用量：9～15g。（《中国药典》2020年版）《药性论》云："豚实力使。"《本草从新》云："血分无热者忌。"《本草经疏》云："滞下胃虚不思食，及下利完谷不化，泄泻由于虚寒寒湿，而不由于湿毒者忌之。"《日华子本草》云："得酒良。"

（孙景环、彭丽桥）

清真香歌

丁 谓

四两玄参[1]三两松[2]，麝香[3]半分蜜[4]和同。
丸如弹子金炉爇，还似花心喷晓风。

【作者】丁谓（966—1037），字谓之，后更字公言。中国北宋文学家、大

臣，"五鬼"之一。祖父丁守节，与范仲淹曾祖范梦龄同是吴越国中吴军节度使钱文奉（钱镠之孙）的幕僚，任节度推官，遂为长洲人。离京时，宋真宗特赐御诗七言四韵和五言十韵，"尤为盛事"。同时兼任使持节苏州诸军事、苏州刺史、苏州管内观察处置堤堰桥道等使，又兼任知升州军州事。天禧初，以吏部尚书复参知政事。不久，拜同中书门下平章事，兼任昭文馆大学士、监修国史、玉清昭应宫使、平章事兼太子少师。乾兴元年，封为晋国公。丁谓代表作有《知命集》《谈录》《天香传》等，他一生著述甚富，多达数百卷，今所存者唯《谈录》一卷、《天香传》一卷，以及《全宋诗》《全宋文》所辑得的诗文三卷。

[1] 玄参：为玄参科植物玄参的干燥根。性味：甘、苦、咸，微寒。归经：归肺、胃、肾经。功能主治：清热凉血，滋阴降火，解毒散结；主治热入营血，温毒发斑，热病伤阴，舌绛烦渴，津伤便秘，骨蒸劳嗽，目赤，咽痛，白喉，瘰疬，痈肿疮毒。用法用量：9～15g。使用注意：不宜与藜芦同用。（《中国药典》2020 年版）

[2] 松

①松花粉：为松科植物马尾松、油松或同属数种植物的干燥花粉。性味：甘，温。归经：归肝、脾经。功能主治：收敛止血，燥湿敛疮；主治外伤出血，湿疹，黄水疮，皮肤糜烂，脓水淋漓。用法用量：外用，适量，撒敷患处。（《中国药典》2020 年版）《本草衍义补遗》云："多食能发上焦热。"《四川中药志》（1960 年版）载："体弱便结，溺黄者忌用。"

②松叶：为松科植物华山松、黄山松、马尾松、黑松、油松、云南松、红松等的针叶。性味：苦，温。归经：归心、脾经。功能主治：祛风燥湿，杀虫止痒，活血安神；主治风湿痿痹、脚气、湿疮、癣、风疹瘙痒、跌打损伤、神经衰弱、慢性肾炎、高血压病，预防流行性乙性脑炎（简称乙脑）、流感。用法用量：内服，煎汤，6～15g(鲜品 30～60g)，或浸酒；外用，适量，鲜品捣敷，或煎水洗。（《中华本草》）

③松子仁：为松科植物红松的种子。性味：甘，微温。归经：归肝、肺、大肠经。功能主治：润燥，养血，祛风；主治肺燥干咳、大便虚秘、诸风头眩、骨节风、风痹，且有润泽皮肤、敷荣毛发的功能。用法用量：内服，煎汤，10～15g；或入丸、膏中。使用注意：便溏、滑精、痰饮体质者慎服。

（《中华本草》）

④松香：为松科松属若干植物中渗出的油树脂，经蒸馏或提取除去挥发油后所余固体树脂。性味：苦、甘，温。归经：归肝、脾经。功能主治：祛风燥湿，排脓拔毒，生肌止痛；主治痈疽恶疮，瘰疬，瘘症，疥癣，白秃，疠风，痹症，金疮，扭伤，妇女白带，血栓闭塞性脉管炎。用法用量：外用，适量，研末干掺，或调敷；内服，煎汤，3～5g，或入丸、散，亦可浸酒服。使用注意：血虚者、内热实火者禁服，不可久服，未经严格炮制者不可服。（《中华本草》）

⑤油松节：为松科植物油松或马尾松的干燥瘤状节或分枝节。性味：苦、辛，温。归经：归肝、肾经。功能主治：祛风除湿，通络止痛；主治风寒湿痹，历节风痛，转筋挛急，跌打伤痛。用法用量：9～15g。使用注意：阴虚血燥者慎用。（《中国药典》2020年版）

⑥松根：为松科植物马尾松或其同属植物的幼根或根皮。性味：苦，温。归经：归肺、胃经。功能主治：祛风除湿，活血止血；主治风湿痹痛，风疹瘙痒，白带，咳嗽，跌打吐血，风虫牙痛。用法用量：内服，煎汤，30～60g；外用，适量，鲜品捣敷，或煎水洗。（《中华本草》）

⑦松木皮：为松科植物思茅松、马尾松或同属植物的树皮。性味：苦，温。归经：归肺、大肠经。功能主治：祛风除湿，活血止血，敛疮生肌；主治风湿骨痛，跌打扭伤，金刃伤，肠风下血，久痢，湿疹，烧烫伤，痈疽久不收口。用法用量：内服，煎汤，9～15g，或研末；外用，研末调敷，或煎水洗。（《中华本草》）

⑧松笔头：为松科植物云南松、思茅松、马尾松等的嫩枝尖端。性味：苦、涩，凉。功能主治：祛风利湿，活血消肿，清热解毒；主治风湿痹痛，淋证，尿浊，跌打损伤，乳痈，动物咬伤，夜盲症。用法用量：内服，煎汤，10～30g；外用，捣敷。（《中华本草》）

[3]麝香：为鹿科动物林麝、马麝或原麝成熟雄体香囊中的干燥分泌物。性味：辛，温。归经：归心、脾经。功能主治：开窍醒神，活血通经，消肿止痛；主治热病神昏，中风痰厥，气郁暴厥，中恶昏迷，经闭，癥瘕，难产死胎，胸痹心痛，心腹暴痛，跌仆伤痛，痹痛麻木，痈肿瘰疬，咽喉肿痛。用法用量：0.03～0.1g，多入丸散用；外用，适量。使用注意：孕妇禁用。

（《中国药典》2020 年版）

[4] 蜜：为蜜蜂科昆虫中华蜜蜂或意大利蜜蜂所酿的蜜。性味：甘，平。归经：归肺、脾、大肠经。功能主治：补中、润燥、止痛、解毒，外用生肌敛疮；主治脘腹虚痛、肺燥干咳、肠燥便秘，解乌头类药毒，外治疮疡不敛、水火烫伤。用法用量：15 ～ 30g。（《中国药典》2020 年版）

（孙景环、彭丽桥）

药名一绝

洪 皓

独活[1]他乡已九秋，刚肠续断[2]更淹留。

宁知老母相思子[3]，没药[4]医治白尽头。

【作者】洪皓（1088—1155），字光弼，徽宗政和五年进士。历台州宁海主簿，秀州录事参军。宋代词人。著有文集五十卷及《帝王勇要》《姓氏指南》《松漠纪闻》《金国文具录》等书。有文集五十卷等，已佚。清四库馆臣据《永乐大典》辑为《鄱阳集》四卷，另有《松漠纪闻》二卷行世。事见《盘洲文集》卷七四《先君述》。《宋史》卷三七三有传。洪皓诗，以影印文渊阁《四库全书·鄱阳集》为底本，酌校他书。新辑集外诗附于卷末。

[1] 独活：为伞形科植物重齿毛当归的干燥根。性味：辛、苦，微温。归经：归肾、膀胱经。功能主治：祛风除湿，通痹止痛；主治风寒湿痹，腰膝疼痛，少阴伏风头痛，风寒挟湿头痛。用法用量：3 ～ 10g。（《中国药典》2020 年版）《本草经集注》云："蠡实为之使。"《本经逢原》云："气血虚而遍身痛及阴虚下体痿弱者禁用。一切虚风类中，咸非独活所宜。"

[2] 续断：为川续断科植物川续断的干燥根。性味：苦、辛，微温。归经：

归肝、肾经。功能主治：补肝肾、强筋骨、续折伤、止崩漏，主治肝肾不足、腰膝酸软、风湿痹痛、跌仆损伤、筋伤骨折、崩漏、胎漏；酒续断多主治风湿痹痛、跌仆损伤、筋伤骨折；盐续断多主治腰膝酸软。用法用量：9～15g。（《中国药典》2020年版）《本草经集注》云："地黄为之使。恶雷丸。"《得配本草》云："初痢勿用，怒气郁者禁用。"

[3]相思子：别称红豆，为豆科植物相思子的成熟种子。性味：苦、辛，平；有大毒。功能主治：清热解毒，祛痰，杀虫；主治痈疮，腮腺炎，疥癣，风湿骨痛。用法用量：外用，适量，研末调敷，或煎水洗，或熬膏涂。（《中华本草》）

[4]没药：为橄榄科植物地丁树或哈地丁树的干燥树脂。性味：辛、苦，平。归经：归心、肝、脾经。功能主治：散瘀定痛，消肿生肌；主治胸痹心痛，胃脘疼痛，痛经经闭，产后瘀阻，癥瘕腹痛，风湿痹痛，跌打损伤，痈肿疮疡。用法用量：3～5g，炮制去油，多入丸散用。使用注意：孕妇及胃弱者慎用。（《中国药典》2020年版《本草经疏》云："凡骨节痛与夫胸腹胁肋痛，非瘀血停留而因于血虚者不宜用。产后恶露去多，腹中虚痛者不宜用。痈疽已溃不宜用。目赤肤翳非血热甚者不宜用。"

（孙景环、彭丽桥）

药名七夕行

张 扩

云旆萎蕤[1]霞作裾，风静半天河[2]有无。

同槃夜结合欢[3]带，织女新嫁牵牛[4]夫。

古今此会从容[5]少，百合[6]未谐甘草[7]草。

预知仔[8]细属明年，续断[9]犹胜弓弩弦。

【作者】张扩，字彦实，一字子微。生卒年不详，约宋徽宗宣和中前后在世。工于诗，词采清丽。崇宁五年进士。授国子监簿，迁博士，调处州工曹，召为秘书省校书郎，寻充馆职。南渡后，历中书舍人。为著作郎时，秦桧赏其诗，迁擢左史，再迁而掌外制。所交如曾糙、朱翌、吕本中辈，皆一代大家。扩著有东窗集四十卷，诗十卷，《宋史艺文志》传于世。

[1]萎蕤：即玉竹，为百合科植物玉竹的干燥根茎。性味：甘，微寒。归经：归肺、胃经。功能主治：养阴润燥，生津止渴；主治肺胃阴伤，燥热咳嗽，咽干口渴，内热消渴。用法用量：6～12g。（《中国药典》2020年版）

[2]半天河：又名上池水，为洒积在竹篱头和树穴中的水。性味：甘，微寒；无毒。功能主治：主治心病、癫狂、外邪、剧毒，以及不适应气候、环境所致的病。槐树间的积水，可以治各种风毒、恶疮、风瘙、疥癣等症。（《本草纲目》）

[3]合欢

①合欢花：为豆科植物合欢的干燥花序或花蕾。性味：甘，平。归经：归心、肝经。功能主治：解郁安神；主治心神不安，忧郁失眠。用法用量：5～10g。（《中国药典》2020年版）

②合欢皮：为豆科植物合欢的干燥树皮。性味：甘，平。归经：归心、肝、肺经。功能主治：解郁安神，活血消肿；主治心神不安，忧郁失眠，肺痈疮肿，跌仆伤痛。用法用量：6～12g；外用，适量，研末调敷。（《中国药典》2020年版）

[4]牵牛

①牵牛子：为旋花科植物裂叶牵牛或圆叶牵牛的干燥成熟种子。性味：苦，寒；有毒。归经：归肺、肾、大肠经。功能主治：泻水通便，消痰涤饮，杀虫攻积；主治水肿胀满，二便不通，痰饮积聚，气逆喘咳，虫积腹痛。用法用量：3～6g；入丸散服，每次1.5～3g。使用注意：孕妇禁用，不宜与巴豆、巴豆霜同用。（《中国药典》2020年版）

②牵牛花：《增广和剂局方药性总论》载牵牛花"味苦，寒；有毒。主下

气，疗脚满水肿，除风毒，利小便。《药性论》云：使。味有小毒。治疽癖气块，利大小便，除水气虚肿，落胎。《日华子》云：味苦。得青木香、干姜，良。取腰痛，下冷脓，泻蛊毒药，并一切气壅滞"。

[5]从容：即肉苁蓉，为列当科植物肉苁蓉的肉质茎。性味：甘、咸，温。归经：归肾、大肠经。功能主治：补肾阳，益精血，润肠通便；主治肾阳不足，精血亏虚，阳痿不孕，腰膝酸软，筋骨无力，肠燥便秘。用法用量：6～10g。（《中国药典》2020年版）《得配本草》云："忌铜、铁。火盛便闭、心虚气胀，皆禁用。"《本草经疏》云："泄泻禁用，肾中有热，强阳易兴而精不固者忌之。"《本草蒙筌》云："忌经铁器。"《药品化义》云："相火旺，胃肠弱者忌用。"

[6]百合：为百合科植物卷丹、百合或细叶百合的干燥肉质鳞叶。性味：甘，寒。归经：归心、肺经。功能主治：养阴润肺，清心安神；主治阴虚燥咳，劳嗽咳血，虚烦惊悸，失眠多梦，精神恍惚。用法用量：6～12g。（《中国药典》2020年版）

[7]甘草：为豆科植物甘草、胀果甘草或光果甘草的干燥根和根茎。性味：甘，平。归经：归心、肺、脾、胃经。功能主治：补脾益气，清热解毒，祛痰止咳，缓急止痛，调和诸药；主治脾胃虚弱、倦怠乏力、心悸气短、咳嗽痰多、脘腹和四肢挛急疼痛、痈肿疮毒，缓解药物毒性、烈性。用法用量：2～10g。使用注意：不宜与海藻、京大戟、红大戟、甘遂、芫花同用。（《中国药典》2020年版）

[8]预知仔：即预知子，为木通科植物木通、三叶木通或白木通的干燥近成熟果实。性味：苦，寒。归经：归肝、胆、胃、膀胱经。功能主治：疏肝理气，活血止痛，散结，利尿；主治脘胁胀痛，痛经经闭，痰核痞块，小便不利。用法用量：3～9g。（《中国药典》2020年版）

[9]续断：为川续断科植物川续断的干燥根。性味：苦、辛，微温。归经：归肝、肾经。功能主治：补肝肾、强筋骨、续折伤、止崩漏，主治肝肾不足、腰膝酸软、风湿痹痛、跌仆损伤、筋伤骨折、崩漏、胎漏；酒续断多主治风湿痹痛、跌仆损伤、筋伤骨折；盐续断多主治腰膝酸软。用法用量：9～15g。（《中国药典》2020年版）《本草经集注》云："地黄为之使。恶雷丸。"《得配本草》云："初痢勿用，怒气郁者禁用。"

（孙景环、彭丽桥）

次韵补之药名十绝·其一

李 光

一樽聊对菊花[1]前，独上危楼晚景天[2]。

风外笛声闻续断[3]，海桐[4]摇落夜敲砖。

【作者】李光（1078—1159），字泰发，一作字泰定，号转物老人。南宋名臣、文学家、词人，南宋四大名臣之一，唐汝阳王李琎之后。徽宗崇宁五年进士，调知开化县，移知常熟县。累官至参知政事，因与秦桧不和，出知绍兴府，改提举洞霄宫。绍兴十一年，贬藤州安置，后更贬至昌化军。秦桧死，内迁郴州。绍兴二十八年，复左朝奉大夫。绍兴二十九年，致仕，行至江州卒，年八十二。宋孝宗即位后，赠资政殿学士，赐谥庄简。有前后集三十卷，已佚。又有《椒亭小集》《庄简集》等。

[1]菊花：为菊科植物菊的干燥头状花序。性味：甘、苦，微寒。归经：归肺、肝经。功能主治：散风清热，平肝明目，清热解毒；主治风热感冒，头痛眩晕，目赤肿痛，眼目昏花，疮痈肿毒。用法用量：5～10g。（《中国药典》2020年版）《本草汇言》云："气虚胃寒，食少泄泻之病，宜少用之。凡阳虚或头痛而恶寒者均忌用。"

[2]景天：为景天科植物八宝的全草。性味：苦、酸，寒。归经：归心、肝经。功能主治：清热解毒，止血；主治赤游丹毒，疔疮痈疖，火眼目翳，烦热惊狂，风疹，漆疮，烧烫伤，蛇虫咬伤，吐血，咯血，月经量多，外伤出血。用法用量：内服，煎汤，15～30g（鲜品50～100g），或捣汁；外用，适量，捣敷，或取汁摩涂、滴眼，或研粉调搽，或煎水外洗。使用注意：脾胃虚寒者慎服。（《中华本草》）《神农本草经疏》言："一切病得之寒湿，恶寒喜热者，勿服。"《本草汇言》曰："苟非实热火邪，勿得轻用，以动脾气，惟

外涂无碍耳。"

[3]续断：为川续断科植物川续断的干燥根。性味：苦、辛，微温。归经：归肝、肾经。功能主治：补肝肾、强筋骨、续折伤、止崩漏，主治肝肾不足、腰膝酸软、风湿痹痛、跌仆损伤、筋伤骨折、崩漏、胎漏；酒续断多主治风湿痹痛、跌仆损伤、筋伤骨折；盐续断多主治腰膝酸软。用法用量：9～15g。（《中国药典》2020年版）《本草经集注》云："地黄为之使。恶雷丸。"《得配本草》云："初痢勿用，怒气郁者禁用。"

[4]海桐：即海桐枝叶，为海桐花科植物海桐的枝、叶。功能主治：解毒，杀虫；主治疥疮，肿毒。用法用量：外用，适量，煎水洗；或捣烂涂敷。（《中华本草》）

（孙景环、彭丽桥）

次韵补之药名十绝·其二

李 光

婆娑终日步莲[1]塘，云点空青[2]月到廊。
病渴长卿[3]初赋就，伏神[4]东壁漏声长。

---

[1]莲

①莲子：为睡莲科植物莲的干燥成熟种子。性味：甘、涩，平。归经：归脾、肾、心经。功能主治：补脾止泻，止带，益肾涩精，养心安神；主治脾虚泄泻，带下，遗精，心悸失眠。用法用量：6～15g。（《中国药典》2020年版）《本草拾遗》云："生则胀人腹，中薏令人吐，食当去之。"《随息居饮食谱》云："凡外感前后，疟、疸、疳、痔，气郁痞胀，溺赤便秘，食不运化，及新产后皆忌之。"《本草备要》云："大便燥者勿服。"

②莲子心：为睡莲科植物莲的成熟种子中的干燥幼叶及胚根。除去莲心

者称莲肉。性味：苦，寒。归经：归心、肾经。功能主治：清心安神，交通心肾，涩精止血；主治热入心包，神昏谵语，心肾不交，失眠遗精，血热吐血。用法用量 2 ~ 5g。(《中国药典》2020 年版)

③莲须：为睡莲科植物莲的干燥雄蕊。性味：甘、涩，平。归经：归心、肾经。功能主治：固肾涩精；主治遗精滑精，带下，尿频。用法用量：3 ~ 5g。(《中国药典》2020 年版)

④莲花：为睡莲科植物莲的花蕾。性味：苦、甘，平。归经：归胃、肝经。功能主治：散瘀止血，祛湿消风；主治跌伤呕血，血淋，崩漏下血，天泡湿疮，疥疮瘙痒。用法用量：内服研末，1 ~ 1.5g，煎汤，6 ~ 9g；外用，适量，鲜者贴敷患处。(《中华本草》)《日华子》云："忌地黄、葱、蒜。"

⑤荷叶：为睡莲科植物莲的干燥叶。性味：苦，平。归经：归肝、脾、胃经。功能主治：清暑化湿、升发清阳、凉血止血，主治暑热烦渴、暑湿泄泻、脾虚泄泻、血热吐衄、便血崩漏；荷叶炭收涩化瘀止血，主治出血征和产后血晕。用法用量：3 ~ 10g，荷叶炭 3 ~ 6g。(《中国药典》2020 年版)《本草从新》云："升散消耗，虚者禁之。"《随息居饮食谱》云："凡上焦邪盛，治宜清降者，切不可用。"

⑥荷梗：为睡莲科植物莲的叶柄或花柄。性味：苦，平。归经：归脾、膀胱经。功能主治：解暑清热，理气化湿；主治暑湿胸闷不舒，泄泻，痢疾，淋病，带下。用法用量：内服，煎汤，9 ~ 15g。(《中华本草》)

⑦荷叶蒂：为睡莲科植物莲的叶基部。性味：苦、涩，平。归经：归胃、脾、肝经。功能主治：解暑祛湿，祛瘀止血，安胎；主治暑湿泄泻，血痢，崩漏下血，妊娠胎动不安。用法用量：内服，煎汤，5 ~ 10g；或研末。(《中华本草》)

[2] 空青：为碳酸盐类孔雀石族矿物蓝铜矿呈球形或中空者。性味：甘、酸，寒；有小毒。归经：归肝经。功能主治：凉肝清热，明目去翳，活血利窍；主治目赤肿痛，青盲，雀目，翳膜内障，中风口㖞，手臂不仁，头风，耳聋。用法用量：外用，适量，研细，水飞，点眼；内服，研末，每次0.3 ~ 1g。使用注意：内服宜慎，不宜多服、久服。(《中华本草》)《药性论》云："畏菟丝子。"

[3] 长卿：即徐长卿，为萝藦科植物徐长卿的干燥根和根茎。性味：辛，

温。归经：归肝、胃经，功能主治：祛风，化湿，止痛，止痒；主治风湿痹痛，胃痛胀满，牙痛，腰痛，跌仆伤痛，风疹、湿疹。用法用量：3～12g，后下。（《中国药典》2020年版）

[4]伏神：即茯神，为多孔菌科真菌茯苓菌核中间抱有松根（即茯神木）的白色部分。性味：甘、淡，平。归经：归心、脾经。功能主治：宁心，安神，利水；主治惊悸，怔忡，健忘失眠，惊痫，小便不利。用法用量：内服，煎汤，9～15g；或入丸、散。使用注意：肾虚小便不利或不禁、虚寒滑精者慎服。（《中华本草》）

（孙景环、李松）

次韵补之药名十绝·其三

李 光

平昔雌黄[1]悯圣丘，预知钩吻[2]卒难收。
狼牙[3]狗舌[4]须防己[5]，拟向前湖[6]觅败舟。

---

[1]雌黄：为硫化物类矿物雌黄的矿石。性味：辛，平；有毒。功能主治：燥湿，杀虫，解毒；主治疥癣，恶疮，蛇虫咬伤，癫痫，寒痰咳喘，虫积腹痛。用法用量：内服入丸、散，每次0.15～0.3g；外用，适量，研末调敷，或制膏涂。使用注意：阴亏血虚及孕妇禁服。（《中华本草》）《得配本草》云雌黄"入肝经阴分"。

[2]钩吻：为马钱科植物胡蔓藤的全株。性味：辛、苦，温；有大毒。功能主治：祛风攻毒，散结消肿，止痛；主治疥癞，湿疹，瘰疬，痈肿，疔疮，跌打损伤，风湿痹痛，神经痛。用法用量：外用，适量，捣敷；或研末调敷；或煎水洗；或烟熏。使用注意：本品有剧毒，只作外用，切忌内服。（《中华本草》）

[3]狼牙：狼牙草，即仙鹤草，为蔷薇科植物龙芽草的干燥地上部分。性味：苦、涩，平。归经：归心、肝经。功能主治：收敛止血，截疟，止痢，解毒，补虚。用于咯血，吐血，崩漏下血，疟疾，血痢，痈肿疮毒，阴痒带下，脱力劳伤。用法用量：6～12g，外用适量。（《中国药典》2020年版）

[4]狗舌：即狗舌草，为菊科植物狗舌草的全草。性味：苦，寒。功能主治：清热解毒，利尿，活血，杀虫；主治肺脓疡，疖肿，尿路感染，肾炎水肿，口腔炎，跌打损伤，湿疹，疥疮，阴道滴虫。用法用量：内服，煎汤，9～15g（鲜品加倍）；或入丸、散；外用，适量，鲜品捣敷。（《中华本草》）

[5]防已：即防己，为防己科植物粉防己的干燥根。性味：苦，寒。归经：归膀胱、肺经。功能主治：祛风止痛，利水消肿；主治风湿痹痛，水肿脚气，小便不利，湿疹疮毒。用法与用量：5～10g。（《中国药典》2020年版）

[6]前湖：即前胡，为伞形科植物白花前胡的干燥根。性味：苦、辛，微寒。归经：归肺经。功能主治：降气化痰，散风清热；主治痰热喘满，咯痰黄稠，风热咳嗽痰多。用法用量：3～10g。（《中国药典》2020年版）《本草经疏》云：“不可施诸气虚血少之病。凡阴虚火炽，煎熬真阴，凝结为痰而发咳喘；真气虚而气不归元，以致胸胁逆满；头痛不因于痰，而因于阴血虚；内热心烦，外现寒热而非外感者，法并禁用。”

（孙景环）

次韵补之药名十绝·其四

李　光

百部[1]披寻手不停，肠留藁本[2]味精英。

林泉甘遂[3]高良[4]性，石斛[5]何如五斗轻。

[1]百部：为百部科植物直立百部、蔓生百部和对叶百部的干燥块根。性味：甘、苦，微温。归经：归肺经。功能主治：润肺下气止咳、杀虫灭虱；内服主治新久咳嗽、肺痨咳嗽、顿咳，外用治疗头虱、体虱、蛲虫病、阴痒；蜜百部润肺止咳，主治阴虚劳嗽。用法用量：3～9g；外用，适量，水煎，或酒浸。（《中国药典》2020年版）《得配本草》云："热嗽，水亏火炎者禁用。"

[2]藁本：为伞形科藁本属植物藁本或辽藁本的干燥根茎及根。性味：辛，温。归经：归膀胱经。功能主治：祛风，散寒，除湿，止痛；主治风寒感冒，颠顶疼痛，风湿痹痛。用法用量：3～10g。（《中国药典》2020年版）

[3]甘遂：为大戟科植物甘遂的干燥块根。归经：归肺、肾、大肠经。性味：苦，寒；有毒。功能主治：泻水逐饮，消肿散结；主治水肿胀满，胸腹积水，痰饮积聚，气逆咳喘，二便不利，风痰癫痫，痈肿疮毒。用法用量：0.5～1.5g，炮制后多入丸散用；外用，适量，生用。使用注意：气虚、阴伤、脾胃衰弱者及孕妇忌服。（《中国药典》2020年版）

[4]高良：即高良姜，为姜科植物高良姜的干燥根茎。性味：辛，热。归经：归脾、胃经。功能主治：温胃止呕，散寒止痛；主治脘腹冷痛，胃寒呕吐，嗳气吞酸。用法用量：3～6g。（《中国药典》2020年版）

[5]石斛：为兰科植物金钗石斛、霍山石斛、鼓槌石斛或流苏石斛的栽培品及其同属植物近似种的新鲜或干燥茎。性味：甘、微寒。归经：归胃、肾经。功能主治：益胃生津，滋阴清热；主治热病津伤，口干烦渴，胃阴不足，食少干呕，病后虚热不退，阴虚火旺，骨蒸劳热，目暗不明，筋骨痿软。用法用量：6～12g（鲜品15～30g）。（《中国药典》2020年版）

（孙景环）

次韵补之药名十绝·其五

李 光

阶前一叶[1]巧随风，夜半金茎[2]沆瀣浓。
白兔西飞如赤箭[3]，乌头[4]旋复[5]向龙钟。

---

[1]一叶：即一叶草，又称独叶草，为菊科植物大独叶草的根、叶。性味：辛、苦，热；有小毒。功能主治：散瘀活血，止痛；主治跌打损伤，瘀肿疼痛，风湿痹痛。用法用量：内服，研末，0.9～1.5g，开水或酒送服；外用，适量，研末调敷。(《中华本草》)

[2]金茎：味苦、平，无毒。主金创，内漏。一名叶金草。生泽中高处。(《新修本草》)

[3]赤箭：即天麻，为兰科植物天麻的干燥块茎。性味：甘，平。归经：归肝、经。功能主治：息风止痉，平抑肝阳，祛风通络；主治小儿惊风，癫痫抽搐，破伤风，头痛眩晕，手足不遂，肢体麻木，风湿痹痛。用法用量：3～10g。(《中国药典》2020年版)

[4]乌头：为毛茛科、乌头属草植物。

①川乌：为毛茛科植物乌头的干燥母根。性味：辛、苦，热；有大毒。归经：归心、肝、脾、肾经。功能主治：祛风除湿，温经止痛；主治风寒湿痹，关节疼痛，心腹冷痛，寒疝作痛，并可用于麻醉止痛。用法用量：一般炮制后用。使用注意：生品内服宜慎，孕妇禁用，不宜与半夏、瓜蒌、瓜蒌子、瓜蒌皮、天花粉、川贝母、浙贝母、平贝母、伊贝母、湖北贝母、白蔹、白及同用。(《中国药典》2020年版)

②附子：为毛茛科植物乌头的子根的加工品。性味：辛、甘，大热；有毒。归经：归心、肾、脾经。功能主治：回阳救逆，补火助阳，散寒止痛；主治亡阳虚脱，肢冷脉微，心阳不足，胸痹心痛，虚寒吐泻，脘腹冷痛，肾

阳虚衰，阳痿宫冷，阴寒水肿，阳虚外感，寒湿痹痛。用法用量：3～15g，先煎，久煎。使用注意：孕妇慎用，不宜与半夏、瓜蒌、瓜蒌子、瓜蒌皮、天花粉、川贝母、浙贝母、平贝母、伊贝母、湖北贝母、白蔹、白及同用。（《中国药典》2020年版）

[5] 旋复：即旋覆花，为菊科植物旋覆花或欧亚旋覆花的干燥头状花序。性味：苦、辛、咸，微温。归经：归肺、脾、胃、大肠经。功能主治：降气，消痰，行水，止呕；主治风寒咳嗽，痰饮蓄结，胸膈痞满，喘咳痰多，呕吐噫气，心下痞硬。用法用量：3～9g，包煎。（《中国药典》2020年版）

（孙景环、彭丽桥、高丽萍）

次韵补之药名十绝·其六

李 光

面壁潜心学大空，此身无患任飘蓬[1]。
草堂自得醍醐[2]味，更访稽山支[3]遁翁。

---

[1] 蓬：蓬草子，即节节花、菜板，为荨麻科植物多序楼梯草的全草。性味：苦、辛，寒。功能主治：清热凉肝，润肺止咳，消肿止痛；主治肝炎，咳嗽，跌打伤肿。用法用量：内服，煎汤，10～30g；外用，适量，鲜品捣敷。（《中华本草》）

[2] 醍醐：为牛乳制成的食用脂肪。性味：甘，凉。归经：归肺经。功能主治：滋阴清热，益肺止血，止渴润燥；主治虚劳烦热惊悸，肺痿咳唾脓血，消渴，便秘，风痹，皮肤瘙痒。用法用量：内服，烊冲，适量；外用，适量，涂摩。使用注意：脾虚湿盛者禁服。（《中华本草》）

[3] 山支：即栀子，为茜草科植物栀子的干燥成熟果实。性味：苦、寒。归经：归心、肺、三焦经。功能主治：泻火除烦、清热利湿、凉血解毒，

外用消肿止痛；主治热病心烦、湿热黄疸、淋证涩痛、血热吐衄、目赤肿痛、火毒疮疡，外治扭挫伤痛。用法用量：6～10g；外用生品适量，研末调敷。（《中国药典》2020年版）《得配本草》云："清虚火上升，二者禁用。"

（孙景环、刘文琴、周源）

次韵补之药名十绝·其七

李　光

山城衢陌厌尘泥，独扫云房价不低。
早晚天门[1]自开阖，不须鸡舌[2]决明[3]啼。

[1]天门：即天冬，为百合科植物天冬的干燥块根。性味：甘、苦，寒。归经：归肺、肾经。功能主治：养阴润燥，清肺生津；主治肺燥干咳，顿咳痰黏，腰膝酸痛，骨蒸潮热，内热消渴，热病津伤，咽干口渴，肠燥便秘。用法用量：6～12g。（《中国药典》2020年版）

[2]鸡舌：为鸡舌香，即母丁香，为桃金娘科植物丁香的果实。性味：辛、温。归经：归脾、胃、肝、肾经。功能主治：温中散寒，理气止痛；主治暴心气痛，胃寒呕逆，风冷齿痛，口舌生疮，口臭，妇人阴冷，小儿疝气。用法用量：内服，煎汤，1～3g，或研末；外用，适量，研末调敷，或作栓剂。使用注意：热证及阴虚内热者忌服。（《中华本草》）《神农本草经疏》云："一切有火热证者忌之，非属虚寒，概勿施用。"

[3]决明

①决明子：为豆科植物钝叶决明或决明（小决明）的干燥成熟种子。性味：甘、咸、苦，微寒。归经：归肝、大肠经。功能主治：清热明目，润肠通便；主治目赤涩痛，羞明多泪，头痛眩晕，目暗不明，大便秘结。用法用量：9～15g。（《中国药典》2020年版）《本草经集注》云："蓍实为之使。恶

大麻子。"

②石决明：为鲍科动物杂色鲍、皱纹盘鲍、羊鲍、澳洲鲍、耳鲍或白鲍的贝壳。性味：咸，寒。归经：归肝经。功能主治：平肝潜阳，清肝明目；主治头痛眩晕，目赤翳障，视物昏花，青盲雀目。用法用量：6~20g，先煎。（《中国药典》2020年版）

（孙景环）

次韵补之药名十绝·其八

李 光

才过天社又中秋，江子[1]何时写我忧。

风扫半天河[2]海净，玄霜[3]着物蜕蝉[4]休。

---

[1] 江子：即巴豆，为大戟科植物巴豆的干燥成熟果实。性味：辛，热；有大毒。归经：归胃、大肠经。功能主治：外用蚀疮；主治恶疮疥癣，疣痣。用法用量：外用，适量，研末涂患处；或捣烂以纱布包擦患处。使用注意：孕妇禁用，不宜与牵牛子同用。（《中国药典》2020年版）

[2] 半天河：又名上池水，为洒积在竹篱头和树穴中的水。性味：甘，微寒。功能主治：主治心病、癫狂、外邪、剧毒，以及不适应气候、环境所致的病。槐树间的积水，可以治各种风毒、恶疮、风瘙、疥痒等症。（《本草纲目》）

[3] 玄霜：又名铅霜，为用铅加工制成的醋酸铅。性味：甘、酸，寒；有毒。归经：归心、肺经。功能主治：解毒敛疮，止血，坠痰镇惊；主治牙疳，口疮，溃疡，鼻衄，痰热惊痫。用法用量：内服，研末，1~3mg，或入丸、散；外用适量，研末撒，或配成膏剂外涂。使用注意：脾胃虚弱及外感风寒之痰嗽者禁服；成人一次口服2~3g可中毒，致死量为50g，故不宜过量久

服，以免引起铅中毒。(《中华本草》)

[4]蜕蝉：即蝉蜕，为蝉科昆虫黑蚱的若虫羽化时脱落的皮壳。性味：甘，寒。归经：归肝、肺经。功能主治：疏散风热，利咽，透疹，明目退翳，解痉；主治风热感冒，咽痛音哑，麻疹不透，风疹瘙痒，目赤翳障，惊风抽搐，破伤风。用法用量：3～6g。(《中国药典》2020年版)

（孙景环、余梦）

次韵补之药名十绝·其九

李 光

草堂谁缉败蒲^[1]编，笑傲松萝^[2]不记年。
应喜秋来甘泽泻^[3]，牵牛^[4]时复自蹊田。

---

[1]败蒲：气平。《本草》云："主筋溢恶疮。"《药性论》云："亦可单用，主破血。取蒲黄、赤芍药、当归、大黄、朴硝同服，治跌扑瘀血。"(《汤液本草》)

[2]松萝：为松萝平植物长松萝、环裂松萝的地衣体。归经：归心、肾、肺经。性味：甘、苦，平。功能主治：祛痰止咳，清热解毒，除湿通络，止血调经，驱虫；主治痰热温疟，咳喘，肺痨，头痛，目赤云翳，痈肿疮毒，瘰疬，乳痈，烫火伤，毒蛇咬伤，风湿痹痛，跌打损伤，骨折，外伤出血，吐血，便血，崩漏，月经不调，白带，蛔虫病，血吸虫病。用法用量：内服，煎汤，6～9g；外用，适量，煎汤洗，或研末敷。(《中华本草》)

[3]泽泻：为泽泻科植物东方泽泻或泽泻的干燥块茎。性味：甘、淡，寒。归经：归肾、膀胱经。功能主治：利水渗湿，泄热，化浊降脂；主治小便不利，水肿胀满，泄泻尿少，痰饮眩晕，热淋涩痛，高脂血症。用法用量：6～10g。(《中国药典》2020年版)

[4]牵牛

①牵牛子：为旋花科植物裂叶牵牛或圆叶牵牛的干燥成熟种子。性味：苦，寒；有毒。归经：归肺、肾、大肠经。功能主治：泻水通便，消痰涤饮，杀虫攻积；主治水肿胀满，二便不通，痰饮积聚，气逆喘咳，虫积腹痛。用法用量：3 ～ 6g；入丸散服，每次 1.5 ～ 3g。使用注意：孕妇禁用，不宜与巴豆、巴豆霜同用。（《中国药典》2020 年版）

②牵牛花：《增广和剂局方药性总论》载牵牛花"味苦，寒；有毒。主下气，疗脚满水肿，除风毒，利小便。《药性论》云：使。味有小毒。治痃癖气块，利大小便，除水气虚肿，落胎。《日华子》云：味苦。得青木香、干姜，良。取腰痛，下冷脓，泻蛊毒药，并一切气壅滞"。

（孙景环、徐容一）

次韵补之药名十绝·其十

李　光

却上南亭[1]望北亭，云生秋石[2]逼帘旌。
露欺绿玉[3]青蒲色，风掷琅玕[4]败叶声。

---

[1] 南亭：即葶苈子，为十字花科植物葶苈、琴叶葶苈和播娘蒿的种子。性味：辛、苦，寒。归经：归肺、膀胱经。功能主治：泻肺平喘，行水消肿；主治痰涎壅肺，喘咳痰多，胸胁胀满，不得平卧，胸腹水肿，小便不利。用法用量：3 ～ 10g，包煎。（《中国药典》2020 年版）《别录》云："久服令人虚。"《本草经疏》云："不利于脾胃虚弱及真阴不足之人。凡肿满由于脾虚不能制水，水气泛溢；小便不通由于膀胱虚无气以化者，法所咸忌。"《本草便读》云："寒饮、阴水等证及虚弱者，不可用也。"

[2] 秋石：为人中白的加工品。性味：咸，寒。归经：归肺、肾经。功能主治：滋阴降火，止血消瘀；主治虚劳羸瘦，骨蒸劳热，咳嗽，咳血，咽

喉肿痛，遗精，尿频，白浊，带下。用法用量：内服，入丸、散，或煎汤，5～15g；外用，适量，研末撒。使用注意：不宜多服，脾胃虚寒慎服，火衰水泛者禁服。(《中华本草》)

[3] 绿玉：即玉竹，为百合科植物玉竹的干燥根茎。性味：甘，微寒。归经：归肺、胃经。功能主治：养阴润燥，生津止渴；主治肺胃阴伤，燥热咳嗽，咽干口渴，内热消渴。用法用量：6～12g。(《中国药典》2020年版)

[4] 琅玕：即鹿角，为鹿角珊瑚科动物鹿角珊瑚群体的骨骼及其共肉(软体部分)。性味：辛，平。功能主治：祛风止痒，解毒，行瘀；主治皮肤瘙痒，白秃，痈疡，产后瘀血内停，石淋。用法用量：内服，研末，0.3～0.6g；或煎汤，15～30g；外用，适量，研末调涂。(《中华本草》)

(孙景环、徐容一)

次韵申伯上杭道中见示二首·其一

李　纲

川途荏苒度年华，命与时谋敢自嗟。

但使直方能养浩，岂知权势解悲夸。

淮舟昔共茱萸[1]酒，闽馆今同薄荷[2]茶。

往复纷纷成底事，庞公只合访丹霞。

【作者】李纲（1083—1140），北宋末、南宋初抗金名臣，民族英雄。字伯纪，号梁溪先生。李纲能诗文，写有不少爱国篇章，亦能词。其咏史之作，形象鲜明生动，风格沉雄劲健。著有《梁溪先生文集》《靖康传信录》《梁溪词》。

---

[1] 茱萸

①山茱萸：为山茱萸科植物山茱萸的干燥成熟果肉。性味：酸、涩，微

温。归经：归肝、肾经。功能主治：补益肝肾，涩精固脱；主治眩晕耳鸣，腰膝酸痛，阳痿遗精，遗尿尿频，崩漏带下，大汗虚脱，内热消渴。用法用量：6～12g。(《中国药典》2020年版)

②吴茱萸：为芸香科植物吴茱萸、石虎或疏毛吴茱萸的干燥近成熟果实。性味：辛、苦，热；有小毒。归经：归肝、脾、胃、肾经。功能主治：散寒止痛，降逆止呕，助阳止泻；主治厥阴头痛，寒疝腹痛，寒湿脚气，经行腹痛，脘腹胀痛，呕吐吞酸，五更泄泻。用法用量：2～5g；外用，适量。(《中国药典》2020年版)

[2]薄荷：为唇形科植物薄荷的干燥地上部分。性味：辛，凉。归经：归肺、肝经。功能主治：疏散风热，清利头目，利咽，透疹，疏肝行气；主治风热感冒，风温初起，头痛，目赤，喉痹，口疮，风疹，麻疹，胸胁胀闷。用法用量：3～6g，后下。(《中国药典》2020年版)《增广和剂局方药性总论》云："新病人勿食，令人虚汗不止。"《本经逢原》云："多服久服令人虚冷，瘦弱人多服动消渴病；阴虚发热，咳嗽自汗者勿施。"《本草从新》云："辛香伐气，多服损肺伤心，虚者远之。"

（孙景环、徐容一、李松）

病中戏作本草诗

周紫芝

长空青[1]云昼风卷，雨余凉[2]生开病眼。

垣衣[3]洗雨绿生光，芍药[4]翻阶红照晚。

幽人却扫惊半夏[5]，独杜衡[6]门心颇远。

提壶[7]劝酒意甚劳，花间伏翼[8]终日号。

大枣[9]如爪安可得，竹叶[10]岂宜空蟹螯。

何当如淮注石斛[11]，天南星[12]移碎红烛。

锦缠更命刘寄奴[13]，回雪香[14]柔体如玉。

人生富贵不早休[15]，乌头[16]成白空自愁。

浩歌自驾木兰[17]去，范蠡实[18]能知远游。

君不见赤车[19]使者将君命，五加皮[20]币不少留。

一朝逐客便当去，王不留行[21]空泪流。

又不见浪荡子长负羁橐，石下长卿[22]无住着。

贾论空高远志[23]孤，屈草[24]初成奇祸作。

何如独活[25]考涧槃，不遇自然同[26]此乐。

嗟余知此解马衔[27]，蜗庐僻在陵阳角[28]。

谁能更朝紫真坛[29]，丹砂[30]岂解驻衰颜。

五色神符亦安用，菖蒲[31]谩说能引年。

玉泉[32]泠泠漱虚壑，独寻鹤虱[33]负朝暄。

故人远引羁旅夕，寒水石[34]畔思清言。

何时从容[35]乃如此，烟蓑去作牵牛子[36]。

平生甘遂[37]丘壑贫，常有忧怀思洗耳。

【作者】周紫芝（1082—1155），字少隐，号竹坡居士，南宋文学家、作家。绍兴进士。高宗绍兴十五年，为礼、兵部架阁文字。高宗绍兴十七年为右迪功郎敕令所删定官。历任枢密院编修官、右司员外郎。绍兴二十一年出知兴国军，后退隐庐山。谀颂秦桧父子，为时论所嘲。约卒于绍兴末年。著有《太仓稊米集》《竹坡诗话》《竹坡词》。

---

[1]空青：为碳酸盐类孔雀石族矿物蓝铜矿呈球形或中空者。性味：甘、酸，寒；有小毒。归经：归肝经。功能主治：凉肝清热，明目去翳，活血利

窍；主治目赤肿痛，青盲，雀目，翳膜内障，中风口㖞，手臂不仁，头风，耳聋。用法用量：外用，适量，研细，水飞，点眼；内服，研末，每次0.3～1g。使用注意：内服宜慎，不宜多服、久服。(《中华本草》)《药性论》云："畏菟丝子。"

[2] 雨余凉：即禹余粮，为氢氧化物类矿物褐铁矿，主含碱式氧化铁。性味：甘、涩，微寒。归经：归胃、大肠经。功能主治：涩肠止泻，收敛止血；主治久泻久痢，大便出血，崩漏带下。用法用量：9～15g，先煎；或入丸散。使用注意：孕妇慎用。(《中国药典》2020年版)

[3] 垣衣：即真藓，为真藓科植物真藓的植物体。性味：甘、涩，凉。功能主治：清热解毒，止血；主治细菌性痢疾，黄疸，鼻窦炎，痈疮肿毒，烫火伤，衄血，咳血。(《中华本草》)《新修本草》云垣衣："味酸，无毒。主黄疸，心烦，咳逆，血气，暴热在肠胃，金疮内塞。久服补中益气，长肌，好颜色。一名昔邪，一名乌韭，一名垣嬴，一名天韭，一名鼠韭。生古垣墙阴或屋上。三月三日采，阴干。"

[4] 芍药

①白芍：为毛茛科植物芍药的干燥根。性味：苦、酸，微寒。归经：归肝、脾经。功能主治：养血调经，敛阴止汗，柔肝止痛，平抑肝阳；主治血虚萎黄，月经不调，自汗，盗汗，胁痛，腹痛，四肢挛痛，头痛眩晕。用法用量：6～15g。使用注意：不宜与藜芦同用。(《中国药典》2020年版)

②赤芍：为毛茛科植物芍药或川赤芍的干燥根。性味：苦，微寒。归经：归肝经。功能主治：清热凉血，散瘀止痛；主治热入营血，温毒发斑，吐血衄血，目赤肿痛，肝郁胁痛，经闭痛经，癥瘕腹痛，跌仆损伤，痈肿疮疡。用法用量：6～12g。使用注意：不宜与藜芦同用。(《中国药典》2020年版)

[5] 半夏：为天南星科植物半夏的干燥块茎。性味：辛，温；有毒。归经：归脾、胃、肺经。功能主治：燥湿化痰，降逆止呕，消痞散结；主治湿痰寒痰、咳喘痰多、痰饮眩悸、风痰眩晕、痰厥头痛、呕吐反胃、胸脘痞闷、梅核气，外治痈肿痰核。用法用量：内服一般炮制后使用，3～9g；外用，适量，磨汁涂，或研末以酒调敷患处。使用注意：不宜与川乌、制川乌、草乌、制草乌、附子同用；生品内服宜慎。(《中国药典》2020年版)

[6] 杜衡：为马兜铃科植物杜衡和小叶马蹄香的全草、根茎或根。性味：

辛，温；有小毒。归经：归肺、肾经。功能主治：祛风散寒，消痰行水，活血止痛，解毒；主治风寒感冒，痰饮喘咳，水肿，风寒湿痹，跌打损伤，头痛，齿痛，胃痛，痧气腹痛，瘰疬，肿毒，蛇咬伤。用法用量：内服，煎汤，1.5 ~ 6g，研末，0.6 ~ 3g，或浸酒；外用，适量，研末吹鼻，或鲜品捣敷。使用注意：体虚多汗、咳嗽咯血患者及孕妇禁服。（《中华本草》）

[7] 提壶：对应的中药为药用倒提壶，药用倒提壶为紫草科植物红花琉璃草的根。性味：甘，平；无毒。功能主治：清热利湿，止咳，止血；主治尿路感染，痢疾，白带，阴虚咳嗽，咯血，吐血，衄血，外伤出血。用法用量：内服，煎汤，15 ~ 30g；外用，适量，根皮捣敷，或研末撒。（《中华本草》）

[8] 伏翼：即蝙蝠，为蝙蝠科动物蝙蝠、大管鼻蝠、普通伏翼、大耳蝠、华南棕蝠和蹄蝠科动物大刀蹄蝠及菊头蝠科动物马铁菊头蝠等的干燥全体。性味：咸，平。归经：归肝经。功能主治：止咳平喘，利水通淋，平肝明目，解毒；主治咳嗽，喘息，淋证，带下，目昏，目翳，瘰疬。用法用量：内服，入丸、散，1 ~ 3g；外用，适量，研末撒，或调敷。（《中华本草》）

[9] 大枣：为鼠李科植物枣的干燥成熟果实。性味：甘，温。归经：归脾、胃、心经。功能主治：补中益气，养血安神；主治脾虚食少，乏力便溏，妇人脏躁。用法用量：6 ~ 15g。（《中国药典》2020 年版）《医学入门》云："心下痞，中满呕吐者忌之。多食动风，脾反受病。"《本草经疏》云："小儿疳病不宜食，患痰热者不宜食。"《本草汇言》云："胃痛气闭者，蛔结腹痛及一切诸虫为病者，咸忌之。"《随息居饮食谱》云："多食患胀泄热渴，最不益人。凡小儿、产后及温热、暑湿诸病前后，黄疸、肿胀并忌之。"

[10] 竹叶：即淡竹叶，为禾本科植物淡竹叶的干燥茎叶。性味：甘、淡，寒。归经：归心、胃、小肠经。功能主治：清热泻火，除烦止渴，利尿通淋；主治热病烦渴，小便短赤涩痛，口舌生疮。用法用量：6 ~ 10g。（《中国药典》2020 年版）

[11] 石斛：为兰科植物金钗石斛、霍山石斛、鼓槌石斛或流苏石斛的栽培品及其同属植物近似种的新鲜或干燥茎。性味：甘，微寒。归经：归胃、肾经。功能主治：益胃生津，滋阴清热；主治热病津伤，口干烦渴，胃阴不足，食少干呕，病后虚热不退，阴虚火旺，骨蒸劳热，目暗不明，筋骨痿软。用法用量：6 ~ 12g（鲜品 15 ~ 30g）。（《中国药典》2020 年版）

[12]天南星：为天南星科植物天南星、异叶天南星或东北天南星的干燥块茎。性味：苦、辛，温；有毒。归经：归肺、肝、脾经。功能主治：散结消肿；外用治疗痈肿，蛇虫咬伤。用法用量：外用生品适量，研末以醋或酒调敷患处。使用注意：孕妇慎用，生品内服宜慎；天南星中毒，可致舌、喉发痒而灼热，肿大，严重的以致窒息，呼吸停止；轻者可服稀醋或鞣酸及浓茶、蛋清、甘草水、姜汤等解之；如呼吸困难则给氧气，必要时作气管切开。（《中国药典》2020年版）

[13]刘寄奴：为菊科植物奇蒿的带花全草。性味：辛、微苦，温。归经：归心、肝、脾经。功能主治：破瘀通经，止血消肿，消食化积；主治经闭，痛经，产后瘀滞腹痛，恶露不尽，癥瘕，跌打损伤，金疮出血，风湿痹痛，便血，尿血，痈疮肿毒，烫伤，食积腹痛，泄泻痢疾。用法用量：内服煎汤，5～10g（消食积15～30g），或入散剂；外用，适量，捣敷，或研末掺，消肿宜生用，行血宜酒炒，止血宜醋炒。使用注意：孕妇禁服，气血虚弱、脾虚作泄者慎服。（《中华本草》）

[14]回雪香：即茴香，为伞形科植物茴香的干燥成熟果实。性味：辛，温。归经：归肝、肾、脾、胃经。功能主治：散寒止痛、理气和胃，主治寒疝腹痛、睾丸偏坠、痛经、少腹冷痛、脘腹胀痛、食少吐泻；盐小茴香暖肾散寒止痛，主治寒疝腹痛、睾丸偏坠、经寒腹痛。用法用量：3～6g。（《中国药典》2020年版）

[15]早休：即蚤休，别名重楼，为百合科植物云南重楼或七叶一枝花的干燥根茎。性味：苦，微寒；有小毒。归经：归肝经。功能主治：清热解毒，消肿止痛，凉肝定惊；主治疔疮痈肿，咽喉肿痛，蛇虫咬伤，跌仆伤痛，惊风抽搐。用法用量：3～9g；外用，适量，研末调敷。（《中国药典》2020年版）《本草汇言》云："热伤营阴，吐衄血证，忌用之。"《本经逢原》云："元气虚者禁用。"

[16]乌头

①川乌：为毛茛科植物乌头的干燥母根。性味：辛、苦，热；大毒。归经：归心、肝、脾、肾经。功能主治：祛风除湿，温经止痛；主治风寒湿痹，关节疼痛，心腹冷痛，寒疝作痛，并可用于麻醉止痛。用法用量：一般炮制后用。使用注意：生品内服宜慎，孕妇禁用，不宜与半夏、瓜蒌、瓜蒌子、

瓜蒌皮、天花粉、川贝母、浙贝母、平贝母、伊贝母、湖北贝母、白蔹、白及同用。(《中国药典》2020年版)

②附子：为毛茛科植物乌头的子根的加工品。性味：辛、甘，大热；有毒。归经：归心、肾、脾经。功能主治：回阳救逆，补火助阳，散寒止痛；主治亡阳虚脱，肢冷脉微，心阳不足，胸痹心痛，虚寒吐泻，脘腹冷痛，肾阳虚衰，阳痿宫冷，阴寒水肿，阳虚外感，寒湿痹痛。用法用量：3～15g，先煎，久煎。使用注意：孕妇慎用，不宜与半夏、瓜蒌、瓜蒌子、瓜蒌皮、天花粉、川贝母、浙贝母、平贝母、伊贝母、湖北贝母、白蔹、白及同用。(《中国药典》2020年版)

[17]木兰：即木兰花，为木兰科植物天目木兰、天女木兰、黄山木兰的花蕾。性味：苦，寒。功能主治：利尿消肿，润肺止咳；主治肺虚咳嗽，痰中带血，酒齄，重舌，痈肿。用法用量：内服，煎汤，15～30g。(《中华本草》)

[18]蠡实：即马蔺子，为鸢尾科植物马蔺的种子。性味：甘，平。归经：归肝、胃、脾、肺经。功能主治：清热利湿，解毒杀虫，止血定痛；主治黄疸，淋浊，小便不利，肠痈，虫积，疟疾，风湿痛，喉痹，牙痛，吐血，衄血，便血，崩漏，疮肿，瘰疬，疝气，痔疮，烫伤，蛇伤。用法用量：内服，煎汤，3～9g，或入丸、散；外用，适量，研末调敷或捣敷。使用注意：脾虚便溏者慎用。(《中华本草》)

[19]赤车：为荨麻科植物赤车的全草或根。性味：辛、苦，温；有小毒。功能主治：祛风胜湿，活血行瘀，解毒止痛；主治风湿骨痛，跌打肿痛，骨折，疮疖，牙痛，骨髓炎，丝虫病引起的淋巴管炎，肝炎，支气管炎，毒蛇咬伤，烧烫伤。用法用量：内服煎汤，15～30g；外用，适量，鲜品捣敷，或研末调敷。(《中华本草》)

[20]五加皮：为五加科植物细柱五加的干燥根皮。性味：辛、苦，温。归经：归肝、肾经。功能主治：祛风除湿，补益肝肾，强筋壮骨，利水消肿；主治风湿痹病，筋骨痿软，小儿行迟，体虚乏力，水肿，脚气。用法用量：5～10g。(《中国药典》2020年版)

[21]王不留行：为石竹科植物麦蓝菜的干燥成熟种子。性味：苦，平。归经：归肝、胃经。功能主治：活血通经，下乳消肿，利尿通淋；主治经闭，痛经，乳汁不下，乳痈肿痛，淋证涩痛。用法用量：5～10g。使用注意：孕

妇慎用。(《中国药典》2020 年版)

[22]长卿:即徐长卿,为萝摩科植物徐长卿的干燥根和根茎。性味:辛,温。归经:归肝、胃经。功能主治:祛风,化湿,止痛,止痒;主治风湿痹痛,胃痛胀满,牙痛,腰痛,跌仆伤痛,风疹、湿疹。用法用量:3 ~ 12g,后下。(《中国药典》2020 年版)

[23]远志:为远志科植物远志或卵叶远志的干燥根。性味:苦、辛,温。归经:归心、肾、肺经。功能主治:安神益智,交通心肾,祛痰,消肿;主治心肾不交引起的失眠多梦、健忘惊悸、神志恍惚,咳痰不爽,疮疡肿毒,乳房肿痛。用法用量:3 ~ 10g。(《中国药典》2020 年版)《本草经集注》云:"得茯苓、冬葵子、龙骨良。杀天雄、附子毒。畏真珠、蜚蠊、藜芦、齐蛤。"《证类本草》云:"远志畏蛴螬。"

[24]屈草:即千屈菜,为千屈菜科植物千屈菜的全草。性味:苦,寒。功能主治:清热解毒,凉血止血;主治痢疾、泄泻、便血,血崩,疮疡溃烂,吐血,衄血,外伤出血。用法用量:内服,煎汤,10 ~ 30g;外用,适量,研末敷,或捣敷,或煎水洗。使用注意:孕妇禁服。(《中华本草》)

[25]独活:为伞形科植物重齿毛当归的干燥根。性味:辛、苦,微温。归经:归肾、膀胱经。功能主治:祛风除湿,通痹止痛;主治风寒湿痹,腰膝疼痛,少阴伏风头痛。用法用量:3 ~ 10g。(《中国药典》2020 年版)

[26]自然同:即自然铜,为硫化物类矿物黄铁矿族黄铁矿,主含二硫化铁。性味:辛,平。归经:归肝经。功能主治:散瘀止痛,续筋接骨;主治跌仆损伤,筋骨折伤,瘀肿疼痛。用法用量:3 ~ 9g,多入丸散服,若入煎剂宜先煎;外用,适量。(《中国药典》2020 年版)

[27]马衔:即川芎,为伞形科植物川芎的干燥根茎。性味:辛,温。归经:归肝、胆、心包经。功能主治:活血行气,祛风止痛;主治胸痹心痛,胸胁刺痛,跌仆肿痛,月经不调,经闭痛经,癥瘕腹痛,头痛,风湿痹痛。用法用量:3 ~ 10g。(《中国药典》2020 年版)

[28]陵阳角:即羚羊角:为牛科动物赛加羚羊的角。性味:咸,寒。归经:归肝、心经。功能主治:平肝息风,清肝明目,清热解毒;主治肝风内动证,肝阳上亢证,肝火上炎,目赤翳障,温毒发斑,痈肿疮毒。用法用量:内服,1 ~ 3g,宜单煎 2h 以上;磨汁或研粉服,每次 0.3 ~ 0.6g。(《中国药典》

2020 年版）

［29］紫真坛：即紫真檀、紫檀，为豆科植物紫檀的心材。性味：咸，平。归经：归肝经。功能主治：祛瘀和营，止血定痛，解毒消肿；主治头痛，心腹痛，恶露不尽，小便淋痛，风毒痈肿，金疮出血。用法用量：内服，煎汤，3 ~ 6g，或入丸、散；外用，适量，研末敷，或磨汁涂。（《中华本草》）

［30］丹砂：朱砂别名，为硫化物类矿物辰砂族辰砂，主含硫化汞。性味：甘，微寒；有毒。归经：归心经。功能主治：清心镇惊，安神，明目，解毒；主治心悸易惊，失眠多梦，癫痫发狂，小儿惊风，视物昏花，口疮，喉痹，疮疡肿毒。用法用量：0.1 ~ 0.5g，多入丸散服，不宜入煎剂；外用，适量。使用注意：本品有毒，不宜大量服用，也不宜少量久服，孕妇及肝肾功能不全者禁用。（《中国药典》2020 年版）《吴普本草》云："畏磁石。恶咸水。"《药对》云："忌一切血。"《本草从新》云："独用多用，令人呆闷。"

［31］菖蒲：即石菖蒲，为天南星科植物石菖蒲的干燥根茎。性味：辛、苦，温。归经：归心、胃经。功能主治：开窍豁痰，醒神益智，化湿开胃；主治神昏癫痫，健忘失眠，耳鸣耳聋，脘痞不饥，噤口下痢。用法用量：3 ~ 10g。（《中国药典》2020 年版）

［32］玉泉：又名玉液。《神农本草经》载："玉泉，味甘，平。主五脏百病，柔筋强骨，安魂魄，长肌肉，益气。久服耐寒暑，不饥渴，不老神仙。人临死服五斤，死三年，色不变。一名玉札。生山谷。"

［33］鹤虱：为菊科植物天名精的干燥成熟果实。性味：苦、辛，平；有小毒。归经：归脾、胃经。功能主治：杀虫消积；主治蛔虫病，蛲虫病，绦虫病，虫积腹痛，小儿疳积。用法用量：3 ~ 9g。（《中国药典》2020 年版）

［34］寒水石：为硫酸盐类石膏族矿物石膏或为碳酸盐类方解石族矿物方解石。性味：辛、咸，寒。归经：归心、胃、肾经。功能主治：清热泻火，利窍，消肿；主治时行热病，壮热烦渴，水肿，尿闭，咽喉肿痛，口舌生疮，痈疽，丹毒，烫伤。（《中华本草》）

［35］从容：即肉苁蓉，为列当科植物肉苁蓉或管花肉苁蓉的干燥带鳞叶的肉质茎。性味：甘、咸，温。归经：归肾、大肠经。功能主治：补肾阳，益精血，润肠通便；主治肾阳不足，精血亏虚，阳痿不孕，腰膝酸软，筋骨无力，肠燥便秘。用法用量：6 ~ 10g。（《中国药典》2020 年版）《得配本草》云：

"忌铜、铁。"《本草蒙筌》云:"忌轻铁器,切勿犯之。"

[36]牵牛子:为旋花科植物裂叶牵牛或圆叶牵牛的干燥成熟种子。性味:苦,寒;有毒。归经:归肺、肾、大肠经。功能主治:泻水通便,消痰涤饮,杀虫攻积;主治水肿胀满,二便不通,痰饮积聚,气逆喘咳,虫积腹痛。用法用量:3 ~ 6g;入丸散服,每次1.5 ~ 3g。使用注意:孕妇禁用,不宜与巴豆、巴豆霜同用。(《中国药典》2020年版)

[37]甘遂:别名猫儿眼〔西北〕、化骨丹,为大戟科植物甘遂的干燥块根。性味:苦,寒;有毒。归经:归肺、肾、大肠经。功能主治:泻水逐饮,消肿散结;主治水肿胀满,胸腹积水,痰饮积聚,气逆咳喘,二便不利,风痰癫痫,痈肿疮毒。用法用量:0.5 ~ 1.5g,炮制后多入丸散用;外用,适量,生用。使用注意:孕妇禁用,不宜与甘草同用。(《中国药典》2020年版)

（孙景环）

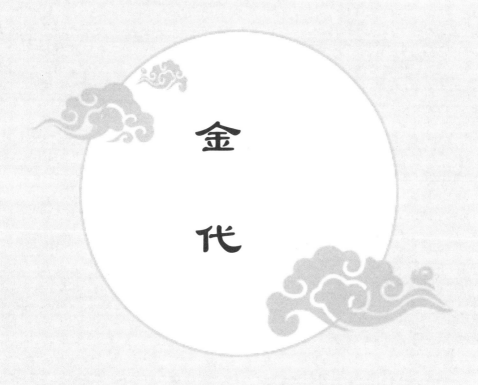

金
代

望蓬莱·十七首首化姚玹

马 钰

破故纸[1]，缀袄可防风[2]。

坐卧不愁寒水石[3]，雪中敢采麦门冬[4]。

从此得苁蓉[5]。

浪荡子[6]，常有自然铜[7]。

鼎内朱砂[8]烹炼就，天仙子[9]入白云中。

蝉壳[10]显山侗。

【作者】马钰（1123—1183），道教支派全真道二代掌教，原名从义，字宜甫，入道后更名钰，字玄宝，号丹阳子，世称马丹阳，道教全真道道士。海陵王贞元间进士。世宗大定中遇重阳子王哲，从其学道术，与妻孙不二同时出家。后游莱阳，入游仙宫。相传妻孙氏与钰先后仙去。赐号丹阳顺化真人、抱一无为真人、抱一无为普化真君等。马丹阳继承重阳性命双修理论，以清静无为而定全真修炼风貌，以心合性，以神气释性命而终以静净无为统道。弟子极多，著名者十人，弟子李守宁为元初四大高道之一。著有《神光璨》《洞玄金玉集》等。

[1]破故纸：即补骨脂，为豆科植物补骨脂的干燥成熟果实。性味：辛、苦，温。归经：归肾、脾经。功能主治：温肾助阳、纳气平喘、温脾止泻，外用消风祛斑；主治肾阳不足、阳痿遗精、遗尿尿频、腰膝冷痛、肾虚作喘、五更泄泻，外用治白癜风、斑秃。用法用量：6 ~ 10g；外用20% ~ 30%酊剂涂患处。（《中国药典》2020年版）《本草害利》云："凡病阴虚火动，梦遗，尿血，小便短涩及目赤口苦舌干，大便燥结，内热作渴，火升目赤，易饥嘈杂，湿热成痿，以致骨乏无力者，皆不宜服。"

[2]防风：为伞形科植物防风的干燥根。性味：辛、甘，微温。归经：归膀胱、肝、脾经。功能主治：祛风解表，胜湿止痛，止痉；主治感冒头痛，风湿痹痛，风疹瘙痒，破伤风。用法用量：5～10g。(《中国药典》2020年版)《本草经集注》云："恶干姜、藜芦、白蔹、芫花。"《本草害利》云："诸病血虚痉急，头痛不因于风寒，溏泄不因于寒湿，二便秘涩，小儿脾虚发搐，慢惊慢脾风，气升作呕，火升发嗽，阴虚盗汗，阳虚自汗等病，法所同忌。"《得配本草》云："元气虚，病不因风湿者禁用。"

[3]寒水石：为硫酸盐类石膏族矿物石膏或为碳酸盐类方解石族矿物方解石。性味：辛、咸，寒。归经：归心、胃、肾经。功能主治：清热泻火，利窍，消肿；主治时行热病，壮热烦渴，水肿，尿闭，咽喉肿痛，口舌生疮，痈疽，丹毒，烫伤。(《中华本草》)

[4]麦门冬：即麦冬，为百合科植物麦冬(沿阶草)的干燥块根。性味：甘，微苦，微寒。归经：归心、肺、胃经。功能主治：养阴生津，润肺清心；主治肺燥干咳。虚痨咳嗽，津伤口渴，心烦失眠，内热消渴，肠燥便秘，咽白喉。用法用量：6～12g。(《中国药典》2020年版)

[5]苁蓉：即肉苁蓉，为列当科植物肉苁蓉或管花肉苁蓉的干燥带鳞叶的肉质茎。性味：甘、咸，温。归经：归肾、大肠经。功能主治：补肾阳，益精血，润肠通便；主治肾阳不足，精血亏虚，阳痿不孕，腰膝酸软，筋骨无力，肠燥便秘。用法用量：6～10g。(《中国药典》2020年版)《得配本草》云："忌铜、铁。"《本草蒙筌》云："忌轻铁器，切勿犯之。"

[6]浪荡子：即莨菪子，又名天仙子，为茄科植物莨菪的干燥成熟种子。性味：苦、辛，温；有大毒。归经：归心、胃、肝经。功能主治：解痉止痛，平喘，安神；主治胃脘挛痛，喘咳，癫狂。用法用量：0.06～0.6g。使用注意：心脏病、心动过速、青光眼患者及孕妇禁用。(《中国药典》2020年版)

[7]自然铜：为硫化物类矿物黄铁矿族黄铁矿，主含二硫化铁。性味：辛，平。归经：归肝经。功能主治：散瘀止痛，续筋接骨；主治跌仆损伤，筋骨折伤，瘀肿疼痛。用法用量：3～9g，多入丸散服，若入煎剂宜先煎；外用，适量。(《中国药典》2020年版)

[8]朱砂：为硫化物类矿物辰砂族辰砂，主含硫化汞。性味：甘，微寒；有毒。归经：归心经。功能主治：清心镇惊，安神，明目，解毒；主治心悸

易惊，失眠多梦，癫痫发狂，小儿惊风，视物昏花，口疮，喉痹，疮疡肿毒。用法用量：0.1 ~ 0.5g，多入丸散服，不宜入煎剂；外用，适量。使用注意：本品有毒，不宜大量服用，也不宜少量久服，孕妇及肝肾功能不全者禁用。（《中国药典》2020 年版)《吴普本草》云："畏磁石。恶咸水。"《药对》云："忌一切血。"《本草从新》云："独用多用，令人呆闷。"

[9]天仙子：为茄科植物莨菪的干燥成熟种子。性味：苦、辛，温；有大毒。归经：归心、胃、肝经。功能主治：解痉止痛，平喘，安神；主治胃脘挛痛，喘咳，癫狂。用法用量：0.06 ~ 0.6g。使用注意：心脏病、心动过速、青光眼患者及孕妇禁用。（《中国药典》2020 年版）

[10]蝉壳：又名蝉蜕，别名蜩甲、蝉壳、伏壳、枯蝉、蝉甲、蜩蟟蜕皮、蝉蜕壳、金牛儿、蝉蜕、蝉脱、蝉衣、催米虫壳、唧唧猴皮、唧唧皮、知了皮、热皮、麻儿鸟皮、仙人衣，为蝉科昆虫黑蚱的若虫羽化时脱落的皮壳。性味：甘，寒。归经：归肝、肺经。功能主治：疏散风热，利咽，透疹，明目退翳，解痉；主治风热感冒，咽痛音哑，麻疹不透，风疹瘙痒，目赤翳障，惊风抽搐，破伤风。用法用量：3 ~ 6g。（《中国药典》2020 年版）

（孙景环）

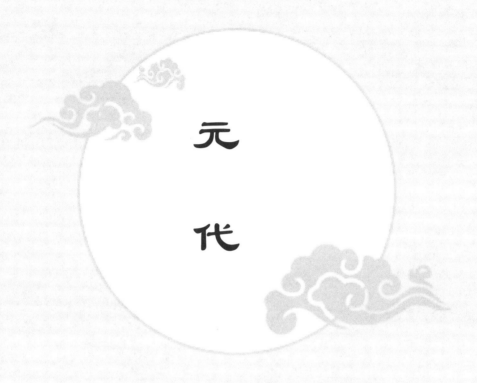

元代

采 药

许 谦

亭亭北山松[1]，宿蔼荫深碧。

苍根走虬龙，巨干蟠铁[2]石。

平生栋梁具，不受霜雪厄。

兔丝[3]得所附，袅袅挂千尺。

流脂入九地[4]，千岁化琥珀[5]。

我欲掇其英，俯仰费搜擿。

红炉转丹砂[6]，石髓[7]变金液。

但恐茫昧间，图骥不可索。

意长时苦促，双鬓日夜白。

刀圭或可试，习习在两腋。

蓬莱三万里，讵谓弱水隔。

他时来山中，故老应不识。

【作者】许谦（1269—1337），字益之，号白云山人，元朝著名学者，"北山四先生"之一。幼孤，力学。从金履祥学，尽得其奥。教授乡里，不应辟举。居东阳八华山，学者争往从之。四方之士，以不及门为耻。或访以典礼政事，闻者无不厌服。卒谥文懿。许谦学识渊博，举凡天文、地理、典章制度、食货、刑法、文学、音韵、医经、术数以及释、老，无不通晓。著有《读书传丛说》《诗名物钞》《白云集》等。

[1] 松：为松科松属植物。其结节、叶、花粉等均可入药。

①油松节：为松科植物油松或马尾松的干燥瘤状节或分枝节。性味：苦、辛，温。归经：归肝、肾经。功能主治：祛风除湿，通络止痛；主治风寒湿痹，历节风痛，转筋挛急，跌打伤痛。用法用量：9～15g。使用注意：阴虚血燥者慎用。（《中国药典》2020年版）

②松叶：为松科植物华山松、黄山松、马尾松、黑松、油松、云南松、红松等的针叶。性味：苦，温。归经：归心、脾经。功能主治：祛风燥湿，杀虫止痒，活血安神；主治风湿痿痹、脚气、湿疮、癣、风疹瘙痒、跌打损伤、神经衰弱、慢性肾炎、高血压病，预防乙脑、流感。用法用量：内服，煎汤，6～15g（鲜品30～60g），或浸酒；外用，适量，鲜品捣敷，或煎水洗。（《中华本草》）

③松花：为松科植物马尾松、油松、赤松、黑松等的花粉。性味：甘，温。归经：归肝、胃经。功能主治：祛风，益气，收湿，止血；主治头痛眩晕，泄泻下痢，湿疹湿疮，创伤出血。用法用量：内服，煎汤，3～9g，或冲服；外用，适量，干撒或调敷。使用注意：血虚、内热者慎服。（《中华本草》）

[2] 铁：为赤铁矿、褐铁矿、磁铁矿等冶炼而成的灰黑色金属。性味：辛，凉。归经：归心、肝、肾经。功能主治：镇心平肝，消痈解毒；主治惊痫，癫狂，疔疮痈肿，跌打瘀血，脱肛。用法用量：内服，煎汤或烧赤淬酒、水饮；外用，适量，煎水或烧赤淬水洗。使用注意：脾胃气虚及肝肾两亏者慎用。（《中华本草》）

[3] 兔丝：即菟丝子，为旋花科植物南方菟丝子或菟丝子的干燥成熟种子。性味：辛、甘，平。归经：归肝、肾、脾经。功能主治：补益肝肾、固精缩尿、安胎、明目、止泻，外用消风祛斑；主治肝肾不足、腰膝酸软、阳痿遗精、遗尿尿频、肾虚胎漏、胎动不安、目昏耳鸣、脾肾虚泻，外治白癜风。用法用量：6～12g；外用，适量。（《中国药典》2020年版）《得配本草》云："孕妇、血崩、阳强、便结、肾脏有火、阴虚火动，六者禁用。"

[4] 九地：即熟地黄，为生地黄的炮制加工品。性味：甘，微温。归经：归肝、肾经。功能主治：补血滋阴，益精填髓；主治血虚萎黄，心悸怔忡，月经不调，崩漏下血，肝肾阴虚，腰膝酸软，骨蒸潮热，盗汗遗精，内热消

渴，眩晕，耳鸣，须发早白。用法用量：9 ~ 15g。(《中国药典》2020 年版)
《雷公炮炙论》云："勿令犯铜铁器，令人肾消并白髭发、损荣卫也。"《本草
从新》云："气郁之人，能窒碍胸膈，用宜斟酌。"《医学入门》云："中满痰
盛者慎用。"

　　[5]琥珀：为古代松科松属植物的树脂，埋藏地下经年久转化而成的化石
样物质。性味：甘，平。归经：归心、肝、膀胱经。功能主治：镇惊安神，
散瘀止血，利水通淋，去翳明目；主治惊悸失眠，惊风癫痫，血滞经闭，产
后瘀滞腹痛，癥瘕积聚，血淋尿血，目生障翳，痈肿疮毒。用法用量：内服，
研末，1 ~ 3g，或入丸、散；外用，适量，研末撒，或点眼。使用注意：阴
虚内热及无瘀滞者慎服。(《中华本草》)《神农本草经疏》云："凡阴虚内热，
火炎水涸，小便因少而不利者，勿服琥珀以强利之，利之则愈损其阴。"

　　[6]丹砂：即朱砂，为硫化物类矿物辰砂族辰砂，主含硫化汞。性味：甘，
微寒；有毒。归经：归心经。功能主治：清心镇惊，安神，明目，解毒；主
治心悸易惊，失眠多梦，癫痫发狂，小儿惊风，视物昏花，口疮，喉痹，疮
疡肿毒。用法用量：0.1 ~ 0.5g，多入丸散服，不宜入煎剂；外用，适量。使
用注意：本品有毒，不宜大量服用，也不宜少量久服，孕妇及肝肾功能不全
者禁用。(《中国药典》2020 年版)《吴普本草》云："畏磁石。恶咸水。"《药对》
云："忌一切血。"《本草从新》云："独用多用，令人呆闷。"

　　[7]石髓：即钟乳石，为碳酸盐类矿物方解石族方解石，主含碳酸钙。性
味：甘，温。归经：归肺、肾、胃经。功能主治：温肺，助阳，平喘，制酸，
通乳；主治寒痰咳喘，阳虚冷喘，腰膝冷痛，胃痛泛酸，乳汁不通。用法用
量：3 ~ 9g，先煎。(《中国药典》2020 年版)《本草经集注》云："蛇床为之使，
恶牡丹、玄石、牡蒙。畏紫石、蘘草。孔公孽，木兰为之使，恶细辛。殷孽，
恶防己，畏术。"

（杨倩玫）

病后夏初杂书近况十首

方 回

今年春夏极穷忙，日检医书校药方。

甫得木瓜[1]治膝肿，又须荆芥[2]沐头疡。

一生辛苦身多病，四至平和脉尚强。

寿及龟堂老睦守，不难万首富诗囊。

【作者】方回（1227—1307），字万里，号虚谷，别号紫阳山人。中国元代文学家、诗人、论诗家。幼孤，从叔父学。宋理宗景定三年进士。初媚贾似道，似道败，又上十可斩之疏。后官知严州，以城降元，为建德路总管。寻罢归，遂肆意于诗。有《桐江集》《续古今考》，又选唐宋以来律诗，为《瀛奎律髓》。

---

[1]木瓜：为蔷薇科植物贴梗海棠的干燥近成熟果实。性味：酸，温。归经：归肝、脾经。功能主治：舒筋活络，和胃化湿；主治湿痹拘挛，腰膝关节酸重疼痛，暑湿吐泻，转筋挛痛，脚气水肿。用法用量：6～9g。（《中国药典》2020年版）《本草害利》云："下部腰膝无力，由于精血虚、真阴不足者不宜用。伤食脾胃未虚、积滞多者，不宜用。"

[2]荆芥：为唇形科植物荆芥的干燥地上部分。性味：辛，微温。归经：归肝、肺经。功能主治：解表散风，透疹，消疮；主治感冒，头痛，麻疹，风疹，疮疡初起。用法用量：5～10g。（《中国药典》2020年版）《本草纲目》云："反驴肉、无鳞鱼。"

（杨倩玫）

画二首·其二

萨都剌

草迷苍耳子[1]，鸟弄白头翁[2]。

十里湖山树，平分杳霭中。

【作者】萨都剌（1272 或 1300—1355），字天锡，号直斋，元代著名诗人、画家。泰定四年进士。授应奉翰林文字，擢南台御史，以弹劾权贵，左迁镇江录事司达鲁花赤，累迁江南行台侍御史，左迁淮西北道经历，晚年居杭州。萨都剌善绘画，精书法，尤善楷书。有虎卧龙跳之才，人称雁门才子。他的文学创作，以诗歌为主，诗词内容，以游山玩水、归隐赋闲、慕仙礼佛、酬酢应答之类为多，富有生活实感，描写细腻，贴切入微。萨都剌写词不多，但颇有影响，《念奴娇·登石头城》《满江红·金陵怀古》为代表作。后人誉之为"有元一代词人之冠"。萨都剌还留有《严陵钓台图》和《梅雀》等画，现珍藏于北京故宫博物院。

---

[1]苍耳子：为菊科植物苍耳的干燥成熟带总苞的果实。性味：苦、辛，温；有小毒。归经：归肺经。功能主治：散风寒，通鼻窍，祛风湿；主治风寒头痛，鼻塞流涕，鼻鼽，鼻渊，风疹瘙痒，湿痹拘挛。用法用量：3 ~ 10g。（《中国药典》2020 年版）《本草纲目》云："忌猪肉、马肉、米泔。"《本草从新》云："散气耗血，虚人勿服。"

[2]白头翁：为毛茛科植物白头翁的干燥根。性味：苦，寒。归经：归胃、大肠经。功能主治：清热解毒，凉血止痢；主治热毒血痢，阴痒带下。用法用量：9 ~ 15g。（《中国药典》2020 年版）

（孙景环）

【中吕】粉蝶儿·海马闲骑（节选）

孙叔顺

海马[1]闲骑，则为瘦人参[2]请他医治，背药包的刘寄奴[3]跟随。一脚的陌门东，来到这干阁内，飞帘[4]籁地。能医其乡妇沉疾，因此上，共宾郎[5]结成欢会。

【耍孩儿】木贼[6]般合解到当官跪[7]，刀笔吏焉能放你！便将白纸[8]取招伏，选剥了裩布[9]无衣。荜澄茄[10]拷打得青皮[11]肿，玄胡索[12]拴缚得狗脊[13]低，你便穿山甲[14]应何济？议论得罪名管仲[15]，毕拨[16]得文案无疑。

【三煞】他做官司的剖决明[17]，告私情的能指实[18]，监囚在里人心碎。一个旱莲[19]腮空滴白凡[20]泪，一个漏芦[21]腿难禁苦仗笞。吊疼痛，添憔悴。问甚么干连你父子？可惜教带累他乌梅[22]。

【二煞】意浓甜有苦参[23]，事多凶大戟[24]，今日个身遭缧绁，犹道是心甘遂[25]。清廉家却有这糊突事，时罗姐难为官宜妻。浪荡子[26]合当废，破故纸[27]揩不了腥臭，寒水石[28]洗不尽身肌。

【一煞】向雨余凉[29]夜中，对天南星[30]月底，说合成织女牵牛[31]会。指望常山[32]远水恩情久，不想这剪草除根巾帻低，那一个画不成青黛[33]蛾眉。

【尾】骂你个辱先灵的蒋太医，我看你乍回乡[34]归故里！蔓荆子^[35]续断^[36]了通奸罪，则被那散杏子^[37]的康瘤儿笑杀你！

【作者】孙叔顺，名、里、生卒年及生平事迹均不详，约元英宗至治中前后在世。工曲，今存阳春白雪中。其散曲《南吕·一枝花》套，自叙"不恋蜗角名""本待要快活逍遥，情愿待休官罢职"，可见他曾入仕。明·朱权《太和正音谱》将其列于"词林英杰"一百五十人之中。

---

[1]海马：为海龙科动物线纹海马、刺海马、大海马、三斑海马或小海马（海蛆）的干燥体。性味：甘、咸，温。归经：归肝、肾经。功能主治：温肾壮阳，散结消肿；主治阳痿、遗尿、肾虚作喘、癥瘕积聚、跌仆损伤，外治痈肿疔疮。用法用量：3～9g；外用，适量，研末敷患处。（《中国药典》2020年版）

[2]人参：为五加科植物人参的干燥根和根茎。性味：甘、微苦，微温。归经：归肺、脾、心、肾经。功能主治：大补元气，复脉固脱，补脾益肺，生津养血，安神益智；主治体虚欲脱，肢冷脉微，脾虚食少，肺虚喘咳，津伤口渴，内热消渴，气血亏虚，久病虚羸，惊悸失眠，阳痿宫冷。用法用量：3～9g，另煎兑服；也可研粉吞服，一次2g，1日2次。使用注意：不宜与藜芦、五灵脂同用。（《中国药典》2020年版）《神农本草经》云："茯苓为使，恶溲疏，反藜芦。"《本草撮要》云："畏五灵脂、恶皂荚、黑豆、紫石英。"

[3]刘寄奴：为菊科植物奇蒿的带花全草。性味：辛、微苦，温。归经：归心、肝、脾经。功能主治：破瘀通经，止血消肿，消食化积；主治经闭，痛经、产后瘀滞腹痛，恶露不尽，癥瘕，跌打损伤，金疮出血，风湿痹痛，便血，尿血，痈疮肿毒，烫伤，食积腹痛，泄泻痢疾。用法用量：内服，煎汤，5～10g（消食积单味可用至15～30g），或入散剂；外用，适量，捣敷，或研末掺；消肿宜生用，行血宜酒炒，止血宜醋炒。使用注意：孕妇禁服，气血虚弱、脾虚作泄者慎服。（《中华本草》）

[4]飞帘：即飞廉，为菊科植物丝毛飞廉与节毛飞廉的全草或根。归经：

肝经。性味：微苦，凉。功能主治：祛风，清热，利湿，凉血止血，活血消肿；主治感冒咳嗽，头痛眩晕，泌尿系统感染，乳糜尿，白带，黄疸，风湿痹痛，吐血，衄血，尿血，月经过多，功能性子宫出血，跌打损伤，疔疮疖肿，痔疮肿痛，烧伤。用法用量：内服，煎汤，9～30g（鲜品30～60g），或入丸、散，或浸酒；外用，适量，煎水洗，或鲜品捣敷，或烧存性，研末掺。使用注意：脾胃虚寒无瘀滞者忌用。（《中华本草》）

[5] 宾郎：即槟榔，为棕榈科植物槟榔的干燥成熟种子。性味：苦、辛，温。归经：归胃、大肠经。功能主治：杀虫，消积，行气，利水，截疟；主治绦虫病、蛔虫病、姜片虫病，虫积腹痛，积滞泻痢，里急后重，水肿脚气，疟疾。用法用量：3～10g；驱绦虫、姜片虫30～60g。（《中国药典》2020年版）

[6] 木贼：为木贼科植物木贼的干燥地上部分。性味：甘、苦，平。归经：归肺、肝经。功能主治：疏散风热，明目退翳；主治风热目赤，迎风流泪，目生云翳。用法用量：3～9g。（《中国药典》2020年版）

[7] 官跪：即官桂，又名肉桂，为樟科植物肉桂的干燥树皮。性味：辛、甘，大热。归经：归肾、脾、心、肝经。功能主治：补火助阳，引火归元，散寒止痛，温通经脉；主治阳痿宫冷，腰膝冷痛，肾虚作喘，虚阳上浮，眩晕目赤，心腹冷痛，虚寒吐泻，寒疝腹痛，痛经经闭。用法用量：1～5g。使用注意：有出血倾向者及孕妇慎用，不宜与赤石脂同用。（《中国药典》2020年版）

[8] 白纸：即白芷，为伞形科植物白芷或杭白芷的干燥根。性味：辛，温。归经：归肺、胃、大肠经。功能主治：解表散寒，祛风止痛，宣通鼻窍，燥湿止带，消肿排脓；主治感冒头痛，眉棱骨痛，鼻塞流涕，鼻衄，鼻渊，牙痛，带下，疮疡肿痛。用法用量：3～10g。（《中国药典》2020年版）《本草害利》云："凡呕吐因于火者禁用。漏下赤白，由阴虚火炽，血热所致者勿用。痈疽已溃，宜渐减。"

[9] 裙布：即昆布，为海带科植物海带或翅藻科植物昆布的干燥叶状体。性味：咸，寒。归经：归肝、胃、肾经。功能主治：消痰软坚散结，利水消肿；主治瘿瘤，瘰疬，睾丸肿痛，痰饮水肿。用法用量：6～12g。（《中国药典》2020年版）

[10] 荜澄茄：为樟科植物山鸡椒的干燥成熟果实。性味：辛，温。归经：

归胃、脾、肾、膀胱经。功能主治：温中散寒，行气止痛；主治胃寒呕逆，脘腹冷痛，寒疝腹痛，寒湿郁滞，小便浑浊。用法用量：1～3g。(《中国药典》2020年版)

[11]青皮：为芸香科植物橘及其栽培变种的干燥幼果或未成熟果实的果皮。性味：苦、辛，温。归经：归肝、胆、胃经。功能主治：疏肝破气，消积化滞；主治胸胁胀痛，疝气疼痛，乳癖，乳痈，食积气滞，脘腹胀痛。用法用量：3～10g。(《中国药典》2020年版)《本草经疏》云："肝脾气虚者，概勿施用。"

[12]玄胡索：即延胡索，为罂粟科植物延胡索的干燥块茎。性味：辛、苦，温。归经：归肝、脾经。功能主治：活血，行气，止痛；主治胸胁、脘腹疼痛，胸痹心痛，经闭痛经，产后瘀阻，跌仆肿痛。用法用量：3～10g；研末吞服，一次1.5～3g。(《中国药典》2020年版)《得配本草》云："产后血虚或经血枯少不利，气虚作痛者，皆大非所宜。"

[13]狗脊：为蚌壳蕨科植物金毛狗脊的干燥根茎。性味：苦、甘，温。归经：归肝、肾经。功能主治：祛风湿，补肝肾，强腰膝；主治风湿痹痛，腰膝酸软，下肢无力。用法用量：6～12g。(《中国药典》2020年版)

[14]穿山甲：为鲮鲤科动物鲮鲤的鳞片性味：咸，微寒。归经：归肝、胃经。功能主治：活血散结，通经下乳，消痈溃坚；主治血瘀经闭，癥瘕，风湿痹病，乳汁不下，痈肿，瘰疬。用法用量：内服，煎汤，3～9g，或入散剂；外用，适量，研末撒或调敷。使用注意：气血虚弱、痈疽已溃者及孕妇禁服。(《中华本草》)

[15]管仲：为蔷薇科植物西南委陵菜的根或带根全草。性味：苦、涩，寒。归经：归脾、大肠经。功能主治：清热解毒，涩肠止泻，凉血止血；主治赤白下痢，肠炎腹泻，肠风下血，肺痨咯血，吐血，崩漏带下，外伤出血，疔疮，烫烧伤。用法用量：内服，煎汤，15～30g，研术，1～1.5g，或浸酒。外用，捣敷，或研末撒。(《中华本草》)

[16]毕拨：通荜茇，为胡椒科植物荜茇的干燥近成熟或成熟果穗。性味：辛，热。归经：归胃、大肠经。功能主治：温中散寒，下气止痛；主治脘腹冷痛，呕吐，泄泻，寒凝气滞，胸痹心痛，头痛，牙痛。用法用量：1～3g；外用，适量，研末塞龋齿孔中。(《中国药典》2020年版)

[17]决明

①决明子：为豆科植物钝叶决明或决明（小决明）的干燥成熟种子，又称草决明。性味：甘、咸、苦，微寒。归经：归肝、大肠经。功能主治：清热明目，润肠通便；主治目赤涩痛，羞明多泪，头痛眩晕，目暗不明，大便秘结。用法用量：9～15g。（《中国药典》2020年版）《本草经集注》云："蓍实为之使。恶大麻子。"

②石决明：为鲍科动物杂色鲍、皱纹盘鲍、羊鲍、澳洲鲍、耳鲍或白鲍的贝壳。性味：咸，寒。归经：归肝经。功能主治：平肝潜阳，清肝明目；主治头痛眩晕，目赤翳障，视物昏花，青盲雀目。用法用量：6～20g，先煎。（《中国药典》2020年版）

[18]指实：同枳实，为芸香科植物酸橙及其栽培变种或甜橙的干燥幼果。性味：苦、辛、酸，微寒。归经：归脾、胃经。功能主治：破气消积，化痰散痞；主治积滞内停，痞满胀痛，泻痢后重，大便不通，痰滞气阻，胸痹，结胸，脏器下垂。用法用量：3～10g。使用注意：孕妇慎用。（《中国药典》2020年版）

[19]旱莲

①旱莲草（墨旱莲）：为菊科植物鳢肠的干燥地上部分。性味：甘、酸，寒。归经：归肾、肝经。功能主治：滋补肝肾，凉血止血；主治肝肾阴虚，牙齿松动，须发早白，眩晕耳鸣，腰膝酸软，阴虚血热吐血、衄血、尿血，血痢，崩漏下血，外伤出血。用法用量：6～12g。（《中国药典》2020年版）

②旱莲花：为旱金莲科植物旱金莲的全草。性味：辛、酸，凉。功能主治：清热解毒，凉血止血；主治目赤肿痛，疮节，吐血，咯血。用法用量：内服，煎汤，鲜品15～30g；外用，适量，捣烂敷，或煎水洗。（《中华本草》）

[20]白凡：即白矾，为硫酸盐类矿物明矾石族明矾石经加工提炼制成，主含含水硫酸铝钾。性味：酸、涩，寒。归经：归肺、脾、肝、大肠经。功能主治：外用解毒杀虫、燥湿止痒，内服止血止泻、祛除风痰；外用主治湿疹、疥癣、脱肛、痔疮、聤耳流脓，内服主治久泻不止、便血、崩漏、癫痫发狂；枯矾收湿敛疮、止血化腐，主治湿疹湿疮、脱肛、痔疮、聤耳流脓、阴痒带下、鼻衄齿衄、鼻息肉。用法用量：0.6～1.5g；外用，适量，研末敷，或化水洗患处。（《中国药典》2020年版）

[21] 漏芦：为菊科植物祁州漏芦的干燥根。性味：苦，寒。归经：归胃经。功能主治：清热解毒，消痈，下乳，舒筋通脉；主治乳痈肿痛，痈疽发背，瘰疬疮毒，乳汁不通，湿痹拘挛。用法用量：5 ~ 9g。使用注意：孕妇慎用。(《中国药典》2020 年版）

[22] 乌梅：为蔷薇科植物梅的干燥近成熟果实。性味：酸、涩，平。归经：归肝、脾、肺、大肠经。功能主治：敛肺，涩肠，生津，安蛔；主治肺虚久咳，久泻久痢，虚热消渴，蛔厥呕吐腹痛。用法用量：6 ~ 12g。(《中国药典》2020 年版）

[23] 苦参：为豆科植物苦参的干燥根。性味：苦，寒。归经：归心、肝、胃、大肠、膀胱经。功能主治：清热燥湿，杀虫，利尿；主治热痢，便血，黄疸尿闭，赤白带下，阴肿阴痒，湿疹，湿疮，皮肤瘙痒，疥癣麻风；外治滴虫性阴道炎。用法用量：4.5 ~ 9g；外用，适量，煎汤洗患处。使用注意：不宜与藜芦同用。(《中国药典》2020 年版）

[24] 大戟：为大戟科植物大戟的干燥根。性味：苦，寒；有毒。归经：归肺、脾、肾经。功能主治：泻水逐饮，消肿散结；主治水肿胀满，胸腹积水，痰饮积聚，气逆咳喘，二便不利，痈肿疮毒，瘰疬痰核。用法用量：1.5 ~ 3g，入丸散服，每次 1g，内服醋制用；外用，适量，生用。使用注意：孕妇禁用，不宜与甘草同用。(《中国药典》2020 年版）

[25] 甘遂：为大戟科植物甘遂的干燥块根。性味：苦，寒；有毒。归经：归肺、肾、大肠经。功能主治：泻水逐饮，消肿散结；主治水肿胀满，胸腹积水，痰饮积聚，气逆咳喘，二便不利，风痰癫痫，痈肿疮毒。用法用量：0.5 ~ 1.5g，炮制后多入丸散用；外用，适量，生用。使用注意：孕妇禁用，不宜与甘草同用。(《中国药典》2020 年版）

[26] 莨荡子：即莨菪子，又名天仙子，为茄科植物莨菪的干燥成熟种子。性味：苦、辛，温；有大毒。归经：归心、胃、肝经。功能主治：解痉止痛，平喘，安神；主治胃脘挛痛，喘咳，癫狂。用法用量：0.06 ~ 0.6g。使用注意：心脏病、心动过速、青光眼患者及孕妇禁用。(《中国药典》2020 年版）

[27] 破故纸：即补骨脂，为豆科植物补骨脂的干燥成熟果实。性味：辛、苦，温。归经：归肾、脾经。功能主治：温肾助阳、纳气平喘、温脾止泻，外用消风祛斑；主治肾阳不足、阳痿遗精、遗尿尿频、腰膝冷痛、肾虚作喘、

五更泄泻，外用治白癜风、斑秃。用法用量：6～10g；外用20%～30%酊剂涂患处。（《中国药典》2020年版）《本草害利》云："凡病阴虚火动，梦遗，尿血，小便短涩及目赤口苦舌干，大便燥结，内热作渴，火升目赤，易饥嘈杂，湿热成痿，以致骨乏无力者，皆不宜服。"

[28]寒水石：为硫酸盐类石膏族矿物石膏或为碳酸盐类方解石族矿物方解石。性味：辛、咸，寒。归经：归心、胃、肾经。功能主治：清热泻火，利窍，消肿；主治时行热病，壮热烦渴，水肿，尿闭，咽喉肿痛，口舌生疮，痈疽，丹毒，烫伤。（《中华本草》）

[29]雨余凉：即禹余粮，为氢氧化物类矿物褐铁矿，主含碱式氧化铁。性味：甘、涩，微寒。归经：归胃、大肠经。功能主治：涩肠止泻，收敛止血；主治久泻久痢，大便出血，崩漏带下。用法用量：9～15g，先煎或入丸散。使用注意：孕妇慎用。（《中国药典》2020年版）

[30]天南星：为天南星科植物天南星、异叶天南星或东北天南星的干燥块茎。性味：苦、辛，温；有毒。归经：归肺、肝、脾经。功能主治：散结消肿；外用治痈肿，蛇虫咬伤。用法用量：外用生品适量，研末以醋或酒调敷患处。使用注意：孕妇慎用，生品内服宜慎；天南星中毒，可致舌、喉发痒而灼热，肿大，严重的以致窒息，呼吸停止。轻者可服稀醋或鞣酸及浓茶、蛋清、甘草水、姜汤等解之；如呼吸困难则给氧气，必要时作气管切开。（《中国药典》2020年版）

[31]牵牛

①牵牛子：为旋花科植物裂叶牵牛或圆叶牵牛的干燥成熟种子。性味：苦，寒；有毒。归经：归肺、肾、大肠经。功能主治：泻水通便，消痰涤饮，杀虫攻积；主治水肿胀满，二便不通，痰饮积聚，气逆喘咳，虫积腹痛。用法用量：3～6g；入丸散服，每次1.5～3g。使用注意：孕妇禁用，不宜与巴豆、巴豆霜同用。（《中国药典》2020年版）

②牵牛花：《增广和剂局方药性总论》载牵牛花"味苦，寒；有毒。主下气，疗脚满水肿，除风毒，利小便。《药性论》云：使。味有小毒。治痃癖气块，利大小便，除水气虚肿，落胎。《日华子》云：味苦。得青木香、干姜，良。取腰痛，下冷脓，泻蛊毒药，并一切气壅滞"。

[32]常山：为虎耳草科植物常山的干燥根。性味：苦、辛，寒；有毒。归

经：归肺、肝、心经。功能主治：涌吐痰涎，截疟；主治痰饮停聚，胸膈痞塞，疟疾。用法用量：5 ～ 9g。(《中国药典》2020 年版)

[33]青黛：为爵床科马蓝属植物马蓝、蓼科蓼属植物蓼蓝、豆科木蓝属植物木蓝、十字花科菘蓝属植物菘蓝的叶或茎叶经加工制得的干燥粉末、团块或颗粒。性味：咸，寒。归经：归肝经。功能主治：清热解毒，凉血消斑，泻火定惊；主治温毒发斑，血热吐衄，胸痛咳血，口疮，痄腮，喉痹，小儿惊痫。用法用量：1 ～ 3g，宜入丸散用；外用，适量。(《中国药典》2020 年版)

[34]回乡：同小茴香，为伞形科植物茴香的干燥成熟果实。性味：辛，温。归经：归肝、肾、脾、胃经。功能主治：散寒止痛、理气和胃，主治寒疝腹痛、睾丸偏坠、痛经、少腹冷痛、脘腹胀痛、食少吐泻；盐小茴香暖肾散寒止痛，主治寒疝腹痛、睾丸偏坠、经寒腹痛。用法用量：3 ～ 6g。(《中国药典》2020 年版)

[35]蔓荆子：为马鞭草科植物单叶蔓荆或蔓荆的干燥成熟果实。性味：辛、苦，微寒。归经：归膀胱、肝、胃经。功能主治：疏散风热，清利头目；主治风热感冒头痛，齿龈肿痛，目赤多泪，目暗不明，头晕目眩。用法用量：5 ～ 10g。(《中国药典》2020 年版)

[36]续断：为川续断科植物川续断的根。性味：苦、辛，微温。归经：归肝、肾经。功能主治：补肝肾、强筋骨、续折伤、止崩漏，主治肝肾不足、腰膝酸软、风湿痹痛、跌仆损伤、筋伤骨折、崩漏、胎漏；酒续断多主治风湿痹痛、跌仆损伤、筋伤骨折；盐续断多主治腰膝酸软。用法用量：9 ～ 15g。(《中国药典》2020 年版)《得配本草》云："初痢勿用，怒气郁者禁用。"

[37]杏子：为蔷薇科植物杏或山杏等的果实。性味：酸、甘，温；有毒。归经：归肺、心经。功能主治：润肺定喘，生津止渴；主治肺燥咳嗽，津伤口渴。用法用量：内服，煎汤，6 ～ 12g；或生食；或晒干为脯，适量。使用注意：不宜多食。(《中华本草》)《本草衍义》云："小儿尤不可食，多致疮痈及上膈热。"

（孙景环）

满 庭 芳

佚 名

甘草[1]人参[2]，天麻[3]芍药[4]，薄荷[5]荆芥[6]川芎[7]。

乳香[8]没药[9]，白芷[10]共甘松[11]。

玉金[12]藜芦桔梗[13]，甘菊花[14]、藁本[15]茯苓[16]。

防风[17]等，细辛[18]分两，各自要均停。

问甚浑身壮热，管甚偏正，夹脑头风。

着将一字嗅鼻中，当下神功有准。

李贵妃曾坏双睛。竭的效章宗见喜，加做一提金。

---

[1]甘草：为豆科植物甘草、胀果甘草或光果甘草的干燥根和根茎。性味：甘，平。归经：归心、肺、脾、胃经。功能主治：补脾益气，清热解毒，祛痰止咳，缓急止痛，调和诸药；主治脾胃虚弱，倦怠乏力，心悸气短，咳嗽痰多，脘腹和四肢挛急疼痛，痈肿疮毒，缓解药物毒性、烈性。使用注意：不宜与海藻、京大戟、红大戟、甘遂、芫花同用。（《中国药典》2020年版）

[2]人参：为五加科植物人参的干燥根和根茎。性味：甘、微苦，微温。归经：归肺、脾、心、肾经。功能主治：大补元气，复脉固脱，补脾益肺，生津养血，安神益智；主治体虚欲脱，肢冷脉微，脾虚食少，肺虚喘咳，津伤口渴，内热消渴，气血亏虚，久病虚羸，惊悸失眠，阳痿宫冷。用法用量：3~9g，另煎兑服；也可研粉吞服，一次2g，1日2次。使用注意：不宜与藜芦、五灵脂同用。（《中国药典》2020年版）《神农本草经》云："茯苓为使，恶溲疏，反藜芦。"《本草撮要》云："畏五灵脂，恶皂荚、黑豆、紫石英。"

[3]天麻：为兰科植物天麻的干燥块茎。性味：甘，平。归经：归肝经。功能主治：息风止痉，平抑肝阳，祛风通络；主治小儿惊风，癫痫抽搐，破

伤风，头痛眩晕，手足不遂，肢体麻木，风湿痹痛。用法用量：3 ~ 10g。(《中国药典》2020 年版）

[4] 芍药：

①白芍：为毛茛科植物芍药的干燥根。性味：苦、酸，微寒。归经：归肝、脾经。功能主治：养血调经，敛阴止汗，柔肝止痛，平抑肝阳；主治血虚萎黄，月经不调，自汗，盗汗，胁痛，腹痛，四肢挛痛，头痛眩晕。用法用量：6 ~ 15g。使用注意：不宜与藜芦同用。(《中国药典》2020 年版）

②赤芍：为毛茛科植物芍药或川赤芍的干燥根。性味：苦，微寒。归经：归肝经。功能主治：清热凉血，散瘀止痛；主治热入营血，温毒发斑，吐血衄血，目赤肿痛，肝郁胁痛，经闭痛经，癥瘕腹痛，跌仆损伤，痈肿疮疡。用法用量：6 ~ 12g；注意：不宜与藜芦同用。(《中国药典》2020 年版）

[5] 薄荷：为唇形科植物薄荷的干燥地上部分。性味：辛，凉。归经：归肺、肝经。功能主治：疏散风热，清利头目，利咽，透疹，疏肝行气；主治风热感冒，风温初起，头痛，目赤，喉痹，口疮，风疹，麻疹，胸胁胀闷。用法用量：3 ~ 6g，后下。(《中国药典》2020 年版）《增广和剂局方药性总论》云："新病人勿食，令人虚汗不止。"《本经逢原》云："多服久服令人虚冷，瘦弱人多服动消渴病；阴虚发热，咳嗽自汗者勿施。"《本草从新》云："辛香伐气，多服损肺伤心，虚者远之。"

[6] 荆芥：为唇形科植物荆芥的干燥地上部分。性味：辛，微温。归经：归肝、肺经。功能主治：解表散风，透疹，消疮；主治感冒，头痛，麻疹，风疹，疮疡初起。用法用量：5 ~ 10g。(《中国药典》2020 年版）《本草纲目》云："反驴肉、无鳞鱼。"

[7] 川芎：为伞形科植物川芎的干燥根茎。性味：辛，温。归经：归肝、胆、心包经。功能主治：活血行气，祛风止痛；主治胸痹心痛，胸胁刺痛，跌仆肿痛，月经不调，经闭痛经，癥瘕腹痛，头痛，风湿痹痛。用法用量：3 ~ 10g。(《中国药典》2020 年版）

[8] 乳香：为橄榄科植物乳香树及同属植物树皮渗出的树脂，分为索马里乳香和埃塞俄比亚乳香，每种乳香又分为乳香珠和原乳香。性味：辛、苦，温。归经：归心、肝、脾经。功能主治：活血定痛，消肿生肌；主治胸痹心痛，胃脘疼痛，痛经经闭，产后瘀阻，癥瘕腹痛，风湿痹痛，筋脉拘挛，跌

打损伤，痈肿疮疡。用法用量：煎汤或入丸、散，3～5g；外用，适量，研末调敷。使用注意：孕妇及胃弱者慎用。(《中国药典》2020年版)

[9]没药：为橄榄科植物地丁树或哈地丁树的干燥树脂。性味：辛、苦，平。归经：归心、肝、脾经。功能主治：散瘀定痛，消肿生肌；主治胸痹心痛，胃脘疼痛，痛经经闭，产后瘀阻，癥瘕腹痛，风湿痹痛，跌打损伤，痈肿疮疡。用法用量：3～5g，炮制去油，多入丸散用。使用注意：孕妇及胃弱者慎用。(《中国药典》2020年版《本草经疏》云："凡骨节痛与夫胸腹胁肋痛，非瘀血停留而因于血虚者不宜用。产后恶露去多，腹中虚痛者不宜用。痈疽已溃不宜用。目赤肤翳非血热甚者不宜用。"

[10]白芷：为伞形科植物白芷或杭白芷的干燥根。性味：辛，温。归经：归肺、胃、大肠经。功能主治：解表散寒，祛风止痛，宣通鼻窍，燥湿止带，消肿排脓；主治感冒头痛，眉棱骨痛，鼻塞流涕，鼻衄，鼻渊，牙痛，带下，疮疡肿痛。用法用量：3～10g。(《中国药典》2020年版)《本草害利》云："凡呕吐因于火者禁用。漏下赤白，由阴虚火炽，血热所致者勿用。痈疽已溃，宜渐减。"

[11]甘松：为败酱科植物甘松的干燥根及根茎。性味：辛、甘，温。归经：归脾、胃经。功能主治：理气止痛、开郁醒脾，外用祛湿消肿；主治脘腹胀满、食欲不振、呕吐，外用治牙痛、脚气肿毒。用法用量：3～6g；外用，适量，泡汤漱口，或煎汤洗脚，或研末敷患处。(《中国药典》2020年版)

[12]玉金：即郁金，为姜科植物温郁金、姜黄、广西莪术或蓬莪术的干燥块根。性味：辛、苦，寒。归经：归肝、心、肺经。功能主治：活血止痛，行气解郁，清心凉血，利胆退黄；主治胸胁刺痛，胸痹心痛，经闭痛经，乳房胀痛，热病神昏，癫痫发狂，血热吐衄，黄疸尿赤。用法用量：3～10g，注意不宜与丁香、母丁香同用。(《中国药典》2020年版)

[13]桔梗：为桔梗科植物桔梗的干燥根。性味：苦、辛，平。归经：归肺经。功能主治：宣肺，利咽，祛痰，排脓；主治咳嗽痰多，胸闷不畅，咽痛音哑，肺痈吐脓。用法用量：3～10g。(《中国药典》2020年版)《本经逢原》云："惟阴虚久嗽不宜用，以其通阳泄气也。"

[14]菊花：为菊科植物菊的干燥头状花序。性味：甘、苦，微寒。归经：归肺、肝经。功能主治：散风清热，平肝明目，清热解毒；主治风热感冒，

头痛眩晕，目赤肿痛，眼目昏花，疮痈肿毒。用法用量：5 ~ 10g。（《中国药典》2020 年版）

[15]藁本：为伞形科藁本属植物藁本或辽藁本的干燥根茎和根。性味：辛，温。归经：归膀胱经。功能主治：祛风，散寒，除湿，止痛；主治风寒感冒，颠顶疼痛，风湿痹痛。用法用量：3 ~ 10g。（《中国药典》2020 年版）

[16]茯苓：为多孔菌科真菌茯苓的菌核。性味：甘、淡，平。归经：归心、肺、脾、肾经。功能主治：渗湿利水，健脾和胃，宁心安神；主治小便不利，水肿胀满，痰饮咳逆，呕吐，脾虚食少，泄泻，心悸不安，失眠健忘，遗精白浊。用法用量：10 ~ 15g。（《中国药典》2020 年版）

[17]防风：为伞形科植物防风的干燥根。性味：辛、甘，微温。归经：归膀胱、肝、脾经。功能主治：祛风解表，胜湿止痛，止痉；主治感冒头痛，风湿痹痛，风疹瘙痒，破伤风。用法用量：5 ~ 10g。（《中国药典》2020 年版）《本草经集注》云："恶干姜、藜芦、白蔹、芫花。"《本草害利》云："诸病血虚痉急，头痛不因于风寒，溏泄不因于寒湿，二便秘涩，小儿脾虚发搐，慢惊慢脾风，气升作呕，火升发嗽，阴虚盗汗，阳虚自汗等病，法所同忌。"《得配本草》云："元气虚，病不因风湿者禁用。"

[18]细辛：为马兜铃科植物北细辛、汉城细辛或华细辛的干燥根和根茎。性味：辛，温；有小毒。归经：归肺、肾、心经。功能主治：解表散寒，祛风止痛，通窍，温肺化饮；主治风寒感冒，头痛，牙痛，鼻塞流涕，鼻衄，鼻渊，风湿痹痛，痰饮喘咳。用法用量：1 ~ 3g，散剂每次服0.5 ~ 1g；外用，适量。使用注意：不宜与藜芦同用。（《中国药典》2020 年版）《本草害利》云："凡病内热及火生炎上，上盛下虚，气虚有汗，血虚头痛，阴虚咳嗽，法皆禁用。"《得配本草》云："风热、阴虚、血虚头痛者，禁用。"

（孙景环、李松）

药 名 诗

陈　高

丈夫怀远志^[1]，女儿苦参^[2]商。
过海防风^[3]浪，何当归^[4]故乡。

【作者】陈高（1315—1367），元代诗人。字子上，号不系舟渔者。顺帝至正十四年进士。授庆元路录事，明敏刚决。不满三年，自免去。再授慈溪县尹，亦不就。方国珍欲招致之，无从得。平阳陷，浮海过山东，谒河南王扩廓帖木儿，论江南虚实，陈天下之安危。扩廓欲官之，会疾作卒。有《不系舟渔集》《子上存稿》。

---

[1] 远志：为远志科植物远志或卵叶远志的干燥根。性味：苦、辛，温。归经：归心、肾、肺经。功能主治：安神益智，交通心肾，祛痰，消肿；主治心肾不交引起的失眠多梦、健忘惊悸、神志恍惚，咳痰不爽，疮疡肿毒，乳房肿痛。用法用量：3～10g。（《中国药典》2020年版）《本草经集注》云："得茯苓、冬葵子、龙骨良。杀天雄、附子毒。畏真珠、蜚蠊、藜芦、齐蛤。"《证类本草》云："远志畏蛴螬。"

[2] 苦参：为豆科植物苦参的干燥根。性味：苦，寒。归经：归心、肝、胃、大肠、膀胱经。功能主治：清热燥湿，杀虫，利尿；主治热痢、便血、黄疸尿闭、赤白带下、阴肿阴痒、湿疹、湿疮、皮肤瘙痒、疥癣麻风，外治滴虫性阴道炎。用法用量：4.5～9g；外用，适量，煎汤洗患处。使用注意：不宜与藜芦同用。（《中国药典》2020年版）

[3] 防风：为伞形科植物防风的干燥根。性味：辛、甘，微温。归经：归膀胱、肝、脾经。功能主治：祛风解表，胜湿止痛，止痉；主治感冒头痛，风湿痹痛，风疹瘙痒，破伤风。用法用量：5～10g。（《中国药典》2020年版）

《本草经集注》云："恶干姜、藜芦、白蔹、芫花。"《本草害利》云："诸病血虚痉急，头痛不因于风寒，溏泄不因于寒湿，二便秘涩，小儿脾虚发搐，慢惊慢脾风，气升作呕，火升发嗽，阴虚盗汗，阳虚自汗等病，法所同忌。"《得配本草》云："元气虚，病不因风湿者禁用。"

　　[4] 当归：为伞形科植物当归的干燥根。性味：甘、辛，温。归经：归肝、心、脾经。功能主治：补血活血、调经止痛、润肠通便，主治血虚萎黄、眩晕心悸、月经不调、经闭痛经、虚寒腹痛、风湿痹痛、跌仆损伤、痈疽疮疡、肠燥便秘；酒当归活血通经，主治经闭痛经、风湿痹痛、跌仆损伤。用法用量：6 ～ 12g。(《中国药典》2020 年版)《本草经集注》云："畏菖蒲、海藻、牡蒙。"《本草害利》云："肠胃薄弱，泄泻溏薄及一切脾胃病，恶食不思食及食不消者，并禁用。即在胎前产后亦忌。"

（孙景环、黄小兰）

交趾桥市驿戏作药名诗

陈　孚

长空青[1]茫茫，大泽泻[2]月色。
使君子[3]何来，山椒[4]远于役。
虎狼毒[5]草丛，泪如铅[6]水滴。
更苦参[7]与商，骨肉桂[8]海隔。
问天何当归[9]，天南星[10]汉白。

【作者】陈孚（1240—1303），字刚中，号勿庵，元代学者。至元年间，上《大一统赋》，后讲学于河南上蔡书院，为山长，曾任国史院编修、礼部郎中，官至天台路总管府治中。诗文不事雕琢，纪行诗多描摹风土人情，七言古体诗最出色，著有《观光集》《交州集》等。

[1]空青：为碳酸盐类孔雀石族矿物蓝铜矿呈球形或中空者。性味：甘、酸，寒；有小毒。归经：归肝经。功能主治：凉肝清热，明目去翳，活血利窍；主治目赤肿痛，青盲，雀目，翳膜内障，中风口㖞，手臂不仁，头风，耳聋。用法用量：外用，适量，研细，水飞，点眼；内服，研末，每次0.3～1g。使用注意：内服宜慎，不宜多服、久服。（《中华本草》）《药性论》云："畏菟丝子。"

[2]泽泻：为泽泻科植物东方泽泻或泽泻的干燥块茎。性味：甘、淡，寒。归经：归肾、膀胱经。功能主治：利水渗湿，泄热，化浊降脂；主治小便不利，水肿胀满，泄泻尿少，痰饮眩晕，热淋涩痛，高脂血症。用法用量：6～10g。（《中国药典》2020年版）

[3]使君子：为使君子科植物使君子的干燥成熟果实。性味：甘，温。归经：归脾、胃经。功能主治：杀虫消积；主治蛔虫病，蛲虫病，虫积腹痛，小儿疳积。用法用量：使君子9～12g，捣碎入煎剂；使君子仁6～9g，多入丸散或单用，作1～2次分服；小儿每岁1～1.5粒，炒香嚼服，1日总量不超过20粒。使用注意：服药时忌饮浓茶。（《中国药典》2020年版）《本草纲目》云："忌饮热茶，犯之即泻。"《神农本草经疏》言："忌食热物。"《本草汇言》云："脾胃虚寒之子，又不宜多用，多食则发呃……苟无虫积，服之必致损人。"

[4]山椒：又名竹山椒，为芸香科植物竹叶椒的果实。性味：辛、微苦，温；有小毒。归经：归脾、胃经。功能主治：温中燥湿，散寒止痛，驱虫止痒；主治脘腹冷痛，寒湿吐泻，蛔厥腹痛，龋齿牙痛，湿疹，疥癣痒疮。用法用量：内服煎汤，6～9g，内服研末，1～3g；外用，适量，煎水洗或含漱，或酒精浸泡外搽，或研粉塞入龋齿洞中，或鲜品捣敷。（《中华本草》）

[5]狼毒：为大戟科植物月腺大戟或狼毒大戟的干燥根。性味：辛，平；有毒。归经：归肝、脾经。功能主治：散结，杀虫；外治淋巴结核，皮癣，灭蛆。用法用量：熬膏外敷。使用注意：不宜与密陀僧同用。（《中国药典》2020年版）《本草经集注》云："大豆为之使。恶麦句姜。"《得配本草》云："畏醋。"《高原中草药治疗手册》载有："孕妇忌用，慢性胃肠溃疡慎用。"

[6]铅：为硫化物类方铅矿族方铅矿冶炼制成的灰白色金属铅。性味：甘，寒；有毒。归经：归肝、肾经。功能主治：解毒，杀虫，镇逆坠痰；主治瘰疬，疔毒，恶疮，慢性湿疹，神经性皮炎，亦主治痰痫、癫狂、气短喘急、噎膈反胃。用法用量：外用，适量，煅末调敷；内服，煎汤，1.5 ~ 3g，或煅透研末，入丸、散，每日少于2mg，用药时间不宜超过2个星期，一般不作内服。使用注意：孕妇、儿童、铅作业工人、有铅吸收或铅中毒倾向者、肝肾功能不全者禁服；不可多服、久服，严格控制用量，注意防止铅中毒。急性中毒以消化道和神经系统为主，当出现面呈土黄色或灰白色的"铅性面容"，口中有金属味，齿眼铅线，腹绞痛，便秘或腹泻，贫血，肝大，黄疸，精神及神经系统功能紊乱，多发性神经炎，尿毒症等铅中毒的主要表现时，应立即停止使用本品。（《中华本草》）

[7]苦参：为豆科植物苦参的干燥根。性味：苦，寒。归经：归心、肝、胃、大肠、膀胱经。功能主治：清热燥湿，杀虫，利尿；主治热痢，便血，黄疸尿闭，赤白带下，阴肿阴痒，湿疹，湿疮，皮肤瘙痒，疥癣麻风；外治滴虫性阴道炎。用法用量：4.5 ~ 9g；外用，适量，煎汤洗患处。使用注意：不宜与藜芦同用。（《中国药典》2020年版）

[8]肉桂：为樟科植物肉桂的干燥树皮。性味：辛、甘，大热。归经：归肾、脾、心、肝经。功能主治：补火助阳，引火归元，散寒止痛，温通经脉；主治阳痿宫冷，腰膝冷痛，肾虚作喘，虚阳上浮，眩晕目赤，心腹冷痛，虚寒吐泻，寒疝腹痛，痛经经闭。用法用量：1 ~ 5g。使用注意：有出血倾向者及孕妇慎用，不宜与赤石脂同用。（《中国药典》2020年版）

[9]当归：为伞形科植物当归的干燥根。性味：甘、辛，温。归经：归肝、心、脾经。功能主治：补血活血、调经止痛、润肠通便，主治血虚萎黄、眩晕心悸、月经不调、经闭痛经、虚寒腹痛、风湿痹痛、跌仆损伤、痈疽疮疡、肠燥便秘；酒当归活血通经，主治经闭痛经、风湿痹痛、跌仆损伤。用法用量：6 ~ 12g。（《中国药典》2020年版）《本草经集注》云："畏葛蒲、海藻、牡蒙。"《本草害利》云："肠胃薄弱，泄泻溏薄及一切脾胃病，恶食不思食及食不消者，并禁用。即在胎前产后亦忌。"

[10]天南星：为天南星科植物天南星、异叶天南星或东北天南星的干燥块茎。性味：苦、辛，温；有毒。归经：归肺、肝、脾经。功能主治：散结

消肿；外用治痈肿，蛇虫咬伤。用法用量：外用生品适量，研末以醋或酒调敷患处。使用注意：孕妇慎用，生品内服宜慎；天南星中毒，可致舌、喉发痒而灼热，肿大，严重的以致窒息，呼吸停止。轻者可服稀醋或鞣酸及浓茶、蛋清、甘草水、姜汤等解之；如呼吸困难则给氧气，必要时作气管切开。(《中国药典》2020 年版)

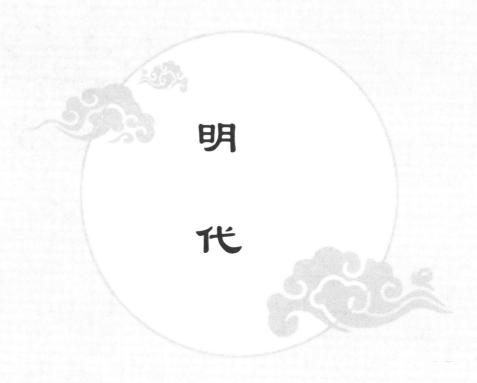

明

代

戏作次药名十首·其一

胡 俨

老树兔丝[1]犹独活[2]，破窗故纸[3]岂防风[4]。
不闻海马[5]肥羊藿[6]，只恐牵半[7]踏鹿葱[8]。

【作者】胡俨（1360—1443），字若思，号颐庵，通览天文、地理、律历、卜算等，尤对天文纬候学有较深造诣。洪武年间考中举人。明成祖朱棣称帝后，以翰林检讨直文渊阁，迁侍讲。永乐二年累拜国子监祭酒。重修《明太祖实录》《永乐大典》《天下图志》，皆充总裁官。洪熙时进太子宾客，仍兼祭酒。后退休回乡。同时擅长书画，著有《颐庵文选》《胡氏杂说》。正统八年去世，终年八十三岁。

[1]兔丝：即菟丝子，为旋花科植物南方菟丝子或菟丝子的干燥成熟种子。性味：辛、甘、平。归经：归肝、肾、脾经。功能主治：补益肝肾、固精缩尿、安胎、明目、止泻，外用消风祛斑；主治肝肾不足、腰膝酸软、阳痿遗精、遗尿尿频、肾虚胎漏、胎动不安、目昏耳鸣、脾肾虚泻，外治白癜风。用法用量：6～12g；外用，适量。（《中国药典》2020年版）《得配本草》云："孕妇、血崩、阳强、便结、肾脏有火、阴虚火动，六者禁用。"

[2]独活：为伞形科植物重齿毛当归的干燥根。性味：辛、苦，微温。归经：归肾、膀胱经。功能主治：祛风除湿，通痹止痛；主治风寒湿痹，腰膝疼痛，少阴伏风头痛。用法用量：3～10g。（《中国药典》2020年版）

[3]故纸：即补骨脂，为豆科植物补骨脂的干燥成熟果实。性味：辛、苦，温。归经：归肾、脾经。功能主治：温肾助阳、纳气平喘、温脾止泻，外用消风祛斑；主治肾阳不足、阳痿遗精、遗尿尿频、腰膝冷痛、肾虚作喘、五更泄泻，外用治白癜风、斑秃。用法用量：6～10g；外用20%～30%酊剂涂患处。（《中国药典》2020年版）《本草害利》云："凡病阴虚火动，梦遗，

尿血，小便短涩及目赤口苦舌干，大便燥结，内热作渴，火升目赤，易饥嘈杂，湿热成痿，以致骨乏无力者，皆不宜服。"

[4]防风：为伞形科植物防风的干燥根。性味：辛、甘，微温。归经：归膀胱、肝、脾经。功能主治：祛风解表，胜湿止痛，止痉；主治感冒头痛，风湿痹痛，风疹瘙痒，破伤风。用法用量：5～10g。（《中国药典》2020年版）《本草经集注》云："恶干姜、藜芦、白蔹、芫花。"《本草害利》云："诸病血虚痉急，头痛不因于风寒，溏泄不因于寒湿，二便秘涩，小儿脾虚发搐，慢惊慢脾风，气升作呕，火升发嗽，阴虚盗汗，阳虚自汗等病，法所同忌。"《得配本草》云："元气虚，病不因风湿者禁用。"

[5]海马：为海龙科动物线纹海马、刺海马、大海马、三斑海马或小海马（海蛆）的干燥体。性味：甘、咸，温。归经：归肝、肾经。功能主治：温肾壮阳，散结消肿；主治阳痿、遗尿、肾虚作喘、癥瘕积聚、跌仆损伤，外治痈肿疔疮。用法用量：3～9g；外用，适量，研末敷患处。（《中国药典》2020年版）

[6]羊藿：即淫羊藿。为小檗科植物淫羊藿、箭叶淫羊藿、柔毛淫羊藿或朝鲜淫羊藿的干燥叶。性味：辛、甘，温。归经：归肝、肾经。功能主治：补肾阳，强筋骨，祛风湿；主治肾阳虚衰，阳痿遗精，筋骨痿软，风湿痹痛，麻木拘挛。用法用量：6～10g。（《中国药典》2020年版）

[7]牵半：即牵牛子，为旋花科植物裂叶牵牛或圆叶牵牛的干燥成熟种子。性味：苦，寒；有毒。归经：归肺、肾、大肠经。功能主治：泻水通便，消痰涤饮，杀虫攻积；主治水肿胀满，二便不通，痰饮积聚，气逆喘咳，虫积腹痛。用法用量：3～6g；入丸散服，每次1.5～3g。使用注意：孕妇禁用，不宜与巴豆、巴豆霜同用。（《中国药典》2020年版）

[8]鹿葱：为石蒜科植物鹿葱的鳞茎。性味：辛，平；有小毒。功能主治：解毒，祛痰，利尿，催吐；主治咽喉肿痛，疮痈肿毒，瘰疬，咳嗽痰喘，水肿，小便不利，食物中毒。用法用量：内服，煎汤，1～3g，或绞汁饮；外用，适量，捣敷，绞汁涂或煎汤熏洗。使用注意：体虚无实邪及孕妇禁服，皮肤破损者禁敷。（《中华本草》）

（孙景环）

戏作次药名十首·其二

胡　俨

碧雪^[1]丹砂^[2]空想望，天门^[3]远志^[4]竟蹉跎。

红娘^[5]不见当归^[6]客，老却菖蒲^[7]半夏^[8]过。

---

[1]碧雪：碧雪散，中医方剂名，出自《奇效良方》卷六十一。组成：灯芯灰二钱（6g），硼砂一钱（3g）。方中仅用硼砂、灯芯灰两味药材，灯芯灰可治喉痹，硼砂清热消痰，解毒防腐，仅此二药即可使喉痹得治；主治：咽喉闭壅，一时不能言语，痰涎壅盛。用法用量：上为细末。（《奇效良方》）《幼幼集成》云："木舌者，心脾积热之气上冲，故令舌肿，渐渐长大，塞满口中。若不急救，必致害人。内服沆瀣丹，外以针刺去恶血，碧雪散以竹沥调匀敷之。"

[2]丹砂：即朱砂，为硫化物类矿物辰砂族辰砂，主含硫化汞。性味：甘，微寒；有毒。归经：归心经。功能主治：清心镇惊，安神，明目，解毒；主治心悸易惊，失眠多梦，癫痫发狂，小儿惊风，视物昏花，口疮，喉痹，疮疡肿毒。用法用量：0.1～0.5g，多入丸散服，不宜入煎剂；外用，适量。使用注意：本品有毒，不宜大量服用，也不宜少量久服，孕妇及肝肾功能不全者禁用。（《中国药典》2020年版）《吴普本草》云："畏磁石。恶咸水。"《药对》云："忌一切血。"《本草从新》云："独用多用，令人呆闷。"

[3]天门：即天冬，为百合科植物天冬的干燥块根。性味：甘、苦，寒。归经：归肺、肾经。功能主治：养阴润燥，清肺生津；主治肺燥干咳，顿咳痰黏，腰膝酸痛，骨蒸潮热，内热消渴，热病津伤，咽干口渴，肠燥便秘。用法用量：6～12g。（《中国药典》2020年版）

[4]远志：为远志科植物远志或卵叶远志的干燥根。性味：苦、辛，温。归经：归心、肾、肺经。功能主治：安神益智，交通心肾，祛痰，消肿；主

治心肾不交引起的失眠多梦、健忘惊悸、神志恍惚,咳痰不爽,疮疡肿毒,乳房肿痛。用法用量:3 ~ 10g。(《中国药典》2020 年版)《本草经集注》云:"得茯苓、冬葵子、龙骨良。杀天雄、附子毒。畏真珠、蜚蠊、藜芦、齐蛤。"《证类本草》云:"远志畏蛴螬。"

[5]红娘:即红娘子,为蝉科动物黑翅红娘子、短翅红娘子、褐翅红娘子的全体。性味:苦、辛,平。归经:归心、肝、胆经。功能主治:破瘀,散结,攻奉;主治血瘀经闭,腰痛,不孕,寒疝,癣疮,狂犬咬伤。用法用量:内服,研末入丸、散,1 ~ 3g;外用,适量,研末做饼敷贴。使用注意:体弱、无瘀者及孕妇禁服。(《中华本草》)

[6]当归:为伞形科植物当归的干燥根。性味:甘、辛,温。归经:归肝、心、脾经。功能主治:补血活血、调经止痛、润肠通便,主治血虚萎黄、眩晕心悸、月经不调、经闭痛经、虚寒腹痛、风湿痹痛、跌仆损伤、痈疽疮疡、肠燥便秘;酒当归活血通经,主治经闭痛经、风湿痹痛、跌仆损伤。用法用量:6 ~ 12g。(《中国药典》2020 年版)《本草经集注》云:"畏葛蒲、海藻、牡蒙。"《本草害利》云:"肠胃薄弱,泄泻溏薄及一切脾胃病,恶食不思食及食不消者,并禁用。即在胎前产后亦忌。"

[7]菖蒲:即石菖蒲,为天南星科植物石菖蒲的干燥根茎。性味:辛、苦,温。归经:归心、胃经。功能主治:开窍豁痰,醒神益智,化湿开胃;主治神昏癫痫,健忘失眠,耳鸣耳聋,脘痞不饥,噤口下痢。用法用量:3 ~ 10g。(《中国药典》2020 年版)

[8]半夏:为天南星科植物半夏的干燥块茎。性味:辛,温;有毒。归经:归脾、胃、肺经。功能主治:燥湿化痰,降逆止呕,消痞散结;主治湿痰寒痰、咳喘痰多、痰饮眩悸、风痰眩晕、痰厥头痛、呕吐反胃、胸脘痞闷、梅核气,外治痈肿痰核。用法用量:内服一般炮制后使用,3 ~ 9g;外用,适量,磨汁涂,或研末以酒调敷患处。使用注意:不宜与川乌、制川乌、草乌、制草乌、附子同用,生品内服宜慎。(《中国药典》2020 年版)

(孙景环)

戏作次药名十首·其三

胡　俨

钟乳[1]岩前石燕[2]飞，空青[3]谷里麝香[4]肥。
琅玕[5]芝草[6]应难觅，薝卜[7]蔷薇[8]露满衣。

---

[1]钟乳：别名钟乳石，为碳酸盐类矿物方解石族方解石，主含碳酸钙。
性味：甘，温。归经：归肺、肾、胃经。功能主治：温肺，助阳，平喘，制
酸，通乳；主治寒痰咳喘，阳虚冷喘，腰膝冷痛，胃痛泛酸，乳汁不通。用
法用量：3～9g，先煎。(《中国药典》2020年版)《本草经集注》云："蛇床
为之使，恶牡丹、玄石、牡蒙。畏紫石、蘘草。孔公孽，木兰为之使，恶细
辛。殷孽，恶防己，畏术。"

[2]石燕：为古生代腕足类石燕子科动物中华弓石燕及近缘动物的化石。
性味：甘、咸，凉。归经：归肾、膀胱经。功能主治：除湿热，利小便，退
目翳；主治淋病，小便不通，带下，尿血，小儿疳积，肠风痔漏，眼目障翳。
用法用量：内服煎汤，3～9g，或磨汁，1.5～3g；外用，适量，水磨点眼，
或研末搽。使用注意：体虚、无湿热及孕妇慎服。(《中华本草》)

[3]空青：为碳酸盐类孔雀石族矿物蓝铜矿成球形或中空者。性味：甘、
酸，寒；有小毒。归经：归肝经。功能主治：凉肝清热，明目去翳，活血
利窍；主治目赤肿痛，青盲，雀目，翳膜内障，中风口㖞，手臂不仁，头
风，耳聋。用法用量：外用，适量，研细，水飞，点眼；内服，研末，每次
0.3～1g。使用注意：内服宜慎，不宜多服、久服。(《中华本草》)《药性论》
云："畏菟丝子。"

[4]麝香：别名原麝香、香脐子、寸草、麝脐香、臭子，为鹿科动物
林麝、马麝或原麝成熟雄体香囊中的干燥分泌物。性味：辛，温。归经：
归心、脾经。功能主治：开窍醒神，活血通经，消肿止痛；主治热病神

昏，中风痰厥，气郁暴厥，中恶昏迷，经闭，癥瘕，难产死胎，胸痹心痛，心腹暴痛，跌仆伤痛，痹痛麻木，痈肿瘰疬，咽喉肿痛。用法用量：0.03～0.1g，多入丸散用；外用，适量。使用注意：孕妇禁用。（《中国药典》2020年版）

[5]琅玕：即青琅玕，别称石珠、青珠、石栏干，俗称鹿角，为鹿角珊瑚科动物鹿角珊瑚群体的骨骼及其共肉（软体部分）。性味：辛，平。功能主治：祛风止痒，解毒，行瘀；主治皮肤瘙痒，白秃，痈疡，产后瘀血内停，石淋。用法用量：内服，研末，0.3～0.6g，或煎汤，15～30g；外用，适量，研末调涂。（《中华本草》）

[6]芝草：即灵芝草，灵芝，为多孔菌科真菌赤芝或紫芝的干燥子实体。性味：甘，平。归经：归心、肺、肝、肾经。功能主治：补气安神，止咳平喘；主治心神不宁，失眠心悸，肺虚咳喘，虚劳短气，不思饮食。用法用量：6～12g。（《中国药典》2020年版）《本草经集注》曰："恶恒山。畏扁青、茵陈蒿。"

[7]薝卜：即薝卜花，又名栀子花，茜草科植物山栀或重瓣栀子的花。性味：苦，寒。归经：归肺、肝经。功能主治：润肺止咳，凉血止血；主治肺热咳嗽，鼻衄。用法用量：内服，煎汤，6～10g；或焙研吹鼻。（《中华本草》）

[8]蔷薇：即蔷薇花，为蔷薇科植物野蔷薇的花。性味：苦、涩，凉。归经：归胃、肝经。功能主治：清暑，和胃，活血止血，解毒；主治暑热烦渴，胃脘胀闷，吐血，衄血，口疮，痈疖，月经不调。用法用量：内服，煎汤，3～6g。（《中华本草》）

（孙景环）

戏作次药名十首·其四

胡俨

商陆[1]几年葭荡子[2]，车前[3]马勒却回乡[4]。

预知^[5]已有宜男^[6]兆，夜合^[7]频烧安息香^[8]。

---

[1]商陆：为商陆科植物商陆或垂序商陆的干燥根。性味：苦，寒；有毒。归经：归肺、脾、肾、大肠经。功能主治：逐水消肿、通利二便，外用解毒散结；主治水肿胀满、二便不通，外治痈肿疮毒。用法用量：3～9g；外用，适量，煎汤熏洗。使用注意：孕妇禁用。（《中国药典》2020年版）

[2]莨荡子：即莨菪子，又名天仙子，为茄科植物莨菪的干燥成熟种子。性味：苦、辛，温；有大毒。归经：归心、胃、肝经。功能主治：解痉止痛，平喘，安神；主治胃脘挛痛，喘咳，癫狂。用法用量：0.06～0.6g。使用注意：心脏病、心动过速、青光眼患者及孕妇禁用。（《中国药典》2020年版）

[3]车前

①车前子：为车前科植物车前大车前及平车前的干燥成熟种子。性味：甘，寒。归经：归肝、肾、肺、小肠经。功能主治：清热利尿通淋，渗湿止泻，明目，祛痰；主治热淋涩痛，水肿胀满，暑湿泄泻，目赤肿痛，痰热咳嗽。用法用量：9～15g，包煎。（《中国药典》2020年版）

②车前草：为车前科植物车前或平车前的全草。性味：甘，寒。归经：归肝、肾、肺、小肠经。功能主治：清热利尿通淋，祛痰，凉血，解毒；主治热淋涩痛，水肿尿少，暑湿泄泻，痰热咳嗽，吐血衄血，痈肿疮毒。用法用量：9～30g。（《中国药典》2020年版）《本经逢原》云："若虚滑精气不固者禁用。"

[4]回乡：即小茴香，为伞形科植物茴香的干燥成熟果实。性味：辛，温。归经：归肝、肾、脾、胃经。功能主治：散寒止痛、理气和胃，主治寒疝腹痛、睾丸偏坠、痛经、少腹冷痛、脘腹胀痛、食少吐泻；盐小茴香暖肾散寒止痛，主治寒疝腹痛，睾丸偏坠，经寒腹痛。用法用量：3～6g。（《中国药典》2020年版）

[5]预知：即预知子，为木通科植物木通、三叶木通或白木通的干燥近成熟果实。性味：苦，寒。归经：归肝、胆、胃、膀胱经。功能主治：疏肝理气，活血止痛，散结，利尿；主治脘胁胀痛，痛经经闭，痰核痞块，小便不利。用法用量：3～9g。（《中国药典》2020年版）

[6]宜男：即萱草，此处指萱草根，一般入药的是为百合科植物萱草、北黄花菜、黄花菜和小黄花菜的根。性味：甘，凉；有毒。归经：归脾、肝、

膀胱经。功能主治：清热利湿，凉血止血，解毒消肿；主治黄疸，水肿，淋浊，带下，衄血，便血，崩漏，瘰疬，乳痈，乳汁不通。用法用量：内服，煎汤 6 ~ 9g；外用，适量，捣敷。(《中华本草》)

[7]夜合：别名夜合花，为木兰科植物夜合花的花朵。性味：辛，温。功能主治：行气祛瘀，止咳止带；主治胁肋胀痛，乳房胀痛，疝气痛，癥瘕，跌打损伤，失眠，咳嗽气喘，白带过多。用法用量，内服，煎汤，3 ~ 9g。(《中华本草》)

[8]安息香：为安息香科植物白花树的干燥树脂。性味：辛、苦，平。归经：归心、脾经。功能主治：开窍醒神，行气活血，止痛；主治中风痰厥，气郁暴厥，中恶昏迷，心腹疼痛，产后血晕，小儿惊风。用法用量：0.6 ~ 1.5g，多入丸散用。(《中国药典》2020 年版)

（孙景环 ）

戏作次药名十首·其五

胡　俨

芙蓉[1]露白菊花[2]黄，枸杞[3]霜晴橘叶[4]香。
金线重楼[5]人不见，景天[6]海月夜茫茫。

---

[1]芙蓉：即芙蓉花，为锦葵科植物木芙蓉的花。性味：辛、微苦，凉。归经：归肺、心、肝经。功能主治：清热解毒，凉血止血，消肿排脓；主治肺热咳嗽，吐血，目赤肿痛，崩漏，白带，腹泻，腹痛，痈肿，疮疖，毒蛇咬伤，水火烫伤，跌打损伤。用法用量：内服，煎汤，9 ~ 15g（鲜品 30 ~ 60g）；外用，适量，研末调敷或捣敷。使用注意：虚寒患者及孕妇禁服。(《中华本草》)

[2]菊花：为菊科植物菊的干燥头状花序。性味：甘、苦，微寒。归经：

归肺、肝经。功能主治：散风清热，平肝明目，清热解毒；主治风热感冒，头痛眩晕，目赤肿痛，眼目昏花，疮痈肿毒。用法用量：5 ~ 10g。(《中国药典》2020 年版)

[3]枸杞：即枸杞子，为茄科植物宁夏枸杞的干燥成熟果实。性味：甘，平。归经：归肝、肾经。功能主治：滋补肝肾，益精明目；主治虚劳精亏，腰膝酸痛，眩晕耳鸣，阳痿遗精，内热消渴，血虚萎黄，目昏不明。用法用量：6 ~ 12g。(《中国药典》2020 年版)

[4]橘叶：为芸香科植物橘及其栽培变种的叶。性味：苦、辛，平。归经：归肝经。功能主治：疏肝行气，化痰散结；主治乳痈，乳房结块，胸胁胀痛，疝气。用法用量：内服，煎汤，6 ~ 15g(鲜品 60 ~ 120g)，或捣汁服；外用，适量，捣烂外敷。(《中华本草》)

[5]金线重楼：又名重楼，为百合科植物云南重楼或七叶一枝花的干燥根茎。性味：苦，微寒；有小毒。归经：归肝经。功能主治：清热解毒，消肿止痛，凉肝定惊；主治疔疮痈肿，咽喉肿痛，蛇虫咬伤，跌仆伤痛，惊风抽搐。用法用量：3 ~ 9g；外用，适量，研末调敷。(《中国药典》2020 年版)

[6]景天：为景天科植物八宝的全草。性味：苦、酸，寒。归经：归心、肝经。功能主治：清热解毒，止血；主治赤游丹毒，疔疮痈疖，火眼目翳，烦热惊狂，风疹，漆疮，烧烫伤，蛇虫咬伤，吐血，咯血，月经量多，外伤出血。用法用量：内服，煎汤，15 ~ 30g（鲜品 50 ~ 100g），或捣汁；外用，适量，捣敷，或取汁摩涂、滴眼，或研粉调搽，或煎水外洗。使用注意：脾胃虚寒者慎服。(《中华本草》)《神农本草经疏》言："一切病得之寒湿，恶寒喜热者，勿服。"《本草汇言》曰："苟非实热火邪，勿得轻用，以动脾气，惟外涂无碍耳。"

（孙景环）

戏作次药名十首·其六

胡俨

蚯蚓[1]结来成百合[2]，海羊[3]斗处即蜗牛。

莫认夏枯[4]为益母[5]，须知萱草[6]解忘忧。

---

[1] 蚯蚓：别名地龙，为巨蚓科动物参环毛蚓、通俗环毛蚓、威廉环毛蚓或栉盲环毛蚓的干燥体。前一种习称"广地龙"，后三种习称"沪地龙"。性味：咸，寒。归经：归肝、脾、膀胱经。功能主治：清热定惊，通络，平喘，利尿；主治高热神昏，惊痫抽搐，关节痹痛，肢体麻木，半身不遂，肺热喘咳，水肿尿少。用法用量：5 ~ 10g。(《中国药典》2020 年版)

[2] 百合：为百合科植物卷丹、百合或细叶百合的干燥肉质鳞叶。性味：甘，寒。归经：归心、肺经。功能主治：养阴润肺，清心安神；主治阴虚燥咳，劳嗽咳血，虚烦惊悸，失眠多梦，精神恍惚。用法用量：6 ~ 12g。(《中国药典》2020 年版)

[3] 海羊：即蜗牛，为巴蜗牛科动物同型巴蜗牛、华蜗牛及其同科近缘种的全体。性味：咸，寒；有小毒。归经：归膀胱、胃、大肠经。功能主治：清热解毒，镇惊，消肿；主治风热惊痫，小儿脐风，消渴，喉痹，痄腮，瘰疬，痈肿丹毒，痔疮，脱肛，蜈蚣咬伤。用法用量：内服，煎汤，30 ~ 60g，或捣汁，或焙干研末，1 ~ 3g；外用，适量，捣敷，或焙干研末调敷。使用注意：不宜久服，脾胃虚寒者禁用。(《中华本草》)

[4] 夏枯：即夏枯草。为唇形科植物夏枯草的干燥果穗。性味：辛、苦，寒。归经：归肝、胆经。功能主治：清肝泻火，明目，散结消肿；主治目赤肿痛，目珠夜痛，头痛眩晕，瘰疬，瘿瘤，乳痈，乳癖，乳房胀痛。用法用量：9 ~ 15g。(《中国药典》2020 年版)《本草经集注》云："土瓜为之使。"《得配本草》云："气虚者禁用。"

[5] 益母：即益母草。为唇形科植物益母草的新鲜或干燥地上部分。性味：苦、辛，微寒。归经：归肝、心包、膀胱经。功能主治：活血调经，利尿消肿，清热解毒；主治月经不调，痛经经闭，恶露不尽，水肿尿少，疮疡肿毒。用法用量：9 ~ 30g（鲜品 12 ~ 40g）。使用注意：孕妇慎用。(《中国药典》2020 年版)

[6] 萱草：一般入药的是为百合科植物萱草、北黄花菜、黄花菜和小黄花

菜的根，即萱草根。性味：甘，凉；有毒。归经：归脾、肝、膀胱经。功能主治：清热利湿，凉血止血，解毒消肿；主治黄疸，水肿，淋浊，带下，衄血，便血，崩漏，瘰疬，乳痈，乳汁不通。用法用量：内服，煎汤6～9g；外用，适量，捣敷。(《中华本草》)

（孙景环）

戏作次药名十首·其七

胡　俨

苍耳[1]丛边寻马勃[2]，桂花[3]香里取蟾酥[4]。

虎头蝎尾[5]须知避，苦酒酸浆[6]不用沽。

[1]苍耳：为菊科植物苍耳的干燥成熟带总苞的果实。性味：辛、苦，温；有毒。归经：归肺经。功能主治：散风寒，通鼻窍，祛风湿；主治风寒头痛，鼻塞流涕，鼻衄，鼻渊，风疹瘙痒，湿痹拘挛。用法用量：3～10g。(《中国药典》2020年版)《千金·食治》云："不可共猪肉食。"《唐本草》云："忌猪肉、马肉、米泔。"《本草从新》云："散气耗血，虚人勿服。"

[2]马勃：为灰包科真菌脱皮马勃、大马勃或紫色马勃的干燥子实体。性味：辛，平。归经：归肺经。功能主治：清肺利咽、止血，主治风热郁肺咽痛，音哑，咳嗽；外治鼻衄，创伤出血。用法用量：2～6g；外用，适量，敷患处。(《中国药典》2020年版)

[3]桂花：为木犀科植物木犀的花。性味：辛，温。归经：归肺、脾、肾经。功能主治：温肺化饮，散寒止痛；主治痰饮咳喘，脘腹冷痛，肠风血痢，经闭痛经，寒疝腹痛，牙痛，口臭。用法用量：内服，煎汤，3～9g，或泡茶；外用，适量，煎汤含漱，或蒸热外熨。(《中华本草》)

[4]蟾酥：为蟾蜍科动物中华大蟾蜍或黑眶蟾蜍的干燥分泌物。性味：辛，

温；有毒。归经：归心经。功能主治：解毒，止痛，开窍醒神；主治痈疽疔疮，咽喉肿痛，中暑神昏，痧胀腹痛吐泻。用法用量：0.015～0.03g，多入丸散用；外用，适量。使用注意：孕妇慎用。(《中国药典》2020年版)

[5]蝎尾：为钳蝎科动物东亚钳蝎的干燥体。性味：辛，平；有毒。归经：归肝经。功能主治：息风镇痉，通络止痛，攻毒散结；主治肝风内动，痉挛抽搐，小儿惊风，中风口㖞，半身不遂，破伤风，风湿顽痹，偏正头痛，疮疡，瘰疬。用法用量：3～6g。使用注意：孕妇禁用。(《中国药典》2020年版)

[6]酸浆：为茄科植物酸浆及挂金灯的全草。性味：酸、苦，寒。归经：归肺、脾经。功能与主治：清热毒，利咽喉，通利二便；主治咽喉肿痛，肺热咳嗽，黄疸，痢疾，水肿，小便淋涩，大便不通，黄水疮，湿疹，丹毒。用法用量：内服，煎汤，9～15g，或捣汁、研末；外用，适量，煎水洗，研末调敷或捣敷。使用注意：孕妇及脾虚泄泻者禁服。(《中华本草》)

(孙景环)

戏作次药名十首·其八

胡俨

休把天仙[1]同鼠妇[2]，可怜地锦[3]杂蛇衔[4]。
山头黄檗[5]心知苦，井底青盐[6]味更咸。

---

[1]天仙：即天仙子，又名莨菪子，为茄科植物莨菪的干燥成熟种子。性味：苦、辛，温；有大毒。归经：归心、胃、肝经。功能主治：解痉止痛，平喘，安神；主治胃脘挛痛，喘咳，癫狂。用法用量：0.06～0.6g。使用注意：心脏病、心动过速、青光眼患者及孕妇禁用。(《中国药典》2020年版)

[2]鼠妇：为卷甲虫科动物普通卷甲虫或潮虫科动物鼠妇的全体。性味：酸、咸，凉。归经：归肝、肾经。功能主治：破瘀消癥，通经。利水，解毒，

止痛；主治癥瘕，疟母，血瘀经闭，小便不通，惊风撮口，牙齿疼痛、鹅口诸疮。用法用量：内服，煎汤，3～6g，或入丸、散；外用，适量，研末调敷。使用注意：孕妇及体虚无瘀者禁服。（《中华本草》）

[3]地锦：为大戟科植物地锦或斑地锦的干燥全草。性味：辛，平。归经：归肝、大肠经。功能主治：清热解毒，凉血止血，利湿退黄；主治痢疾，泄泻，咯血，尿血，便血，崩漏，疮疖痈肿，湿热黄疸。用法用量：9～20g；外用，适量。（《中国药典》2020年版）

[4]蛇衔：即蛇含，为蔷薇科植物蛇含委陵菜的带根全草。性味：苦，寒。归经：归肝、肺经。功能主治：清热定惊，截疟，止咳化痰，解毒活血；主治高热惊风，疟疾，肺热咳嗽，百日咳，痢疾，疮疖肿毒，咽喉肿痛，风火牙痛，带状疱疹，目赤肿痛，虫蛇咬伤，风湿麻木，跌打损伤，月经不调，外伤出血。用法用量：内服，煎汤，9～15g（鲜品倍量）；外用，适量，煎水洗或捣敷，或捣汁涂，或煎水含漱。（《中华本草》）

[5]黄檗：即黄柏，为芸香科植物黄皮树的干燥树皮。性味：苦，寒。归经：归肾、膀胱经。功能主治：清热燥湿、泻火除蒸、解毒疗疮，主治湿热泻痢、黄疸尿赤、带下阴痒、热淋涩痛、脚气痿躄、骨蒸劳热、盗汗、遗精、疮疡肿毒、湿疹湿疮；盐黄柏滋阴降火，主治阴虚火旺、盗汗骨蒸。用法用量：3～12g；外用，适量。（《中国药典》2020年版）

[6]青盐：即食盐，为海水或盐井、盐池、盐泉中的盐水经煎、晒而成的结晶体。性味：咸，寒。归经：归胃、肾、大肠、小肠经。功能主治：涌吐，清火，凉血，解毒，软坚，杀虫，止痒；主治食停上脘，心腹胀痛，胸中痰癖，二便不通，齿龈出血，喉痛，牙痛，目翳，疮疡，毒虫螫伤。用法用量：内服，沸汤溶化，0.9～3g；作催吐用9～18g，宜炒黄；外用，适量，炒热熨敷，或水化点眼、漱口、洗疮。使用注意：咳嗽、口渴慎服，水肿者忌服。（《中华本草》）

（孙景环）

戏作次药名十首·其九

胡俨

忆别琼筵苏合香[1]，忍将昆布[2]作衣裳。
梧桐[3]泪落浑如雨，踯躅[4]花开空断肠[5]。

---

[1]苏合香：为金缕梅科植物苏合香树的树干渗出的香树脂经加工精制而成。性味：辛，温。归经：归心、脾经。功能主治：开窍，辟秽，止痛；主治中风痰厥，猝然昏倒，胸腹冷痛，惊痫。用法用量：0.3～1g，宜入丸散服。（《中国药典》2020年版）

[2]昆布：为海带科植物海带或翅藻科植物昆布的干燥叶状体。性味：咸，寒。归经：归肝、胃、肾经。功能主治：消痰软坚散结，利水消肿；主治瘿瘤，瘰疬，睾丸肿痛，痰饮水肿。用法用量：6～12g。（《中国药典》2020年版）

[3]梧桐：梧桐科梧桐属植物梧桐，以叶、花、根、茎皮及种子入药。

①梧桐叶：为梧桐科植物梧桐的叶。性味：苦，寒。功能主治：祛风除湿，解毒消肿，降血压；主治风湿痹痛，跌打损伤，痈疮肿毒，痔疮，小儿疳积，泻痢，高血压病。用法用量：内服，煎汤，10～30g；外用，适量，鲜叶敷贴，煎水洗，或研末调敷。（《中华本草》）

②梧桐花：为梧桐科植物梧桐的花。性味：甘，平。功能主治：利湿消肿、清热解毒；主治水肿，小便不利，无名肿毒，创伤红肿，头癣，汤火伤。用法用量：内服，煎汤，6～15g；外用，适量，研末调涂。（《中华本草》）

③梧桐根：为梧桐科植物梧桐的花。性味：甘，平。功能主治：祛风除湿，调经止血，解毒疗疮；主治风湿关节疼痛，吐血，肠风下血，月经不调，跌打损伤。用法用量：内服，煎汤，9～15g（鲜品30～60g），或捣汁；外用，捣敷。（《中华本草》）

④梧桐子：为梧桐科植物梧桐的种子。性味：甘，平。归经：归心、肺、

肾经。功能主治：顺气和胃，健脾消食，止血；主治胃脘疼痛，伤食腹泻，疝气，须发早白，小儿口疮，鼻衄。用法用量：内服，煎汤，3～9g，或研末，2～3g；外用，适量，煅存性研末敷。（《中华本草》）

[4]踯躅：即红踯躅、山踯躅、闹羊花、杜鹃花的别名，为杜鹃花科植物杜鹃花的花。性味：甘、酸，平。功能主治：和血，调经，止咳，祛风湿，解疮毒；主治吐血，衄血，崩漏，月经不调，咳嗽，风湿痹痛，痈疖疮毒。用法用量：内服，煎汤，9～15g；外用，适量，捣敷。（《中华本草》）

[5]断肠：即断肠草，又名钩吻，为马钱科植物胡蔓藤的全株。性味：辛、苦，温；有大毒。功能主治：祛风攻毒，散结消肿，止痛；主治疥癞，湿疹，瘰疬，痈肿，疔疮，跌打损伤，风湿痹痛，神经痛。用法用量：外用，适量，捣敷；或研末调敷；或煎水洗；或烟熏。使用注意：本品有剧毒，只作外用，切忌内服。（《中华本草》）

（孙景环）

戏作次药名十首·其十

胡　俨

香残薰陆[1]留云母[2]，冻结琼枝[3]胜水晶[4]。
海蛤[5]羊蹄[6]都谢却，不贪五味[7]谷神清。

---

[1]薰陆：即沉香，为瑞香科植物白木香含有树脂的木材。性味：辛、苦，微温。归经：归脾、胃、肾经。功能主治：行气止痛，温中止呕，纳气平喘；主治胸腹胀闷疼痛，胃寒呕吐呃逆，肾虚气逆喘急。用法用量：1～5g，后下。（《中国药典》2020年版）

[2]云母：为硅酸盐类云母族矿物白云母。性味：甘，温。归经：归心、肝、肺经。功能主治：安神镇惊，敛疮止血；主治心悸、失眠、眩晕、癫痫，

久泻，带下，外伤出血，湿疹。用法用量：内服，煎汤，10～15g，或入丸、散；外用，适量，研末撒或调敷。使用注意：阴虚火旺及大便秘结者禁服。（《中华本草》）《本草经集注》曰："泽泻为之使，畏鮀甲及流水。"《药性论》曰："恶徐长卿，忌羊血。"《本经逢原》云："阴虚火炎者，慎勿误与。"

[3]琼枝：为红翎菜科植物琼枝的藻体。性味：甘、咸，寒。归经：归肺、肝、大肠经。功能主治：清肺化痰，软坚散结，解毒；主治痰热咳嗽，瘿瘤痰核，痔疮肿痛或下血，肠炎。用法用量：内服，煎汤，15～30g。使用注意：中下焦虚寒者慎服，孕妇慎服。（《中华本草》）

[4]水晶：此处指白石英，为氧化物类石英族矿物石英。性味：甘、辛，温。归经：归肺、肾、心经。功能主治：温肺肾，安心神，利小便；主治虚寒咳喘，阳痿，消渴，心神不安，惊悸善忘，小便不利，水肿。用法用量：内服，煎汤，15～25g；或入丸、散。（《中华本草》）

[5]海蛤：即海蛤壳，又名蛤壳，为帘蛤科动物文蛤或青蛤等的贝壳。性味：咸，微寒。归经：归肺、胃、肾经。功能主治：清肺化痰，软坚散结，利水消肿，制酸止痛，收湿敛疮；主治痰热咳嗽，瘿瘤，痰核，胁痛，湿热水肿，淋浊带下，胃痛泛酸，臁疮湿疹。用法用量：内服，煎汤，10～15g，或入丸、散；外用，适量，研末撒或调敷。（《中华本草》）《本草经集注》云："蜀漆为之使。畏狗胆、甘遂、芫花。"《本草汇言》云："病因热邪痰结气闭者，宜之，若气虚有寒，中阳不运，而为此证者，切勿轻授。"

[6]羊蹄：为蓼科植物羊蹄或尼泊尔酸模的根。性味：苦，寒。归经：归心、肝、大肠经。功能主治：清热通便，凉血止血，杀虫止痒；主治大便秘结，吐血衄血，肠风便血，痔血，崩漏，疥癣，白秃，痈疮肿毒，跌打损伤。用法用量：内服，煎汤，9～15，或捣汁，或熬膏；外用，适量，捣敷，磨汁涂，或煎水洗。使用注意：脾胃虚寒者禁服。（《中华本草》）

[7]五味：即五味子。为木兰科植物五味子的干燥成熟果实，习称"北五味子"。性味：酸、甘，温。归经：归肺、心、肾经。功能主治：收敛固涩，益气生津，补肾宁心；主治久嗽虚喘，梦遗滑精，遗尿尿频，久泻不止，自汗盗汗，津伤口渴，内热消渴，心悸失眠。用法用量：2～6g。（《中国药典》2020年版）《景岳全书》云："但感寒初嗽当忌，恐其敛束不散。肝旺吞酸当忌，恐其助木伤土。"《顾松园医镜》云："风邪在表，痧疹初发，一切停饮，

及肺家有实热者皆禁。"

（孙景环）

途次病目，因检药箧，戏作药名诗

杨一清

满地黄[1]尘尽扫除，车前[2]芳草意如何。

密蒙[3]雨坠清明后，旋复[4]花开烂熳馀。

梦插茱萸[5]归梓里，闲将故纸[6]写家书。

萍蓬[7]浪寄生[8]涯在，青镜乌头[9]幸未疏。

【作者】杨一清（1454—1530），字应宁，号邃庵、石淙、三南居士。明代名臣、内阁首辅。成化八年进士。授中书舍人。武宗即位，命为延绥、宁夏、甘肃三边总制。后以忤刘瑾去官。安化王朱真墦叛，复起清为总制三边军务，讨平之。与张永合谋诛瑾，擢户部尚书，寻迁吏部，入参机务。嘉靖三年调任兵部尚书、左都御史，再掌三边总制。寻继费宏为内阁首辅。后遭张聪诬陷，落职，疽发背死。有《关中奏议》《石淙类稿》。

---

[1] 地黄：为玄参科植物地黄的新鲜或干燥块根。鲜用；或将地黄缓缓烘焙至约八成干。前者习称"鲜地黄"，后者习称"生地黄"。性味：鲜地黄为甘、苦、寒；生地黄为甘、寒。归经：归心、肝、肾经。功能主治：鲜地黄可清热生津、凉血、止血，主治热病伤阴、舌绛烦渴、发斑发疹、吐血、衄血、咽喉肿痛；生地黄可清热凉血、养阴、生津，主治热病舌绛烦渴、阴虚内热、骨蒸劳热、内热消渴、吐血、衄血、发斑发疹。用法用量：鲜地黄为12 ～ 30g，生地黄为9 ～ 15g。（《中国药典》2020 年版）

[2] 车前

①车前子：为车前科植物车前大车前及平车前的干燥成熟种子。性味：甘，寒。归经：归肝、肾、肺、小肠经。功能主治：清热利尿通淋，渗湿止泻，明目，祛痰；主治热淋涩痛，水肿胀满，暑湿泄泻，目赤肿痛，痰热咳嗽。用法用量：9～15g，包煎。（《中国药典》2020年版）

②车前草：为车前科植物车前或平车前的全草。性味：甘，寒。归经：归肝、肾、肺、小肠经。功能主治：清热利尿通淋，祛痰，凉血，解毒；主治热淋涩痛，水肿尿少，暑湿泄泻，痰热咳嗽，吐血衄血，痈肿疮毒。用法用量：9～30g。（《中国药典》2020年版）《本经逢原》云："若虚滑精气不固者禁用。"

[3]密蒙：即密蒙花，为马钱科植物密蒙花的干燥花蕾及其花序。性味：甘、微寒。归经：归肝经，功能主治：清热泻火，养肝明目，退翳；主治目赤肿痛，多泪羞明，目生翳膜，肝虚目暗，视物昏花。用法用量：3～9g。（《中国药典》2020年版）

[4]旋复：即旋覆花，为菊科植物旋覆花或欧亚旋覆花的干燥头状花序。性味：苦、辛、咸，微温。归经：归肺、脾、胃、大肠经。功能主治：降气，消痰，行水，止呕；主治风寒咳嗽，痰饮蓄结，胸膈痞满，喘咳痰多，呕吐噫气，心下痞硬。用法用量：3～9g，包煎。（《中国药典》2020年版）

[5]茱萸

①山茱萸：为山茱萸科植物山茱萸的干燥成熟果肉。性味：酸、涩，微温。归经：归肝、肾经。功能主治：补益肝肾，涩精固脱；主治眩晕耳鸣，腰膝酸痛，阳痿遗精，遗尿尿频，崩漏带下，大汗虚脱。内热消渴。用法用量：6～12g。（《中国药典》2020年版）

②吴茱萸：为芸香科植物吴茱萸、石虎或疏毛吴茱萸的干燥近成熟果实。性味：辛、苦，热；有小毒。归经：归肝、脾、胃、肾经。功能主治：散寒止痛，降逆止呕，助阳止泻；主治厥阴头痛，寒疝腹痛，寒湿脚气，经行腹痛，脘腹胀痛，呕吐吞酸，五更泄泻。用法用量：2～5g；外用，适量。（《中国药典》2020年版）

[6]故纸：即补骨脂，为豆科植物补骨脂的干燥成熟果实。性味：辛、苦，温。归经：归肾、脾经。功能主治：温肾助阳、纳气平喘、温脾止泻，外用消风祛斑；主治肾阳不足、阳痿遗精、遗尿尿频、腰膝冷痛、肾虚作喘、五

更泄泻，外用治白癜风、斑秃。用法用量：6 ～ 10g；外用 20% ～ 30% 酊剂涂患处。（《中国药典》2020 年版）《本草害利》云："凡病阴虚火动，梦遗，尿血，小便短涩及目赤口苦舌干，大便燥结，内热作渴，火升目赤，易饥嘈杂，湿热成痿，以致骨乏无力者，皆不宜服。"

[7]萍蓬：即浮萍，为浮萍科植物紫萍的干燥全草。性味：辛，寒。归经：归肺经。功能主治：宣散风热，透疹，利尿；主治麻疹不透，风疹瘙痒，水肿尿少。用法用量：3 ～ 9g；外用，适量，煎汤浸洗。（《中国药典》2020 年版）《本草从新》云："非大实大热，不可轻试。"《得配本草》云："血虚肤燥，气虚风痛，二者禁用。"

[8]寄生：即桑寄生，为桑寄生科植物桑寄生的干燥带叶茎枝。性味：苦、甘，平。归经：归肝、肾经。功能主治：祛风湿，补肝肾，强筋骨，安胎元；主治风湿痹痛，腰膝酸软，筋骨无力，崩漏经多，妊娠漏血，胎动不安，头晕目眩。用法用量：9 ～ 15g。（《中国药典》2020 年版）

[9]乌头：为毛茛科乌头属草植物。

①川乌：为毛茛科植物乌头的干燥母根。性味：辛、苦，热；有大毒。归经：归心、肝、脾、肾经。功能主治：祛风除湿，温经止痛；主治风寒湿痹，关节疼痛，心腹冷痛，寒疝作痛，并可用于麻醉止痛。用法用量：一般炮制后用。使用注意：生品内服宜慎，孕妇禁用，不宜与半夏、瓜蒌、瓜蒌子、瓜蒌皮、天花粉、川贝母、浙贝母、平贝母、伊贝母、湖北贝母、白蔹、白及同用。（《中国药典》2020 年版）

②附子：为毛茛科植物乌头的子根的加工品。性味：辛、甘，大热；有毒。归经：归心、肾、脾经。功能主治：回阳救逆，补火助阳，散寒止痛；主治亡阳虚脱，肢冷脉微，心阳不足，胸痹心痛，虚寒吐泻，脘腹冷痛，肾阳虚衰，阳痿宫冷，阴寒水肿，阳虚外感，寒湿痹痛。用法用量：3 ～ 15g，先煎，久煎。使用注意：孕妇慎用，不宜与半夏、瓜蒌、瓜蒌子、瓜蒌皮、天花粉、川贝母、浙贝母、平贝母、伊贝母、湖北贝母、白蔹、白及同用。（《中国药典》2020 年版）

（孙景环）

药房闲咏·其一

曾棨

机上流黄[1]锦轴空，珍珠[2]帘箔夜防风[3]。
金藤[4]不系相思[5]梦，飞去飞来续断[6]中。

【作者】曾棨（1372—1432），字子棨，号西墅。明永乐二年状元，人称"江西才子"。其为人如泉涌，廷对两万言不打草稿。曾出任《永乐大典》编纂。曾棨工书法，草书雄放，有晋人风度。

---

[1]流黄：即硫黄，为自然元素类矿物硫族自然硫，采挖后，加热熔化，除去杂质；或用含硫矿物经加工制得。归经：归肾、大肠经。性味：酸、温；有毒。功能主治：外用解毒杀虫疗疮，内服补火助阳通便；外用主治疥癣、秃疮、阴疽恶疮，内服主治阳痿足冷、虚喘冷哮、虚寒便秘。用法用量：外用，适量，研末油调涂敷患处；内服 1.5 ~ 3g，炮制后入丸散服。使用注意：孕妇慎用。（《中国药典》2020 年版）

[2]珍珠：为珍珠贝科动物马氏珍珠贝、蚌科动物三角帆蚌或褶纹冠蚌等双壳类动物受刺激形成的珍珠。性味：甘、咸，寒。归经：归心、肝经。功能主治：安神定惊，明目消翳，解毒生肌，润肤祛斑；主治惊悸失眠，惊风癫痫，目赤翳障，疮疡不敛，皮肤色斑。用法用量：0.1 ~ 0.3g，多入丸散用；外用，适量。（《中国药典》2020 年版）《海药本草》云："须久研如粉面，方堪服饵。研之不细，伤人脏腑。"《本草新编》云："疮毒若内毒示净，遽用真珠以生肌，转难收口。"

[3]防风：为伞形科植物防风的干燥根。性味：辛、甘，微温。归经：归膀胱、肝、脾经。功能主治：祛风解表，胜湿止痛，止痉；主治感冒头痛，风湿痹痛，风疹瘙痒，破伤风。用法用量：5 ~ 10g。（《中国药典》2020 年版）

《本草经集注》云："恶干姜、藜芦、白蔹、芫花。"《本草害利》云："诸病血虚痉急，头痛不因于风寒，溏泄不因于寒湿，二便秘涩，小儿脾虚发搐，慢惊慢脾风，气升作呕，火升发嗽，阴虚盗汗，阳虚自汗等病，法所同忌。"《得配本草》云："元气虚，病不因风湿者禁用。"

[4]金藤：即金刚藤，为百合科植物西南菝葜的根茎。性味：温，微辛。功用主治：祛风，活血，解毒；主治风湿腰腿痛，跌打损伤，瘰疬。用法用量：内服，煎汤，3～9g。(《中药大辞典》)

[5]相思：即相思子，别称红豆，为豆科植物相思子的成熟种子。性味：苦、辛，平；有大毒。功能主治：清热解毒，祛痰，杀虫；主治痈疮，腮腺炎，疥癣，风湿骨痛。用法用量：外用，适量，研末调敷；或煎水洗；或熬膏涂。(《中华本草》)

[6]续断：为川续断科植物川续断的根。性味：苦、辛，微温。归经：归肝、肾经。功能主治：补肝肾、强筋骨、续折伤、止崩漏，主治肝肾不足、腰膝酸软、风湿痹痛、跌仆损伤、筋伤骨折、崩漏、胎漏；酒续断多主治风湿痹痛、跌仆损伤、筋伤骨折；盐续断多主治腰膝酸软。用法用量：9～15g。(《中国药典》2020年版)《得配本草》云："初痢勿用，怒气郁者禁用。"

药房闲咏·其二

金箔[1]银屏苏合香[2]，茱萸[3]锦带绣盘囊。
春光半逐桃花[4]水，那得鸾胶续断[5]肠。

[1]金箔：金箔是用黄金锤成的薄片。性味：辛、苦，平。归经：归心、肝经。功能主治：镇心，安神，平肝，解毒。主惊痫，癫狂，心悸，疮毒。

用法用量：内服入丸、散，一般多作丸药挂衣；外用，研末撒。使用注意：阳虚气陷者禁服。生用有毒。（《中华本草》）

［2］苏合香：为金缕梅科植物苏合香树的树干渗出的香树脂经加工精制而成。性味：辛，温。归经：归心、脾经。功能主治：开窍，辟秽，止痛；主治中风痰厥，猝然昏倒，胸腹冷痛，惊痫。用法用量：0.3～1g，宜入丸散服。（《中国药典》2020 年版）

［3］茱萸

①山茱萸：为山茱萸科植物山茱萸的干燥成熟果肉。性味：酸、涩，微温。归经：归肝、肾经。功能主治：补益肝肾，涩精固脱；主治眩晕耳鸣，腰膝酸痛，阳痿遗精，遗尿尿频，崩漏带下，大汗虚脱。内热消渴。用法用量：6～12g。（《中国药典》2020 年版）

②吴茱萸：为芸香科植物吴茱萸、石虎或疏毛吴茱萸的干燥近成熟果实。性味：辛、苦，热；有小毒。归经：归肝、脾、胃、肾经。功能主治：散寒止痛，降逆止呕，助阳止泻；主治厥阴头痛，寒疝腹痛，寒湿脚气，经行腹痛，脘腹胀痛，呕吐吞酸，五更泄泻。用法用量：2～5g；外用，适量。（《中国药典》2020 年版）

［4］桃花：为蔷薇科植物桃或山桃的花。性味：苦，平。归经：归心、肝、大肠经。功能主治：利水通便，活血化瘀；主治小便不利，水肿，痰饮，脚气，砂石淋，便秘，癥瘕，闭经，癫狂，疮疹，面䵟。用法用量：内服，煎汤，3～6g，或研末，1.5g；外用，适量，捣敷，或研末调敷。使用注意：不宜久服，孕妇禁服。（《中华本草》）

［5］续断：为川续断科植物川续断的根。性味：苦、辛，微温。归经：归肝、肾经。功能主治：补肝肾、强筋骨、续折伤、止崩漏，主治肝肾不足、腰膝酸软、风湿痹痛、跌仆损伤、筋伤骨折、崩漏、胎漏；酒续断多主治风湿痹痛、跌仆损伤、筋伤骨折；盐续断多主治腰膝酸软。用法用量：9～15g。（《中国药典》2020 年版）《得配本草》云："初痢勿用，怒气郁者禁用。"

（孙景环）

药 名 诗

冯梦龙

农夫月落出耕田，行到溪头无渡船。

就在溪边眠一觉，蓑衣箬笠护头边。

在这首诗中，作者巧妙地把四味中药暗藏于其中，按诗句顺序，谜底依次是"黑牵牛[1]、当归[2]、宿沙[3]、防风[4]"。

【作者】冯梦龙（1574—1646），字犹龙，又字耳犹、子犹，自号龙子犹、茂苑外史、墨憨斋主人、顾曲散人、平平阁主人等，别署姑苏词奴、绿天馆主人、可一居士、无碍居士、茂苑野史氏、香月居主人、詹詹外史。中国明代文学家、思想家、戏曲家。"吴下三冯"之一。

---

[1]黑牵牛：为石竹科植物腺花女娄菜的根。性味：苦，温。功能主治：祛风除湿，通经，解毒；主治风湿痹痛，闭经，疮疡。用法用量：内服，煎汤，9～15g；外用，适量，捣敷。（《中华本草》）

[2]当归：为伞形科植物当归的干燥根。性味：甘、辛，温。归经：归肝、心、脾经。功能主治：补血活血、调经止痛、润肠通便，主治血虚萎黄、眩晕心悸、月经不调、经闭痛经、虚寒腹痛、风湿痹痛、跌仆损伤、痈疽疮疡、肠燥便秘；酒当归活血通经，主治经闭痛经、风湿痹痛、跌仆损伤。用法用量：6～12g。（《中国药典》2020年版）《本草经集注》云："畏葛蒲、海藻、牡蒙。"《本草害利》云："肠胃薄弱，泄泻溏薄及一切脾胃病，恶食不思食及食不消者，并禁用。即在胎前产后亦忌。"

[3]宿沙：砂仁的别称，为姜科植物阳春砂、绿壳砂或海南砂的干燥成熟果实。性味：辛，温。归经：归脾、胃、肾经。功能主治：化湿开胃，温脾

止泻，理气安胎；主治湿浊中阻，脘痞不饥，脾胃虚寒，呕吐泄泻，妊娠恶阻，胎动不安。用法用量：3～6g，后下。（《中国药典》2020年版）

[4]防风：为伞形科植物防风的干燥根。性味：辛、甘，微温。归经：归膀胱、肝、脾经。功能主治：祛风解表，胜湿止痛，止痉；主治感冒头痛，风湿痹痛，风疹瘙痒，破伤风。用法用量：5～10g。（《中国药典》2020年版）《本草经集注》云："恶干姜、藜芦、白蔹、芫花。"《本草害利》云："诸病血虚痉急，头痛不因于风寒，溏泄不因于寒湿，二便秘涩，小儿脾虚发搐，慢惊慢脾风，气升作呕，火升发嗽，阴虚盗汗，阳虚自汗等病，法所同忌。"《得配本草》云："元气虚，病不因风湿者禁用。"

（孙景环）

桂枝儿·其一

冯梦龙

红娘子[1]叹一声，受尽了槟榔[2]的气。你有远志[3]，做了随风子[4]，不想当归[5]是何时，续断[6]再得甜如蜜[7]。

金银花[8]都费尽了，相思[9]病没药[10]医。待他有日的茴香[11]（回乡）也，我就把玄胡索[12]儿缚住了你。

---

[1]红娘子：红娘子为蝉科动物黑翅红娘子、短翅红娘子、褐翅红娘子的全体。归经：归心、肝、胆经。性味：苦、辛，平。功能主治：破瘀，散结，攻奉；主治血瘀经闭，腰痛，不孕，寒疝，癣疮，狂犬咬伤。用法用量：内服，研末入丸、散，1～3g；外用，适量，研末做饼敷贴。使用注意：体弱、无瘀者及孕妇禁服。（《中华本草》）

[2]槟榔：为棕榈科植物槟榔的干燥成熟种子。性味：苦、辛，温。归经：胃、大肠经。功能主治：杀虫，消积，行气，利水，截疟；主治绦虫病，蛔虫病，姜片虫病，虫积腹痛，积滞泻痢，里急后重，水肿脚气，疟疾。用法用量：3～10g；驱绦虫、姜片虫30～60g。(《中国药典》2020年版)

[3]远志：为远志科植物远志或卵叶远志的干燥根。性味：苦、辛，温。归经：归心、肾、肺经。功能主治：安神益智，交通心肾，祛痰，消肿；主治心肾不交引起的失眠多梦、健忘惊悸、神志恍惚，咳痰不爽，疮疡肿毒，乳房肿痛。用法用量：3～10g。(《中国药典》2020年版)《本草经集注》云："得茯苓、冬葵子、龙骨良。杀天雄、附子毒。畏真珠、蜚蠊、藜芦、齐蛤。"《证类本草》云："远志畏蛴螬。"

[4]随风子：即诃子，为使君子科植物诃子或绒毛诃子的干燥成熟果实。性味：苦、酸、涩，平。归经：归肺、大肠经。功能主治：涩肠止泻，敛肺止咳，降火利咽；主治久泻久痢，便血脱肛，肺虚喘咳，久嗽不止，咽痛音哑。用法用量：3～10g。(《中国药典》2020年版)《本草害利》云："咳嗽因于肺经实热，泄泻因于湿热所致，气喘因于火逆冲上，带下因于虚热，而不因于虚寒，及肠澼初发，湿热正盛，小便不禁，因于肾家虚火，法并忌之。"《本草求真》云："虚人不宜独用。"

[5]当归：为伞形科植物当归的干燥根。性味：甘、辛，温。归经：归肝、心、脾经。功能主治：补血活血，调经止痛，润肠通便；主治血虚萎黄，眩晕心悸，月经不调，经闭痛经，虚寒腹痛，风湿痹痛，跌仆损伤，痈疽疮疡，肠燥便秘。酒当归活血通经；主治经闭痛经，风湿痹痛，跌仆损伤。用法用量：6～12g。(《中国药典》2020年版)《本草经集注》云："畏菖蒲、海藻、牡蒙。"《本草害利》云："肠胃薄弱，泄泻溏薄及一切脾胃病，恶食不思食及食不消者，并禁用。即在胎前产后亦忌。"

[6]续断：为川续断科植物川续断的根。性味：苦、辛，微温。归经：归肝、肾经。功能主治：补肝肾、强筋骨、续折伤、止崩漏，主治肝肾不足、腰膝酸软、风湿痹痛、跌仆损伤、筋伤骨折、崩漏、胎漏；酒续断多主治风湿痹痛、跌仆损伤、筋伤骨折；盐续断多主治腰膝酸软。用法用量：9～15g。(《中国药典》2020年版)《得配本草》云："初痢勿用，怒气郁者禁用。"

[7]蜜：为蜜蜂科昆虫中华蜜蜂或意大利蜜蜂所酿的蜜。性味：甘，平。归经：归肺、脾、大肠经。功能主治：补中、润燥、止痛、解毒，外用生肌敛疮，主治脘腹虚痛、肺燥干咳、肠燥便秘、解乌头类药毒，外治疮疡不敛、水火烫伤。用法用量：15～30g。(《中国药典》2020年版)

[8]金银花：为忍冬科植物忍冬的干燥花蕾或带初开的花。性味：甘，寒。归经：归肺、心、胃经。功能主治：清热解毒，疏散风热；主治痈肿疔疮，喉痹，丹毒，热毒血痢，风热感冒，温病发热。用法用量：6～15g。(《中国药典》2020年版)

[9]相思子：别称红豆。相思子为豆科植物相思子的成熟种子。性味：苦、辛，平；有大毒。功能主治：清热解毒，祛痰，杀虫；主治痈疮，腮腺炎，疥癣，风湿骨痛。用法用量：外用，适量，研末调敷；或煎水洗；或熬膏涂。(《中华本草》)

[10]没药：为橄榄科植物地丁树或哈地丁树的干燥树脂。性味：辛、苦，平。归经：归心、肝、脾经。功能主治：散瘀定痛，消肿生肌；主治胸痹心痛，胃脘疼痛，痛经经闭，产后瘀阻，癥瘕腹痛，风湿痹痛，跌打损伤，痈肿疮疡。用法用量：3～5g，炮制去油，多入丸散用。使用注意：孕妇及胃弱者慎用。(《中国药典》2020年版)《本草经疏》云："凡骨节痛与夫胸腹胁肋痛，非瘀血停留而因于血虚者不宜用。产后恶露去多，腹中虚痛者不宜用。痈疽已溃不宜用。目赤肤翳非血热甚者不宜用。"

[11]茴香：为伞形科植物茴香的干燥成熟果实。性味：辛，温。归经：归肝、肾、脾、胃经。功能主治：散寒止痛、理气和胃，主治寒疝腹痛、睾丸偏坠、痛经、少腹冷痛、脘腹胀痛、食少吐泻；盐小茴香暖肾散寒止痛；主治寒疝腹痛、睾丸偏坠、经寒腹痛。用法用量：3～6g。(《中国药典》2020年版)

[12]玄胡索：即延胡索，为罂粟科植物延胡索的干燥块茎。性味：辛、苦，温。归经：归肝、脾经。功能主治：活血，行气，止痛；主治胸胁、脘腹疼痛，胸痹心痛，经闭痛经，产后瘀阻，跌仆肿痛。用法用量：3～10g；研末吞服，一次1.5～3g。(《中国药典》2020年版)《得配本草》云："产后血虚或经血枯少不利，气虚作痛者，皆大非所宜。"

桂枝儿·其二

冯梦龙

想人参[1]最是离别恨，只为甘草[2]口甜甜的哄到如今，黄连[3]心苦苦的为伊担心，白芷[4]儿写不尽离别意，嘱咐使君子[5]切莫作负恩人。你果是半夏[6]当归[7]也，我愿对着天南星[8]彻夜地等。

[1]人参：为五加科植物人参的干燥根和根茎。性味：甘、微苦，微温。归经：归肺、脾、心、肾经。功能主治：大补元气，复脉固脱，补脾益肺，生津养血，安神益智；主治体虚欲脱，肢冷脉微，脾虚食少，肺虚喘咳，津伤口渴，内热消渴，气血亏虚，久病虚羸，惊悸失眠，阳痿宫冷。用法用量：3～9g，另煎兑服；也可研粉吞服，一次2g，1日2次。使用注意：不宜与藜芦、五灵脂同用。(《中国药典》2020年版)《神农本草经》云："茯苓为使，恶溲疏，反藜芦。"《本草撮要》云："畏五灵脂，恶皂荚、黑豆、紫石英。"

[2]甘草：为豆科植物甘草、胀果甘草或光果甘草的干燥根和根茎。性味：甘，平。归经：归心、肺、脾、胃经。功能主治：补脾益气，清热解毒，祛痰止咳，缓急止痛，调和诸药；主治脾胃虚弱、倦怠乏力、心悸气短、咳嗽痰多、脘腹和四肢挛急疼痛、痈肿疮毒，缓解药物毒性、烈性。用法用量：2～10g。使用注意：不宜与海藻、京大戟、红大戟、甘遂、芫花同用。(《中国药典》2020年版)

[3]黄连：为毛茛科植物黄连、三角叶黄连或云连的干燥根茎。以上三种分别习称"味连""雅连""云连"。性味：苦，寒。归经：归心、脾、胃、肝、胆、大肠经。功能主治：清热燥湿，泻火解毒；主治湿热痞满、呕吐吞酸、泻痢、黄疸、高热神昏、心火亢盛、心烦不寐、心悸不宁、血热吐衄、目赤、牙痛、消渴、痈肿疔疮，外治湿疹、湿疮、耳道流脓；酒黄连善清上焦火热，

主治目赤、口疮；姜黄连清胃和胃止呕，主治寒热互结、湿热中阻、痞满呕吐；萸黄连疏肝和胃止呕，主治肝胃不和、呕吐吞酸。用法用量：2～5g；外用，适量。(《中国药典》2020 年版)

[4] 白芷：为伞形科植物白芷或杭白芷的干燥根。性味：辛，温。归经：归肺、胃、大肠经。功能主治：解表散寒，祛风止痛，宣通鼻窍，燥湿止带，消肿排脓；主治感冒头痛，眉棱骨痛，鼻塞流涕，鼻鼽，鼻渊，牙痛，带下，疮疡肿痛。用法用量：3～10g。(《中国药典》2020 年版)《本草害利》云："凡呕吐因于火者禁用。漏下赤白，由阴虚火炽，血热所致者勿用。痈疽已溃，宜渐减。"

[5] 使君子：为使君子科植物使君子的干燥成熟果实。性味：甘，温。归经：归脾、胃经。功能主治：杀虫消积；主治蛔虫病，蛲虫病，虫积腹痛，小儿疳积。用法用量：使君子9～12g，捣碎入煎剂；使君子仁6～9g，多入丸散或单用，作1～2次分服；小儿每岁1～1.5 粒，炒香嚼服，1 日总量不超过 20 粒。使用注意：服药时忌饮浓茶。(《中国药典》2020 年版)《本草纲目》云："忌饮热茶，犯之即泻。"《神农本草经疏》言："忌食热物。"《本草汇言》云："脾胃虚寒之子，又不宜多用，多食则发呃……苟无虫积，服之必致损人。"

[6] 半夏：为天南星科植物半夏的干燥块茎。性味：辛，温；有毒。归经：归脾、胃、肺经。功能主治：燥湿化痰，降逆止呕，消痞散结；主治湿痰寒痰、咳喘痰多、痰饮眩悸、风痰眩晕、痰厥头痛、呕吐反胃、胸脘痞闷、梅核气，外治痈肿痰核。用法用量：内服一般炮制后使用，3～9g；外用，适量，磨汁涂，或研末以酒调敷患处。使用注意：不宜与川乌、制川乌、草乌、制草乌、附子同用，生品内服宜慎。(《中国药典》2020 年版)

[7] 当归：为伞形科植物当归的干燥根。性味：甘、辛，温。归经：归肝、心、脾经。功能主治：补血活血、调经止痛、润肠通便，主治血虚萎黄、眩晕心悸、月经不调、经闭痛经、虚寒腹痛、风湿痹痛、跌仆损伤、痈疽疮疡、肠燥便秘；酒当归活血通经，主治经闭痛经、风湿痹痛、跌仆损伤。用法用量：6～12g。(《中国药典》2020 年版)《本草经集注》云："畏菖蒲、海藻、牡蒙。"《本草害利》云："肠胃薄弱，泄泻溏薄及一切脾胃病，恶食不思食及食不消者，并禁用。即在胎前产后亦忌。"

[8]天南星：为天南星科植物天南星、异叶天南星或东北天南星的干燥块茎。性味：苦、辛，温；有毒。归经：归肺、肝、脾经。功能主治：散结消肿；外用治痈肿，蛇虫咬伤。用法用量：外用生品适量，研末以醋或酒调敷患处。使用注意：孕妇慎用，生品内服宜慎；天南星中毒，可致舌、喉发痒而灼热，肿大，严重的以致窒息，呼吸停止。轻者可服稀醋或鞣酸及浓茶、蛋清、甘草水、姜汤等解之；如呼吸困难则给氧气，必要时作气管切开。(《中国药典》2020年版）

桂枝儿·其三

冯梦龙

你说我负了心，无凭枳实[1]。激得我蹬穿了地骨皮[2]，愿对威灵仙[3]发下盟誓。细辛[4]将奴想，厚朴[5]你自知，莫把我情书也当破故纸[6]。

[1]枳实：为芸香科植物酸橙及其栽培变种或甜橙的干燥幼果。性味：苦、辛、酸，微寒。归经：归脾、胃经。功能主治：破气消积，化痰散痞；主治积滞内停，痞满胀痛，泻痢后重，大便不通，痰滞气阻，胸痹，结胸，脏器下垂。用法用量：3～10g。使用注意：孕妇慎用。(《中国药典》2020年版）

[2]地骨皮：为茄科植物枸杞或宁夏枸杞的干燥根皮。性味：甘，寒。归经：归肺、肝、肾经。功能主治：凉血除蒸，清肺降火；主治阴虚潮热，骨蒸盗汗，肺热咳嗽，咯血，衄血，内热消渴。用法用量：9～15g。(《中国药典》2020年版）

[3]威灵仙：为毛茛科植物威灵仙、棉团铁线莲或东北铁线莲的干燥根和根茎。性味：辛、咸，温。归经：归膀胱经。功能主治：祛风湿，通经络；主治风湿痹痛，肢体麻木，筋脉拘挛，屈伸不利。用法用量：6～10g。(《中

国药典》2020 年版）

[4]细辛：为马兜铃科植物北细辛、汉城细辛或华细辛的干燥根和根茎。性味：辛，温；有小毒。归经：归肺、肾、心经。功能主治：解表散寒，祛风止痛，通窍，温肺化饮；主治风寒感冒，头痛，牙痛，鼻塞流涕，鼻鼽，鼻渊，风湿痹痛，痰饮喘咳。用法用量：1 ~ 3g，散剂每次服 0.5 ~ 1g；外用，适量。使用注意：不宜与藜芦同用。（《中国药典》2020 年版）《本草害利》云："凡病内热及火生炎上，上盛下虚，气虚有汗，血虚头痛，阴虚咳嗽，法皆禁用。"《得配本草》云："风热、阴虚、血虚头痛者，禁用。"

[5]厚朴：为木兰科植物厚朴或凹叶厚朴的干燥干皮、根皮及枝皮。性味：苦、辛，温。归经：归脾、胃、肺、大肠经。功能主治：燥湿消痰，下气除满；主治湿滞伤中，脘痞吐泻，食积气滞，腹胀便秘，痰饮喘咳。用法用量：3 ~ 10g。（《中国药典》2020 年版）

[6]破故纸：即补骨脂，为豆科植物补骨脂的干燥成熟果实。性味：辛、苦，温。归经：归肾、脾经。功能主治：温肾助阳、纳气平喘、温脾止泻，外用消风祛斑；主治肾阳不足、阳痿遗精、遗尿尿频、腰膝冷痛、肾虚作喘、五更泄泻，外用治白癜风、斑秃。用法用量：6 ~ 10g；外用 20% ~ 30% 酊剂涂患处。（《中国药典》2020 年版）《本草害利》云："凡病阴虚火动，梦遗，尿血，小便短涩及目赤口苦舌干，大便燥结，内热作渴，火升目赤，易饥嘈杂，湿热成痿，以致骨乏无力者，皆不宜服。"

（孙景环）

药名诗赠郑完·其一

郑文康

草果[1]堆盘酒满觞，羹调五味[2]郁金香[3]。
谁言没药[4]延亲寿，炼得灵砂[5]贯众[6]方。

【作者】郑文康（1413—1465），字时乂，号介庵。正统十三年进士。观政大理寺，寻因疾归。父母相继亡故后，绝意仕进，专心经史。好为诗文。郑文康著有《平桥稿》《介庵杂编》《平桥漫录》等。他在攻研儒学的同时，又继承世传女科医术，品剂草木，药香常达户外。每年经其诊治而愈者不可胜数。五百名贤祠中也镌刻他的画像，赞曰："谈忠论孝，菲史枕经。平桥遗集，浚发性灵。"

[1] 草果：为姜科植物草果的干燥成熟果实。性味：辛、温。归经：归脾、胃经。功能主治：燥湿温中，祛痰截疟；主治寒湿内阻，脘腹胀痛，痞满呕吐，疟疾寒热，瘟疫发热。用法用量：3 ~ 6g。(《中国药典》2020 年版)

[2] 五味：即五味子，为木兰科植物五味子的干燥成熟果实，习称"北五味子"。性味：酸、甘，温。归经：归肺、心、肾经。功能主治：收敛固涩，益气生津，补肾宁心；主治久嗽虚喘，梦遗滑精，遗尿尿频，久泻不止，自汗盗汗，津伤口渴，内热消渴，心悸失眠。用法用量：2 ~ 6g。(《中国药典》2020 年版)《景岳全书》云："但感寒初嗽当忌，恐其敛束不散。肝旺吞酸当忌，恐其助木伤土。"《顾松园医镜》云："风邪在表，痧疹初发，一切停饮，及肺家有实热者皆禁。"

[3] 郁金香：为百合科植物郁金香的花。性味：苦、辛，平。功能主治：化湿辟秽。主脾胃湿浊，胸脘满闷，呕逆腹痛，口臭苔腻。用法用量：内服，煎汤，3 ~ 5g；外用，适量，泡水漱口。(《中华本草》)

[4] 没药：为橄榄科植物地丁树或哈地丁树的干燥树脂。性味：辛、苦，平。归经：归心、肝、脾经。功能主治：散瘀定痛，消肿生肌；主治胸痹心痛，胃脘疼痛，痛经经闭，产后瘀阻，癥瘕腹痛，风湿痹痛，跌打损伤，痈肿疮疡。用法用量：3 ~ 5g，炮制去油，多入丸散用。使用注意：孕妇及胃弱者慎用。(《中国药典》2020 年版)《本草经疏》云："凡骨节痛与夫胸腹胁肋痛，非瘀血停留而因于血虚者不宜用。产后恶露去多，腹中虚痛者不宜用。痈疽已溃不宜用。目赤肤翳非血热甚者不宜用。"

[5] 灵砂：为以水银和硫黄为原料，经人工加热升华而制成的硫化汞。性味：甘，温；有毒。归经：归心、胃经。功能主治：祛痰，降逆，安神，定惊；主治头晕吐逆，反胃，小儿惊吐噫膈，心腹冷痛，心悸，怔忡，失眠，

遗精。用法用量：内服，研末，0.3～1g，每日1次；或入丸、散。使用注意：不宜久服，不能过量，虚证者慎服，孕妇禁服，入药忌用火煅。（《中华本草》）

[6]贯众：即绵马贯众，为鳞毛蕨科植物粗茎鳞毛蕨的干燥根茎和叶柄残基。性味：苦，微寒；有小毒。归经：归肝、胃经。功能主治：清热解毒驱虫；主治虫积腹痛，疮疡。用法用量：4.5～9g。（《中国药典》2020年版）

（孙景环）

药名诗赠郑完·其二

郑文康

使君[1]有子正乌头[2]，双眼空青[3]气伏牛[4]。
半夏[5]里来知母[6]健，忍冬[7]归去亦忘忧[8]。

---

[1]使君：即使君子，为使君子科植物使君子的干燥成熟果实。性味：甘，温。归经：归脾、胃经。功能主治：杀虫消积；主治蛔虫病，蛲虫病，虫积腹痛，小儿疳积。用法用量：使君子9～12g，捣碎入煎剂；使君子仁6～9g，多入丸散或单用，作1～2次分服；小儿每岁1～1.5粒，炒香嚼服，1日总量不超过20粒。使用注意：服药时忌饮浓茶。（《中国药典》2020年版）《本草纲目》云："忌饮热茶，犯之即泻。"《神农本草经疏》言："忌食热物。"《本草汇言》云："脾胃虚寒之子，又不宜多用，多食则发呃……苟无虫积，服之必致损人。"

[2]乌头：为毛茛科乌头属草植物。

①川乌：为毛茛科植物乌头的干燥母根。性味：辛、苦，热；大毒。归经：归心、肝、脾、肾经。功能主治：祛风除湿，温经止痛；主治风寒湿痹，关节疼痛，心腹冷痛，寒疝作痛，并可用于麻醉止痛。用法用量：一般炮制后用。使用注意：生品内服宜慎，孕妇禁用，不宜与半夏、瓜蒌、瓜蒌子、

瓜蒌皮、天花粉、川贝母、浙贝母、平贝母、伊贝母、湖北贝母、白蔹、白及同用。(《中国药典》2020年版)

②附子：为毛茛科植物乌头的子根的加工品。性味：辛、甘，大热；有毒。归经：归心、肾、脾经。功能主治：回阳救逆，补火助阳，散寒止痛；主治亡阳虚脱，肢冷脉微，心阳不足，胸痹心痛，虚寒吐泻，脘腹冷痛，肾阳虚衰，阳痿宫冷，阴寒水肿，阳虚外感，寒湿痹痛。用法用量：3 ~ 15g，先煎，久煎。使用注意：孕妇慎用，不宜与半夏、瓜蒌、瓜蒌子、瓜蒌皮、天花粉、川贝母、浙贝母、平贝母、伊贝母、湖北贝母、白蔹、白及同用。(《中国药典》2020年版)

[3]空青：为碳酸盐类孔雀石族矿物蓝铜矿呈球形或中空者。性味：甘、酸，寒；有小毒。归经：归肝经。功能主治：凉肝清热，明目去翳，活血利窍；主治目赤肿痛，青盲，雀目，翳膜内障，中风口㖞，手臂不仁，头风，耳聋。用法用量：外用，适量，研细，水飞，点眼；内服，研末，每次0.3 ~ 1g。使用注意：内服宜慎，不宜多服、久服。(《中华本草》)《药性论》云："畏菟丝子。"

[4]伏牛：即虎刺，为茜草科虎刺属植物虎刺的全草。性味：甘、苦，平。功能主治：祛风利湿，活血止痛。主治咳嗽，痛风，肝炎，风湿筋骨痛，跌打损伤，龋齿痛。用法用量：15 ~ 30g。(《全国中草药汇编》)

[5]半夏：为天南星科植物半夏的干燥块茎。性味：辛，温；有毒。归经：归脾、胃、肺经。功能主治：燥湿化痰，降逆止呕，消痞散结；主治湿痰寒痰，咳喘痰多，痰饮眩悸，风痰眩晕，痰厥头痛，呕吐反胃，胸脘痞闷，梅核气；外治痈肿痰核。用法用量：内服一般炮制后使用，3 ~ 9g；外用，适量，磨汁涂，或研末以酒调敷患处。使用注意：不宜与川乌、制川乌、草乌、制草乌、附子同用，生品内服宜慎。(《中国药典》2020年版)

[6]知母：为百合科植物知母的干燥根茎。性味：苦、甘，寒。归经：归肺、胃、肾经。功能主治：清热泻火，生津润燥；主治外感热病，高热烦渴，肺热燥咳，骨蒸潮热，内热消渴，肠燥便秘。用法用量：6 ~ 12g。(《中国药典》2020年版)

[7]忍冬：又名金银花，为忍冬科植物忍冬的干燥花蕾或带初开的花。性味：甘，寒。归经：归肺、心、胃经。功能主治：清热解毒，疏散风热；主

治痈肿疗疮，喉痹，丹毒，热毒血痢，风热感冒，温病发热。用法用量：6 ~ 15g。(《中国药典》2020 年版）

[8]忘忧：又名萱草，一般入药的是为百合科植物萱草、北黄花菜、黄花菜和小黄花菜的根，即萱草根。性味：甘，凉；有毒。归经：归脾、肝、膀胱经。功能主治：清热利湿，凉血止血，解毒消肿；主治黄疸，水肿，淋浊，带下，衄血，便血，崩漏，瘰疬，乳痈，乳汁不通。用法用量：内服，煎汤6 ~ 9g；外用，适量，捣敷。(《中华本草》）

（孙景环、徐容一、刘灿梅）

药名诗赠郑完·其三

郑文康

有客回乡[1]赋白驹，怕将薏苡[2]混珍珠[3]。
道园稿本[4]君家刻，只载车前[5]百部[6]书。

---

[1]回乡：通"茴香"，为伞形科植物茴香的干燥成熟果实。性味：辛，温。归经：归肝、肾、脾、胃经。功能主治：散寒止痛，理气和胃；主治寒疝腹痛，睾丸偏坠，痛经，少腹冷痛，脘腹胀痛，食少吐泻。盐小茴香暖肾散寒止痛；主治寒疝腹痛，睾丸偏坠，经寒腹痛。用法用量：3 ~ 6g。(《中国药典》2020 年版）

[2]薏苡：为禾本科、薏苡属植物，其种仁与根均具有药用价值。

①薏苡仁：为禾本科植物薏米的干燥成熟种仁。性味：甘、淡，凉。归经：归脾、胃、肺经。功能主治：利水渗湿，健脾止泻，除痹，排脓，解毒散结；主治水肿，脚气，小便不利，脾虚泄泻，湿痹拘挛，肺痈，肠痈，赘疣，癌肿。用法用量：9 ~ 30g。使用注意：孕妇慎用。(《中国药典》2020 年版）

②薏苡根：禾本科植物薏苡的根。性味：苦、甘，寒。功能主治：清热

通淋，利湿杀虫；主治热淋，血淋，石淋，黄疸，水肿，白带过多，脚气，风湿痹痛，蛔虫病。用法用量：内服，煎汤，15～30g；外用，适量，煎水洗。使用注意：孕妇禁服。（《中华本草》）

[3]珍珠：为珍珠贝科动物马氏珍珠贝、蚌科动物三角帆蚌或褶纹冠蚌等双壳类动物受刺激形成的珍珠。性味：甘、咸，寒。归经：归心、肝经。功能主治：安神定惊，明目消翳，解毒生肌，润肤祛斑；主治惊悸失眠，惊风癫痫，目赤翳障，疮疡不敛，皮肤色斑。用法用量：0.1～0.3g，多入丸散用；外用，适量。（《中国药典》2020年版）《海药本草》云："须久研如粉面，方堪服饵。研之不细，伤人脏腑。"《本草新编》云："疮毒若内毒示净，遽用真珠以生肌，转难收口。"

[4]稿本：即藁本，为伞形科藁本属植物藁本或辽藁本的干燥根茎和根。性味：辛，温。归经：归膀胱经。功能主治：祛风，散寒，除湿，止痛；主治风寒感冒，颠顶疼痛，风湿痹痛。用法用量：3～10g。（《中国药典》2020年版）

[5]车前

①车前子：为车前科植物车前大车前及平车前的干燥成熟种子。性味：甘，寒。归经：归肝、肾、肺、小肠经。功能主治：清热利尿通淋，渗湿止泻，明目，祛痰；主治热淋涩痛，水肿胀满，暑湿泄泻，目赤肿痛，痰热咳嗽。用法用量：9～15g，包煎。（《中国药典》2020年版）

②车前草：为车前科植物车前或平车前的全草。性味：甘，寒。归经：归肝、肾、肺、小肠经。功能主治：清热利尿通淋，祛痰，凉血，解毒；主治热淋涩痛，水肿尿少，暑湿泄泻，痰热咳嗽，吐血衄血，痈肿疮毒。用法用量：9～30g。（《中国药典》2020年版）《本经逢原》云："若虚滑精气不固者禁用。"

[6]百部：为百部科植物直立百部、蔓生百部和对叶百部的干燥块根。性味：甘、苦，微温。归经：归肺经。功能主治：润肺下气止咳、杀虫灭虱；内服主治新久咳嗽、肺痨咳嗽、顿咳，外用治疗头虱、体虱、蛲虫病、阴痒；蜜百部润肺止咳，主治阴虚劳嗽。用法用量：3～9g；外用，适量，水煎或酒浸。（《中国药典》2020年版）《得配本草》云："热嗽，水亏火炎者禁用。"

（孙景环）

药名诗赠郑完·其四

郑文康

紫苑[1]雕残百草霜[2]，醉骑海马[3]送宾郎[4]。
红娘[5]敲折金钗[6]股，笑对王孙续断[7]腔。

---

[1]紫苑：即紫菀，为菊科植物紫菀的干燥根及根茎。性味：辛，苦，温。归经：归肺经。功能主治：润肺下气，消痰止咳；主治痰多喘咳，新久咳嗽，劳嗽咳血。用法用量：5～10g。（《中国药典》2020年版）

[2]百草霜：稻草、麦秸、杂草燃烧后附于锅底或烟囱内的黑色烟灰。性味：苦、辛，温。归经：归肝、肺、脾、胃经。功能主治：止血，消积，解毒散火；主治吐血，衄血，便血，血崩，带下，食积，痢疾，黄疸，咽喉肿痛，口舌生疮，臁疮，白秃头疮，外伤出血。用法用量：内服，煎汤，3～9g；或入丸、散，1～3g；外用，适量，研末撒或调敷。使用注意：阴虚内热者慎服。（《中华本草》）

[3]海马：为海龙科动物线纹海马、刺海马、大海马、三斑海马或小海马（海蛆）的干燥体。性味：甘、咸，温。归经：归肝、肾经。功能主治：温肾壮阳，散结消肿；主治阳痿、遗尿、肾虚作喘、癥瘕积聚、跌仆损伤，外治痈肿疔疮。用法用量：3～9g；外用，适量，研末敷患处。（《中国药典》2020年版）

[4]宾郎：通槟榔，为棕榈科植物槟榔的干燥成熟种子。性味：苦、辛，温。归经：归胃、大肠经。功能主治：杀虫，消积，行气，利水，截疟；主治绦虫病、蛔虫病、姜片虫病，虫积腹痛，积滞泻痢，里急后重，水肿脚气，疟疾。用法用量：3～10g；驱绦虫、姜片虫30～60g。（《中国药典》2020年版）

[5]红娘：红娘子为蝉科动物黑翅红娘子、短翅红娘子、褐翅红娘子的全体。归经：归心、肝、胆经。性味：苦、辛，平。功能主治：破瘀，散结，

攻奉；主治血瘀经闭，腰痛，不孕，寒疡，癣疮，狂犬咬伤。用法用量：内服，研末入丸、散，1～3g；外用，适量，研末做饼敷贴。使用注意：体弱、无瘀者及孕妇禁服。(《中华本草》)

[6]金钗：即石斛，为兰科植物金钗石斛、霍山石斛、鼓槌石斛或流苏石斛的栽培品及其同属植物近似种的新鲜或干燥茎。性味：甘，微寒。归经：归胃、肾经。功能主治：益胃生津，滋阴清热；主治热病津伤，口干烦渴，胃阴不足，食少干呕，病后虚热不退，阴虚火旺，骨蒸劳热，目暗不明，筋骨痿软。用法用量：6～12g（鲜品15～30g）。(《中国药典》2020年版)

[7]续断：为川续断科植物川续断的根。性味：苦、辛，微温。归经：归肝、肾经。功能主治：补肝肾，强筋骨，续折伤，止崩漏；主治肝肾不足、腰膝酸软、风湿痹痛、跌仆损伤、筋伤骨折、崩漏、胎漏；酒续断多主治风湿痹痛、跌仆损伤、筋伤骨折；盐续断多主治腰膝酸软。用法用量：9～15g。(《中国药典》2020年版)《得配本草》云："初痢勿用，怒气郁者禁用。"

（孙景环、李延萍、李松）

太行山五十韵

谢　肃

宇宙寻陈迹，山川考夏书。遂浮天堑筏，来驾太行车。

脩坂云端走，连峰石上驱。岧峣赴脩武，绵亘达幽都。

既接常山[1]峻，仍临碣石孤。大河三面带，沧海一浮盂。

大井关雄壮，羊肠路郁纡。八陉天设险，九塞地呈图。

河翔元为脊，星躔恰应枢。阴阳钟秀异，土壤剧膏腴。

五谷资民食，群材副国储。萧森罗杞梓，卓落挺杉[2]樗。

桧柏[3]参天直，槐榆向日敷。

隰原纷黍[4]稷，畎亩杂粳[5]稌。

牟麦[6]先秋刈，蔓菁[7]冒雨锄。

翠丛分韭[8]薤[9]，碧蔓引瓜壶。

岂但群蔬圃，由来众药区。

人参[10]供土贡，国老[11]应时需。

苓产松根[12]美，脂生石[13]里濡。

肯应蘡核[14]疗，嗽必款冬[15]除。

参错梅桃树[16]，峥嵘橡栗[17]株。

霜梨包水碧，露枣濯珊瑚[18]。

百谷喧啾鸟，重渊拨剌鱼。磨牙冲獥猭，过迹看於菟。

木客频来往，清猿或啸呼。阳坡奔鹿豕，丛薄隐熊貙。

动植皆云遂，跻攀敢惮劬。哦诗泣山鬼，岸帻似仙儒。

流水鸣焦尾，晴虹拂湛卢。

蒲萄微醉了，杞[19]菊[20]饱餐诸。

芊茂眠欹藉，泉香渴屡郑。白云生绝壁，古雪积深渠。

环坞疑城郭，回崖失道涂。炕烟多燠寝，陶穴尽安居。

生齿何其众，淳风慎莫渝。观游吾岂倦，行迈仆将痡。

谩尔穷朝夕，悠然念古初。怀襄存禹绩，左右奠尧墟。

周猎登千骑，秦徭塞万夫。萧王逾射犬，汉祖距飞狐。

魏武摧轮恐，文皇扼窦谟。陉兵楚王信，晋甲李司徒。

出垒曾戡史，临坻更斩馀。飞扬皆自此，形胜定何如。

圣主家天下，苍生率海隅。兹山镇中域，为国壮方舆。

偶踏烟霞表，聊将意气舒。挥毫余解赋，好事孰言迂。

始怪夸蛾负，终寻李愿庐。乌巾白羽扇，放鹤向天衢。

【作者】谢肃，字原功，生卒年不详。少与唐肃齐名，时称"会稽二肃"。学问渊博，工于书法。元至正末，张士诚据吴，谢肃慨然入见献偃兵息民之策。明初，隐于乡里。洪武十九年（1386）举明经，授福建按察司佥事，后以事下狱死。《明史·艺文志》、焦竑《国史经籍志》、黄虞稷《千顷堂书目》俱载谢肃有《密庵集》十卷。而传本久稀，藏书家罕著于录。惟《永乐大典》中所收谢肃《密庵集》八卷。

[1]常山：为虎耳草科植物常山的干燥根。性味：苦、辛，寒；有毒。归经：归肺、肝、心经。功能主治：涌吐痰涎，截疟；主治痰饮停聚，胸膈痞塞，疟疾。用法用量：5～9g。（《中国药典》2020年版）

[2]杉：为杉科杉木属植物杉木，其种子、树枝、叶、树皮等均有药用价值。

①杉子：为杉科植物杉木的种子。性味：辛，微温。功能主治：理气散寒；止痛。主疝气疼痛。用法用量：内服，煎汤，5～10g。（《中华本草》）

②杉木：为杉科植物杉的心材及树枝。性味：辛，微温。归经：归脾、胃经。功能主治：辟恶除秽，除湿散毒，降逆气，活血止痛。功能主治：辟秽，止痛，散湿毒，下逆气。治漆疮，风湿毒疮，脚气，奔豚，心腹胀痛。用法用量：外用，煎水熏洗或烧存性研末调敷；内服，煎汤，50～100g，或煅存性研末。（《中药大辞典》）

③杉叶：为杉科植物杉的叶。性味：辛，微温。功能主治：祛风，化痰，活血，解毒；主治半身不遂初起，风疹，咳嗽，牙痛，天疱疮，脓疱疮，鹅掌风，跌打损伤，毒虫咬伤。用法用量：内服，煎汤，15～30g；外用，煎水含漱、捣汁搽，或研末调敷。（《中华本草》）

④杉皮：为杉科植物杉的树皮。性味：辛，微温。功能主治：利湿，消肿解毒；主治水肿，脚气，漆疮，流火，烫伤，金疮出血，毒虫咬伤。用法用量：外用，适量，煎水熏洗，或烧存性，研末调敷；内服，煎汤，10～30g。（《中华本草》）

⑤杉塔：为杉科植物杉的球果。性味：辛，微温。功能主治温肾壮阳，杀虫解毒，宁心，止咳；主治遗精，阳痿，白癜风，乳痈，心悸，咳嗽。用

法用量：内服，煎汤，10～90g；外用，适量，研末调敷。(《中华本草》)

⑥杉木节：为杉科植物杉木枝干上的结节。性味：辛，微温。功能主治：祛风止痛，散湿毒；主治风湿骨节疼痛，胃痛，脚气肿痛，带下，跌打损伤，臁疮。用法用量：内服，煎汤，10～30g，或为散，或酒浸；外用，煎水浸泡，或烧存性，研末调敷。(《中华本草》)

⑦杉木油：为杉科植物杉的木材所沥出的油脂。性味：苦，辛，微温。功能主治：利尿排石，消肿杀虫；主治淋证，尿路结石，遗精，带下，顽癣，疔疮。用法用量：内服，煎汤，3～20g，或冲服；外用，适量，搽患处。(《中华本草》)

⑧杉木根：为杉科植物杉木的根和根皮。性味：辛，微温。功能主治：祛风利湿，行气止痛，理伤接骨；主治风湿痹痛，胃痛，疝气痛，淋病，白带，血瘀崩漏，痔疮，骨折，脱臼，刀伤。用法用量：内服，煎汤，30～60g；外用，捣敷或烧存性，研末调敷。(《中华本草》)

[3]桧柏：圆柏的别名，柏科圆柏属植物圆柏，以枝、叶及树皮入药。性味：苦、辛，温；有小毒。归经：归肺经。功能主治：祛风散寒，活血消肿，解毒利尿；主治风寒感冒、肺结核、尿路感染，外用治荨麻疹、风湿关节痛。用法用量：15～25g；外用，适量煎水洗，或燃烧取烟熏烤患处。(《全国中草药汇编》)

[4]黍：为禾本科黍属植物黍，其种子、茎、根均有药用价值。

①黍米：为禾本植物黍的种子。性味：甘，微温。归经：归肺、脾、胃、大肠经。功能主治：益气补中，除烦止渴；主治烦渴，泻痢，吐逆，咳嗽，胃痛，小儿鹅口疮，疮痈，烫伤。用法用量：内服，煎汤，30～90g，煮粥或淘取泔汁；外用，研末调敷。使用注意：不宜多食。(《中华本草》)

②黍茎：禾本科植物黍的茎秆。性味：辛，热；有小毒。功能主治：利尿消肿，止血，解毒；主治小便不利，水肿，妊娠尿血，脚气，苦瓠中毒。用法用量：内服，煎汤，9～15g，或烧存性研末，每次1g，冲服，每日3次；外用，适量，煎水熏洗。(《中华本草》)

③黍根：禾本科植物黍的根。性味：辛，热；有小毒。功能主治：利尿消肿，止血；主治小便不利，水肿，妊娠尿血，脚气。用法用量：内服，煎汤，30～60g，配砂仁6g，开水适量，冲炖，饭后服。(《中华本草》)

[5]粳：粳和大米相同，是稻谷的总称，为禾本科稻属植物稻去壳的种仁。性味：甘，平。归经：归脾、胃、肺经。功能主治：补气健脾，除烦渴，止泻痢；主治脾胃气虚，食少纳呆，倦怠乏力，心烦口渴，泻下痢疾。用法用量：内服，煎汤，9～30g；或水研取汁。(《中华本草》)《食疗本草》云："新熟者动气，常食干饭，令人热中，唇口干；不可和苍耳食品店之，令人卒心痛；不可与马肉同食之，发痼疾。"

[6]牟麦：大麦的别名，为禾本科植物大麦的颖果。性味：甘，凉。归经：归脾、肾经。功能主治：健脾和胃，宽肠，利水；主治腹胀，食滞泄泻，小便不利。用法用量：内服，煎汤，30～60g，或研末；外用，炒研调敷，或煎水洗。使用注意：朱丹溪指出"大麦安装熟，人多炒食，此物有火，能生热病"。(《中华本草》)

[7]蔓菁：即芜菁，为十字花科植物芜菁的根及叶。性味：苦、辛、甘，温。归经：归肝、胃经。功能主治：消食下气，解毒消肿；主治宿食不化，心腹冷痛，咳嗽，疔毒痈肿。用法用量：内服，煮食，或捣汁饮；外用，捣敷。(《中华本草》)《备急千金要方·食治》云："不可多食，令人气胀。"《本草衍义》云："过食动气。"

[8]韭：为百合科葱属植物韭，其叶、根、种子等有药用价值。

①韭菜：为百合科植物韭的叶。性味：辛，温。归经：归肾、胃、肺、肝经。功能主治：补肾，温中，行气，散瘀，解毒；主治肾虚阳痿，里寒腹痛，噎膈反胃、胸痹疼痛，衄血，吐血，尿血，痢疾，痔疮，痈疮肿毒，漆疮，跌打损伤。用法用量：内服，捣汁饮，60～120g，或煮粥、炒熟、做羹；外用，捣敷，煎水熏洗，热熨。使用注意：阴虚内热及疮疡、目疾患者均忌食。(《中华本草》)

②韭根：为百合科植物韭的根。性味：辛，温。功能主治：温中，行气，散瘀，解毒；主治里寒腹痛，食积腹胀，胸痹疼痛，赤白带下，衄血，吐血，漆疮，疮癣，跌打损伤。用法用量：内服，煎汤，鲜者30～60g，或捣汁；外用，捣敷，或温熨，或研末调敷。(《中华本草》)

③韭子：为百合科植物韭的种子。归经：归肾、肝经。性味：辛、甘，温。功能主治：补益肝肾，壮阳固精；主治肾虚阳痿，腰膝酸软，遗精，尿频，尿浊，带下清稀。用法用量：内服，捣汁，6～12g；或入丸、散。使用

注意：阴虚火旺者禁服。（《中华本草》）

[9]薤：即薤白，百合科植物小根蒜、薤头、长梗薤白或天蓝小根蒜等的鳞茎。性味：辛、苦，温。归经：归肺、心、胃、大肠经。功能主治：理气宽胸，通阳散结；主治胸痹心痛彻背，胸脘痞闷，咳喘痰多，脘腹疼痛，泄痢后重，白带，疮疖痈肿。用法用量：内服，煎汤，5～10g（鲜品30～60g），或入丸、散，亦可煮粥食；外用，适量，捣敷，或捣汁涂。使用注意：阴虚及发热者慎用。（《中华本草》）

[10]人参：为五加科植物人参的干燥根和根茎。性味：甘、微苦，微温。归经：归肺、脾、心、肾经。功能主治：大补元气，复脉固脱，补脾益肺，生津养血，安神益智；主治体虚欲脱，肢冷脉微，脾虚食少，肺虚喘咳，津伤口渴，内热消渴，气血亏虚，久病虚羸，惊悸失眠，阳痿宫冷。用法用量：3～9g，另煎兑服；也可研粉吞服，一次2g，1日2次。使用注意：不宜与藜芦、五灵脂同用。（《中国药典》2020年版）《神农本草经》云："茯苓为使，恶溲疏，反藜芦。"《本草撮要》云："畏五灵脂，恶皂荚、黑豆、紫石英。"

[11]国老：又名甘草，为豆科植物甘草、胀果甘草或光果甘草的干燥根和根茎。性味：甘，平。归经：归心、肺、脾、胃经。功能主治：补脾益气，清热解毒，祛痰止咳，缓急止痛，调和诸药；主治脾胃虚弱、倦怠乏力、心悸气短、咳嗽痰多、脘腹和四肢挛急疼痛、痈肿疮毒，缓解药物毒性、烈性。用法用量：2～10g。使用注意：不宜与海藻、京大戟、红大戟、甘遂、芫花同用。（《中国药典》2020年版）

[12]松根：为松科植物马尾松或其同属植物的幼根或根皮。性味：苦，温。归经：归肺、胃经。功能主治：祛风除湿，活血止血；主治风湿痹痛，风疹瘙痒，白带，咳嗽，跌打吐血，风虫牙痛。用法用量：内服，煎汤，30～60g；外用，适量，鲜品捣敷，或煎水洗。（《中华本草》）

[13]脂生石：即赤石脂，为硅酸盐类矿物多水高岭石族多水高岭石。性味：甘、涩、酸，温。归经：归大肠、胃经。功能主治：涩肠、止血、生肌敛疮，主治久泻久痢、大便出血、崩漏带下，外治疮疡不敛、湿疹脓水浸淫。用法用量：9～12g，先煎；外用，适量，研末敷患处。使用注意：不宜与肉桂同用。（《中国药典》2020年版）

[14]薁核：即薁仁，为蔷薇科植物薁核或齿叶扁核木的干燥成熟果核。性

味：甘，微寒。归经：归肝经。功能主治：疏风散热，养肝明目；主治目赤肿痛，睑弦赤烂，目暗羞明。用法用量：5～9g。(《中国药典》2020年版)

[15]款冬：为菊科植物款冬的干燥花蕾。性味：辛、微苦，温。归经：归肺经。功能主治：润肺下气，止咳化痰；主治新久咳嗽，喘咳痰多，劳嗽咳血。用法用量：5～10g。(《中国药典》2020年版)《本草经集注》云："得紫菀良。恶皂荚、硝石、玄参，畏贝母、辛夷、麻黄、黄芩、黄连、黄耆、青葙。"《本草崇原》云："若肺火燔灼，肺气焦满者，不可用。"

[16]桃树：为蔷薇科桃属植物桃，其一身均可入药。

①桃子：为蔷薇科植物桃或山桃的果实。性味：甘、酸，温。归经：归肺、大肠经。功能主治：生津，润肠，活血，消积；主治津少口渴，肠燥便秘，闭经，积聚。用法用量：内服，适量，鲜食，或作脯食；外用，适量，捣敷。(《中华本草》)

②桃毛：主下血瘕，寒热积聚，无子，带下诸疾，破坚闭，刮取毛用之。(《千金翼方》)

③桃仁：为蔷薇科植物桃或山桃的干燥成熟种子。性味：苦、甘，平。归经：归心、肝、大肠经。功能主治：活血祛瘀，润肠通便，止咳平喘；主治经闭痛经，癥瘕痞块，肺痈肠痈，跌仆损伤，肠燥便秘，咳嗽气喘。用法用量：5～10g。使用注意：孕妇忌服。(《中国药典》2020年版)《医学入门》云："血燥虚者慎之。"《神农本草经疏》云："凡经闭不通由于血虚，而不由于留血结块，大便不通由于津液不足，而不由于血燥闭结，法并忌之。"

④桃叶：为蔷薇科植物桃或山桃的叶。归经：归脾、肾经。性味：味苦、辛，性平。功能主治：祛风清热，燥湿解毒，杀虫；主治外感风邪，头风，头痛，风痹，湿疹，痈肿疮疡，癣疮，疟疾，阴道滴虫。用法用量：外用，适量，煎水洗，鲜品捣敷或捣汁涂；内服，煎汤3～6g。(《中华本草》)

⑤桃花：为蔷薇科植物桃或山桃的花。性味：味苦，性平。归经：归心、肝、大肠经。功能主治：利水通便，活血化瘀；主治小便不利，水肿，痰饮，脚气，砂石淋，便秘，癥瘕，闭经，癫狂，疮疹，面黯。用法用量：内服，煎汤，3～6g，或研末，1.5g；外用，适量，捣敷，或研末调敷。使用注意：不宜久服，孕妇禁服。(《中华本草》)

⑥桃根：为蔷薇科植物桃或山桃的根或根皮。性味：味苦，性平，无毒。功

能主治：清热利湿，活血止痛，消痈肿；主治黄疸，吐血，衄血，闭经，痈肿，痔疮，风湿痹痛，跌打劳伤疼痛，腰痛，疝气腹痛。用法用量：内服，煎汤，15～30g；外用，适量，煎水洗；或捣敷。使用注意：孕妇忌服。（《中华本草》）

⑦桃胶：为蔷薇科植物桃或山桃树皮中分泌出来的树脂。性味：苦，平。功能主治：和血，通淋，止痢；主治石淋，血瘕，痢疾，腹痛，糖尿病，乳糜尿。用法用量：内服，煎汤，9～15g；或入丸、散。（《中华本草》）

[17]橡栗：又名橡实，为壳斗科植物麻栎或辽东栎的果实。性味：苦、涩，微温。归经：归脾、大肠、肾经。功能主治：收敛固涩，止血，解毒；主治泄泻痢疾，便血，痔血，脱肛，小儿疝气，疮痈久溃不敛，腺炎，睾丸炎，面黚。用法用量：内服，煎汤，3～10g；或入丸、散，每次1.5～3g；外用，适量，炒焦研末调涂。使用注意：湿热初泻初痢者禁服。（《中华本草》）

[18]珊瑚：为红珊瑚科动物红珊瑚、日本红珊瑚、巧红珊瑚、皮滑红珊瑚、瘦长红珊瑚等多种红珊瑚的骨骼。性味：甘，平。功能主治：去翳明目，安神镇惊，敛疮止血；主治目生翳障，惊痫，吐衄，烧烫伤。用法用量：内服，研末，0.3～0.6g；外用，适量，研细末点眼或调敷。（《中华本草》）

[19]杞：即枸杞子、叶。为茄科枸杞属植物宁夏枸杞的果实、嫩茎叶。

①枸杞子：为茄科植物宁夏枸杞的干燥成熟果实。性味：甘，平。归经：归肝、肾经。功能主治：滋补肝肾，益精明目；主治虚劳精亏，腰膝酸痛，眩晕耳鸣，阳痿遗精，内热消渴，血虚萎黄，目昏不明。用法用量：6～12g。（《中国药典》2020年版）

②枸杞叶：为茄科植物枸杞及宁夏枸杞的嫩茎叶。性味：苦、甘，凉。归经：归肝、脾、肾经。功能主治：补虚益精，清热明目。主虚劳发热，烦渴，目赤昏痛，障翳夜盲，崩漏带下，热毒疮肿。用法用量：内服，煎汤，鲜品60～240g，或煮食，或捣汁；外用，适量，煎水洗，或捣汁滴眼。（《中华本草》）

[20]菊：即菊花，为菊科植物菊的干燥头状花序。性味：甘、苦，微寒。归经：归肺、肝经。功能主治：散风清热，平肝明目，清热解毒；主治风热感冒，头痛眩晕，目赤肿痛，眼目昏花，疮痈肿毒。用法用量：5～10g。（《中国药典》2020年版）

（孙景环）

东园八景·其八·竹屏

王佐（汝学）

薄采潇湘骨，寒天障物华。

世珍云母石[1]，我爱款冬花[2]。

【作者】王佐（1428—1512），字汝学，号桐乡。明朝正统十二年中乡举，历官邵武、临江二府同知。王佐与丘濬、海瑞、张岳崧并称"海南四大才子"，尤以诗词创作见长，被称为"吟绝"。著有《鸡肋集》《经籍目略》《琼台外纪》等书。王佐对海南最大的贡献是海南本土文人创作了第一部地方史志《琼台外纪》，是海南地方志的先行者。

---

[1]云母石：为硅酸盐类云母族矿物白云母。性味：甘，温。归经：归心、肝、肺经。功能主治：安神镇惊，敛疮止血；主治心悸、失眠，眩晕，癫痫，久泻，带下，外伤出血，湿疹。用法用量：内服，煎汤，10～15g，或入丸、散；外用，适量，研末撒或调敷。使用注意：阴虚火旺及大便秘结者禁服。（《中华本草》）《本草经集注》曰："泽泻为之使，畏鮀甲及流水。"《药性论》曰："恶徐长卿，忌羊血。"《本经逢原》云："阴虚火炎者，慎勿误与。"

[2]款冬花：为菊科植物款冬的干燥花蕾。性味：辛、微苦，温。归经：归肺经。功能主治：润肺下气，止咳化痰；主治新久咳嗽，喘咳痰多，劳嗽咳血。用法用量：5～10g。（《中国药典》2020年版）《本草经集注》云："得紫菀良。恶皂荚、硝石、玄参，畏贝母、辛夷、麻黄、黄芩、黄连、黄耆、青葙。"《本草崇原》云："若肺火燔灼，肺气焦满者，不可用。"

（孙景环、袁文华）

次倪孟明集药名之作呈徐梅所座主·其一

林 弼

结屋常山[1]东复东，雪梅[2]霜菊[3]洞天中。

黄连[4]稻陇雨声歇，白敛[5]松窗云气通。

幕种莲花[6]泛秋水，杯浮竹叶[7]醉春风。

丹砂[8]欲问飞腾术，勾漏何年访葛翁。

【作者】林弼，生卒年不详，约元惠宗至正二十年前后在世。一名唐臣，字元凯。元至正戊子年进士，先为漳州路知事。明初以儒士修礼乐书，授吏部主事，后任登州知府，入祀登州名宦祠，成为明代18位登州名宦。《四库提要》说"明初以明经学古擅名文苑者，弼实为之冠也"。著有《林登州集》。

---

[1]常山：为虎耳草科植物常山的干燥根。性味：苦、辛，寒；有毒。归经：归肺、肝、心经。功能主治：涌吐痰涎，截疟；主治痰饮停聚，胸膈痞塞，疟疾。用法用量：5～9g。（《中国药典》2020年版）

[2]梅：即梅花，为蔷薇科植物梅的干燥花蕾。性味：微酸，平。归经：归肝、胃、肺经。功能主治：疏肝和中，化痰散结；主治肝胃气痛，郁闷心烦，梅核气，瘰疬疮毒。用法用量：3～5g。（《中国药典》2020年版）

[3]菊：即菊花，为菊科植物菊的干燥头状花序。性味：甘、苦，微寒。归经：归肺、肝经。功能主治：散风清热，平肝明目，清热解毒；主治风热感冒，头痛眩晕，目赤肿痛，眼目昏花，疮痈肿毒。用法用量：5～10g。（《中国药典》2020年版）

[4]黄连：为毛茛科植物黄连、三角叶黄连或云连的干燥根茎。以上三种分别习称"味连""雅连""云连"。性味：苦，寒。归经：归心、脾、胃、肝、胆、大肠经。功能主治：清热燥湿、泻火解毒，主治湿热痞满、呕吐吞酸、

泻痢、黄疸、高热神昏、心火亢盛、心烦不寐、心悸不宁、血热吐衄、目赤、牙痛、消渴、痈肿疔疮，外治湿疹、湿疮、耳道流脓；酒黄连善清上焦火热，主治目赤、口疮；姜黄连清胃和胃止呕，主治寒热互结、湿热中阻、痞满呕吐；萸黄连疏肝和胃止呕，主治肝胃不和、呕吐吞酸。用法用量：2～5g；外用，适量。(《中国药典》2020年版)

[5]白敛：即白蔹，为葡萄科植物白蔹的干燥块根。性味：苦，微寒。归经：归心、胃经。功能主治：清热解毒，消痈散结，敛疮生肌；主治痈疽发背，疔疮，瘰疬，烧烫伤。用法用量：5～10g；外用，适量，煎汤洗，或研成极细粉敷患处。使用注意：不宜与乌头类药材同用。(《中国药典》2020年版)

[6]莲花：为睡莲科植物莲的花蕾。性味：苦、甘，平。归经：归胃、肝经。功能主治：散瘀止血，祛湿消风；主治跌伤呕血，血淋，崩漏下血，天泡湿疮，疥疮瘙痒。用法用量：内服研末，1～1.5g，或煎汤，6～9g；外用，适量，鲜者贴敷患处。(《中华本草》)《日华子》云："忌地黄、葱、蒜。"

[7]竹叶：带竹叶的药名有很多，竹叶兰、竹叶莲、竹叶防风、竹叶蕉、竹叶菜等。其中，最常见的是淡竹叶，其为禾本科植物淡竹的干燥叶。性味：甘、淡，寒。归经：归心、胃、小肠经。功能主治：清热泻火，除烦止渴，利尿通淋；主治热病烦渴，小便短赤涩痛，口舌生疮。用法用量：6～10g。(《中国药典》2020年版)

[8]丹砂：又名朱砂，为硫化物类矿物辰砂族辰砂，主含硫化汞。性味：甘，微寒；有毒。归经：归心经。功能主治：清心镇惊，安神，明目，解毒；主治心悸易惊，失眠多梦，癫痫发狂，小儿惊风，视物昏花，口疮，喉痹，疮疡肿毒。用法用量：0.1～0.5g，多入丸散服，不宜入煎剂；外用，适量。使用注意：本品有毒，不宜大量服用，也不宜少量久服；孕妇及肝肾功能不全者禁用。(《中国药典》2020年版)《吴普本草》云："畏磁石。恶咸水。"《药对》云："忌一切血。"《本草从新》云："独用多用，令人呆闷。"

（孙景环）

次倪孟明集药名之作呈徐梅所座主·其二

林弼

药笼兼收芝术[1]无，空淹远志[2]在江湖。

樊笼防已[3]怜鹦鹉[4]，岐路留行厌鹧鸪[5]。

仙去好寻灵枸杞[6]，客来谩笑熳葫芦[7]。

早休[8]知有遗安念，洲上当归[9]种木奴。

---

[1]芝术：即苍术，为菊科植物茅苍术或北苍术的干燥根茎。性味：辛、苦，温。归经：归脾、胃、肝经。功能主治：燥湿健脾，祛风散寒，明目；主治湿阻中焦，脘腹胀满，泄泻，水肿，脚气痿躄，风湿痹痛，风寒感冒，夜盲，眼目昏涩。用法用量：3～9g。(《中国药典》2020年版)《本草纲目》云："忌桃、李、雀肉、菘菜、青鱼。"《医学入门》云："惟血虚怯弱及七情气闷者慎用。误服耗气血，燥津液，虚火动而痞闷愈甚。"

[2]远志：为远志科植物远志或卵叶远志的干燥根。性味：苦、辛，温。归经：归心、肾、肺经。功能主治：安神益智，交通心肾，祛痰，消肿；主治心肾不交引起的失眠多梦、健忘惊悸、神志恍惚，以及咳痰不爽，疮疡肿毒，乳房肿痛。用法用量：3～10g。(《中国药典》2020年版)《本草经集注》云："得茯苓、冬葵子、龙骨良，杀天雄、附子毒，畏真珠、藜芦、蜚蠊、齐蛤。"《证类本草》载《药性论》云："远志畏蛴螬。"

[3]防已：即防己，为防己科植物粉防己的干燥根。性味：苦，寒。归经：归膀胱、肺经。功能主治：祛风止痛，利水消肿；主治风湿痹痛，水肿脚气，小便不利，湿疹疮毒。用法与用量：5～10g。(《中国药典》2020年版)

[4]鹦鹉：为鹦鹉科动物绯胸鹦鹉的肉。性味：甘、咸，温。功能主治：养阴润肺；主治肺结核，肺虚久咳。用法用量：内服，煮食，1只。(《中华本草》)

[5] 鹧鸪：为雉科动物鹧鸪的肉或全体。性味：甘，温。归经：归脾、胃、心经。功能主治：滋养补虚，开胃化痰；主治体虚乏力，失眠，胃病，下痢，小儿疳积，咳嗽痰多，百日咳。用法用量：内服，炖熟，1～2只。（《中华本草》）

[6] 枸杞：即枸杞子，为茄科植物宁夏枸杞的干燥成熟果实。性味：甘，平。归经：归肝、肾经。功能主治：滋补肝肾，益精明目；主治虚劳精亏，腰膝酸痛，眩晕耳鸣，阳痿遗精，内热消渴，血虚萎黄，目昏不明。用法用量：6～12g。（《中国药典》2020年版）

[7] 葫芦：又名葫芦巴、胡芦巴，为豆科植物胡芦巴的干燥成熟种子。性味：苦，温。归经：归肾经。功能主治：温肾助阳，祛寒止痛；主治肾阳不足，下元虚冷，小腹冷痛，寒疝腹痛，寒湿脚气。用法用量：5～10g。（《中国药典》2020年版）

[8] 早休：即蚤休，别名重楼，为百合科植物云南重楼或七叶一枝花的干燥根茎。性味：苦，微寒；有小毒。归经：归肝经。功能主治：清热解毒，消肿止痛，凉肝定惊；主治疔疮痈肿，咽喉肿痛，蛇虫咬伤，跌仆伤痛，惊风抽搐。用法用量：3～9g；外用，适量，研末调敷。（《中国药典》2020年版）《本草汇言》云："热伤营阴，吐衄血证，忌用之。"《本经逢原》云："元气虚者禁用。"

[9] 当归：为伞形科植物当归的干燥根。性味：甘、辛，温。归经：归肝、心、脾经。功能主治：补血活血、调经止痛、润肠通便，主治血虚萎黄、眩晕心悸、月经不调、经闭痛经、虚寒腹痛、风湿痹痛、跌仆损伤、痈疽疮疡、肠燥便秘；酒当归活血通经，主治经闭痛经、风湿痹痛、跌仆损伤。用法用量：6～12g。（《中国药典》2020年版）《本草经集注》云："畏菖蒲、海藻、牡蒙。"《本草害利》云："肠胃薄弱，泄泻溏薄及一切脾胃病，恶食不思食及食不消者，并禁用。即在胎前产后亦忌。"

（孙景环）

药名闺情诗二首·其一

萧 韶

菟丝[1]曾附女萝枝，分手车前[2]又几时。

羞折红花[3]簪凤髻，懒将青黛[4]扫蛾眉。

丁香[5]漫比愁肠结，豆蔻[6]长含别泪垂。

愿学云中双石燕[7]，庭乌头[8]白竟何迟。

【作者】萧韶，苏州府常熟人，字凤仪。宣德间诸生。有俊才，尝集药名作《桑寄生传》。有《萧凤仪文集》。

[1]菟丝：为旋花科植物南方菟丝子或菟丝子的干燥成熟种子。性味：辛、甘，平。归经：归肝、肾、脾经。功能主治：补益肝肾、固精缩尿、安胎、明目、止泻，外用消风祛斑；主治肝肾不足、腰膝酸软、阳痿遗精、遗尿尿频、肾虚胎漏、胎动不安、目昏耳鸣、脾肾虚泻，外治白癜风。用法用量：6～12g；外用，适量。（《中国药典》2020年版）《得配本草》云："孕妇、血崩、阳强、便结、肾脏有火、阴虚火动，六者禁用。"

[2]车前

①车前子：为车前科植物车前大车前及平车前的干燥成熟种子。性味：甘，寒。归经：归肝、肾、肺、小肠经。功能主治：清热利尿通淋，渗湿止泻，明目，祛痰；主治热淋涩痛，水肿胀满，暑湿泄泻，目赤肿痛，痰热咳嗽。用法用量：9～15g，包煎。（《中国药典》2020年版）

②车前草：为车前科植物车前或平车前的全草。性味：甘，寒。归经：归肝、肾、肺、小肠经。功能主治：清热利尿通淋，祛痰，凉血，解毒；主治热淋涩痛，水肿尿少，暑湿泄泻，痰热咳嗽，吐血衄血，痈肿疮毒。用法用量：9～30g。（《中国药典》2020年版）《本经逢原》云："若虚滑精气不固

者禁用。"

[3] 红花：为菊科植物红花的干燥花。性味：辛、温。归经：归心、肝经。功能主治：活血通经，散瘀止痛；主治经闭，痛经，恶露不行，癥瘕痞块，胸痹心痛，瘀滞腹痛，胸胁刺痛，跌仆损伤，疮疡肿痛。用法用量：3～10g。使用注意：孕妇慎用。（《中国药典》2020年版）

[4] 青黛：为爵床科马蓝属植物马蓝、蓼科蓼属植物蓼蓝、豆科木蓝属植物木蓝、十字花科菘蓝属植物菘蓝的叶或茎叶经加工制得的干燥粉末、团块或颗粒。性味：咸，寒。归经：归肝经。功能主治：清热解毒，凉血消斑，泻火定惊；主治温毒发斑，血热吐衄，胸痛咳血，口疮，痄腮，喉痹，小儿惊痫。用法用量：1～3g，宜入丸散用；外用，适量。（《中国药典》2020年版）

[5] 丁香：为桃金娘科植物丁香的干燥花蕾。性味：辛，温。归经：归脾、胃、肺、肾经。功能主治：温中降逆，补肾助阳；主治脾胃虚寒，呃逆呕吐，食少吐泻，心腹冷痛，肾虚阳痿。用法用量：1～3g，内服；或研末外敷。使用注意：不宜与郁金同用。（《中国药典》2020年版）

[6] 豆蔻：为姜科植物白豆蔻或爪哇白豆蔻的干燥成熟果实。按产地不同分为"原豆蔻"和"印度尼西亚白蔻"。性味：辛，温。归经：归肺、脾、胃经。功能主治：化湿行气，温中止呕，开胃消食；主治湿浊中阻，不思饮食，湿温初起，胸闷不饥，寒湿呕逆，胸腹胀痛，食积不消。用法用量：3～6g，后下。（《中国药典》2020年版）

[7] 石燕：为古生代腕足类石燕子科动物中华弓石燕及近缘动物的化石。性味：甘、咸，凉。归经：归肾、膀胱经。功能主治：除湿热，利小便，退目翳；主治淋病，小便不通，带下，尿血，小儿疳积，肠风痔漏，眼目障翳。用法用量：内服煎汤，3～9g，或磨汁，1.5～3g；外用，适量，水磨点眼，或研末搽。使用注意：体虚、无湿热及孕妇慎服。（《中华本草》）

[8] 乌头：为毛茛科乌头属草植物。

①川乌：为毛茛科植物乌头的干燥母根。性味：辛、苦，热；大毒。归经：归心、肝、脾、肾经。功能主治：祛风除湿，温经止痛；主治风寒湿痹，关节疼痛，心腹冷痛，寒疝作痛，并可用于麻醉止痛。用法用量：一般炮制后用。使用注意：生品内服宜慎，孕妇禁用，不宜与半夏、瓜蒌、瓜蒌子、瓜蒌皮、天花粉、川贝母、浙贝母、平贝母、伊贝母、湖北贝母、白蔹、白

及同用。(《中国药典》2020 年版)

②附子：为毛茛科植物乌头的子根的加工品。性味：辛、甘，大热；有毒。归经：归心、肾、脾经。功能主治：回阳救逆，补火助阳，散寒止痛；主治亡阳虚脱，肢冷脉微，心阳不足，胸痹心痛，虚寒吐泻，脘腹冷痛，肾阳虚衰，阳痿宫冷，阴寒水肿，阳虚外感，寒湿痹痛。用法用量：3～15g，先煎，久煎。使用注意：孕妇慎用，不宜与半夏、瓜蒌、瓜蒌子、瓜蒌皮、天花粉、川贝母、浙贝母、平贝母、伊贝母、湖北贝母、白蔹、白及同用。(《中国药典》2020 年版)

（孙景环、彭丽桥）

药名闺情诗二首·其二

萧 韶

天门冬[1]日晓苍凉，落叶愁惊满地黄[2]。

清泪暗消轻粉[3]面，凝尘闲锁郁金[4]裳。

石莲[5]未嚼心先苦，红豆[6]相看恨更长。

镜里孤鸾甘遂[7]死，引年何用觅昌阳[8]。

---

[1]天门冬：即天冬，为百合科植物天冬的干燥块根。性味：甘、苦，寒。归经：归肺、肾经。功能主治：养阴润燥，清肺生津；主治肺燥干咳，顿咳痰黏，腰膝酸痛，骨蒸潮热，内热消渴，热病津伤，咽干口渴，肠燥便秘。用法用量：6～12g。(《中国药典》2020 年版)

[2]地黄：为玄参科植物地黄的新鲜或干燥块根。鲜用；或将地黄缓缓烘焙至约八成干。前者习称"鲜地黄"，后者习称"生地黄"。性味：鲜地黄为甘、苦，寒；生地黄为甘，寒。归经：归心、肝、肾经。功能主治：鲜地黄清热生津、凉血、止血，主治热病伤阴、舌绛烦渴、发斑发疹、吐血、衄

血、咽喉肿痛；生地黄清热凉血、养阴、生津，主治热病舌绛烦渴、阴虚内热、骨蒸劳热、内热消渴、吐血、衄血、发斑发疹。用法用量：鲜地黄为 12～30g，生地黄为 9～15g。（《中国药典》2020 年版）

[3] 轻粉：为氯化亚汞。性味：辛，寒；有毒。归经：归小肠、大肠经。功能主治：外用杀虫、攻毒、敛疮，内服祛痰消积、逐水通便；外用主治疥疮、顽癣、臁疮、梅毒、疮疡、湿疹，内服主治痰涎积滞、水肿臌胀、二便不利。用法用量：外用，适量，研末掺敷患处；内服每次 0.1～0.2g，1 日 1～2 次，多入丸剂或装胶囊服，服后漱口。使用注意：本品有毒，不可过量；内服慎用，孕妇禁服。（《中国药典》2020 年版）

[4] 郁金：为姜科植物温郁金、姜黄、广西莪术或蓬莪术的干燥块根。性味：辛、苦，寒。归经：归肝、心、肺经。功能主治：活血止痛，行气解郁，清心凉血，利胆退黄；主治胸胁刺痛，胸痹心痛，经闭痛经，乳房胀痛，热病神昏，癫痫发狂，血热吐衄，黄疸尿赤。用法用量：3～10g，注意不宜与丁香、母丁香同用。（《中国药典》2020 年版）

[5] 石莲：为兰科植物节茎石仙桃的全草。性味：甘、淡，凉。功能主治：滋阴益气，散瘀消肿；主治肺虚咳嗽，子宫脱垂，头晕，头痛，遗精，白带，痈疮肿毒，跌打损伤，骨折筋伤。用法用量：内服，煎汤，30～50g；外用，适量，捣敷。（《中华本草》）

[6] 红豆：对应的中药为相思子，相思子为豆科植物相思子的成熟种子。性味：苦，辛，平；有大毒。功能主治：清热解毒，祛痰，杀虫；主治痈疮，腮腺炎，疥癣，风湿骨痛。用法用量：外用，适量，研末调敷；或煎水洗；或熬膏涂。（《中华本草》）

[7] 甘遂：为大戟科植物甘遂的干燥块根。性味：苦，寒；有毒。归经：归肺、肾、大肠经。功能主治：泻水逐饮，消肿散结；主治水肿胀满，胸腹积水，痰饮积聚，气逆咳喘，二便不利，风痰癫痫，痈肿疮毒。用法用量：0.5～1.5g，炮制后多入丸散用；外用，适量，生用。使用注意：孕妇禁用，不宜与甘草同用。（《中国药典》2020 年版）

[8] 昌阳：即石菖蒲，为天南星科植物石菖蒲的干燥根茎。性味：辛、苦，温。归经：归心、胃经。功能主治：开窍豁痰，醒神益智，化湿开胃；主治神昏癫痫，健忘失眠，耳鸣耳聋，脘痞不饥，噤口下痢。用法用量：3～10g。

《中国药典》2020 年版）

（孙景环、彭丽桥）

丁未岁病起入都有怀里中诸友作药名诗贻之

王立道

微尚甘草[1]莱，桂枝[2]自淹留。

爰附子[3]年情，谬寄生[4]人忧。

半夏[5]涉长道，天门[6]足荫休。

迢迢望南星[7]，远志[8]成倦游。

藤萝蔓荆[9]扉，杞菊[10]荒深秋。

防已[11]挂尘网，遄当归[12]旧丘。

【作者】王立道（1510—1547），字懋中，号尧衢。生于明武宗正德五年，卒于世宗嘉靖二十六年，年三十八岁。嘉靖十四年进士，官翰林院编修。立道诗冲容淡宕不为奇险之语。著有《具茨集》五卷，补遗一卷，文集八卷，补遗一卷，遗稿一卷，均《四库总目》并行于世。

---

[1]甘草：为豆科植物甘草、胀果甘草或光果甘草的干燥根和根茎。性味：甘，平。归经：归心、肺、脾、胃经。功能主治：补脾益气，清热解毒，祛痰止咳，缓急止痛，调和诸药；主治脾胃虚弱、倦怠乏力、心悸气短、咳嗽痰多、脘腹和四肢挛急疼痛、痈肿疮毒，缓解药物毒性、烈性。用法用量：2～10g。使用注意：不宜与海藻、京大戟、红大戟、甘遂、芫花同用。（《中国药典》2020 年版）

[2]桂枝：为樟科植物肉桂的干燥嫩枝。性味：辛、甘，温。归经：归膀

胱、心、肺经。功能主治：发汗解肌，温通经脉，助阳化气，平冲降气；主治风寒感冒，脘腹冷痛，血寒经闭，关节痹痛，痰饮，水肿，心悸，奔豚。用法用量：3 ~ 10g。使用注意：孕妇慎用。(《中国药典》2020 年版)

[3]附子：别名附片、盐附子、黑顺片、白附片，为毛茛科植物乌头的子根的加工品。性味：辛、甘，大热；有毒。归经：归心、肾、脾经。功能主治：回阳救逆，补火助阳，散寒止痛；主治亡阳虚脱，肢冷脉微，心阳不足，胸痹心痛，虚寒吐泻，脘腹冷痛，肾阳虚衰，阳痿宫冷，阴寒水肿，阳虚外感，寒湿痹痛。用法用量：3 ~ 15g，先煎，久煎。使用注意：孕妇慎用，不宜与半夏、瓜蒌、瓜蒌子、瓜蒌皮、天花粉、川贝母、浙贝母、平贝母、伊贝母、湖北贝母、白蔹、白及同用。(《中国药典》2020 年版)

[4]寄生：即桑寄生，为桑寄生科植物桑寄生的干燥带叶茎枝。性味：苦、甘，平。归经：归肝、肾经。功能主治：祛风湿，补肝肾，强筋骨，安胎元；主治风湿痹痛，腰膝酸软，筋骨无力，崩漏经多，妊娠漏血，胎动不安，头晕目眩。用法用量：9 ~ 15g。(《中国药典》2020 年版)

[5]半夏：为天南星科植物半夏的干燥块茎。性味：辛，温；有毒。归经：归脾、胃、肺经。功能主治：燥湿化痰，降逆止呕，消痞散结；主治湿痰寒痰、咳喘痰多、痰饮眩悸、风痰眩晕、痰厥头痛、呕吐反胃、胸脘痞闷、梅核气，外治痈肿痰核。用法用量：内服一般炮制后使用，3 ~ 9g；外用，适量，磨汁涂，或研末以酒调敷患处。使用注意：不宜与川乌、制川乌、草乌、制草乌、附子同用；生品内服宜慎。(《中国药典》2020 年版)

[6]天门：即天冬，为百合科植物天冬的干燥块根。性味：甘、苦，寒。归经：归肺、肾经。功能主治：养阴润燥，清肺生津；主治肺燥干咳，顿咳痰黏，腰膝酸痛，骨蒸潮热，内热消渴，热病津伤，咽干口渴，肠燥便秘。用法用量：6 ~ 12g。(《中国药典》2020 年版)

[7]南星：即天南星，为天南星科植物天南星、异叶天南星或东北天南星的干燥块茎。性味：苦、辛，温；有毒。归经：归肺、肝、脾经。功能主治：散结消肿；外用治痈肿，蛇虫咬伤。用法用量：外用生品适量，研末以醋或酒调敷患处。使用注意：孕妇慎用，生品内服宜慎。(《中国药典》2020 年版)

[8]远志：为远志科植物远志或卵叶远志的干燥根。性味：苦、辛，温。归经：归心、肾、肺经。功能主治：安神益智，交通心肾，祛痰，消肿；主

治心肾不交引起的失眠多梦、健忘惊悸、神志恍惚，以及咳痰不爽，疮疡肿毒，乳房肿痛。用法用量：3 ~ 10g。(《中国药典》2020 年版)《本草经集注》云："得茯苓、冬葵子、龙骨良，杀天雄、附子毒，畏真珠、藜芦、蜚蠊、齐蛤。"《证类本草》载《药性论》云："远志畏蛴螬。"

[9]蔓荆：即蔓荆子，为马鞭草科植物单叶蔓荆或蔓荆的干燥成熟果实。性味：辛、苦，微寒。归经：归膀胱、肝、胃经。功能主治：疏散风热，清利头目；主治风热感冒头痛，齿龈肿痛，目赤多泪，目暗不明，头晕目眩。用法用量：5 ~ 10g。(《中国药典》2020 年版)

[10]杞

①枸杞子：为茄科植物宁夏枸杞的干燥成熟果实。性味：甘，平。归经：归肝、肾经。功能主治：滋补肝肾，益精明目；主治虚劳精亏，腰膝酸痛，眩晕耳鸣，阳痿遗精，内热消渴，血虚萎黄，目昏不明。用法用量：6 ~ 12g。(《中国药典》2020 年版)

②枸杞叶：为茄科植物枸杞及宁夏枸杞的嫩茎叶。性味：苦、甘，凉。归经：归肝、脾、肾经。功能主治：补虚益精，清热明目；主治虚劳发热，烦渴，目赤昏痛，障翳夜盲，崩漏带下，热毒疮肿。用法用量：内服，煎汤，鲜品 60 ~ 240g，或煮食，或捣汁；外用，适量，煎水洗，或捣汁滴眼。(《中华本草》)

菊：即菊花，为菊科植物菊的干燥头状花序。性味：甘、苦，微寒。归经：归肺、肝经。功能主治：散风清热，平肝明目，清热解毒；主治风热感冒，头痛眩晕，目赤肿痛，眼目昏花，疮痈肿毒。用法用量：5 ~ 10g。(《中国药典》2020 年版)

[11]防己：即防己，为防己科植物粉防己的干燥根。性味：苦，寒。归经：归膀胱、肺经。功能主治：祛风止痛，利水消肿；主治风湿痹痛，水肿脚气，小便不利，湿疹疮毒。用法与用量：5 ~ 10g。(《中国药典》2020年版)

[12]当归：为伞形科植物当归的干燥根。性味：甘、辛，温。归经：归肝、心、脾经。功能主治：补血活血、调经止痛、润肠通便，主治血虚萎黄、眩晕心悸、月经不调、经闭痛经、虚寒腹痛、风湿痹痛、跌仆损伤、痈疽疮疡、肠燥便秘；酒当归活血通经，主治经闭痛经、风湿痹痛、跌仆损

伤。用法用量：6 ～ 12g。（《中国药典》2020 年版）《本草经集注》云："畏葛蒲、海藻、牡蒙。"《本草害利》云："肠胃薄弱，泄泻溏薄及一切脾胃病，恶食不思食及食不消者，并禁用。即在胎前产后亦忌。"

（孙景环）

赠史君美为黄云卿赋

袁　华

娄有史君子[1]，分甘草[2]泽居。

昔曾青[3]城游，袖秘玉[4]函书。

质性既厚朴[5]，幼怀乡曲[6]誉。

牵牛[7]朝出耕，萧艾[8]手自锄。

野藿香[9]可美，篱鞠味堪菹。

吾友大黄[10]君，一病半夏[11]馀。

维子多远志[12]，从容[13]驾轩车。

剖决明[14]表里，调剂气旋苏[15]。

愧乏明珠报，长歌酒[16]频酾。

征鸿行当归[17]，微阳起石[18]渠。

相思子[19]不见，扳桂下庭除。

【作者】袁华（1316—? ），字子英。工诗，长于乐府。生于元季，洪武初为苏州府学训导。后坐累逮系，死于京师。著有《耕学斋诗集》十二卷，杨维桢选其诗 84 首编为《可传集》一卷。

[1] 史君子：又名使君子，为使君子科植物使君子的干燥成熟果实。性味：甘，温。归经：归脾、胃经。功能主治：杀虫消积；主治蛔虫病，蛲虫病，虫积腹痛，小儿疳积。用法用量：使君子 9 ~ 12g，捣碎入煎剂；使君子仁 6 ~ 9g，多入丸散或单用，作 1 ~ 2 次分服；小儿每岁 1 ~ 1.5 粒，炒香嚼服，1 日总量不超过 20 粒。使用注意：服药时忌饮浓茶。（《中国药典》2020 年版）《本草纲目》云："忌饮热茶，犯之即泻。"《神农本草经疏》言："忌食热物。"《本草汇言》云："脾胃虚寒之子，又不宜多用，多食则发呃……苟无虫积，服之必致损人。"

[2] 甘草：为豆科植物甘草、胀果甘草或光果甘草的干燥根和根茎。性味：甘，平。归经：归心、肺、脾、胃经。功能主治：补脾益气，清热解毒，祛痰止咳，缓急止痛，调和诸药；主治脾胃虚弱、倦怠乏力、心悸气短、咳嗽痰多、脘腹和四肢挛急疼痛、痈肿疮毒，缓解药物毒性、烈性。用法用量：2 ~ 10g。使用注意：不宜与海藻、京大戟、红大戟、甘遂、芫花同用。（《中国药典》2020 年版）

[3] 曾青：为碳酸盐类，孔雀石族蓝铜矿的具层壳结构的结核状集合体。性味：酸，寒；小毒。归经：归肝经。功能主治：凉肝明目，祛风定惊；主治目赤疼痛，涩痒，眵多赤烂，头风，惊痫，风痹。用法用量：内服，研末，每次 0.1 ~ 0.3g，或入丸、散；外用，研末，点眼，或外敷。使用注意：内服宜慎。（《中华本草》）《本草经集注》云："畏菟丝子。"

[4] 玉：为硅酸盐类、角闪石族矿物透闪石的隐晶质亚种软玉，或蛇纹石族矿物蛇纹石的隐晶质亚种岫玉。性味：甘，平。归经：归肺、胃、心经。功能主治：润肺清胃，除烦止渴，镇心，明目；主治喘息烦满，消渴，惊悸，目翳，丹毒。用法用量：内服，煎汤，30 ~ 150g，或入丸剂；外用，适量，研末调敷，或点目。注意：脾胃虚弱者慎服；不可久服，不宜研末服。（《中华本草》）

[5] 厚朴：为木兰科植物厚朴或凹叶厚朴的干燥干皮、根皮及枝皮。性味：苦、辛，温。归经：归脾、胃、肺、大肠经。功能主治：燥湿消痰，下气除满；主治湿滞伤中，脘痞吐泻，食积气滞，腹胀便秘，痰饮喘咳。用法用量：3 ~ 10g。（《中国药典》2020 年版）

[6] 乡曲：即神曲，为辣蓼、青蒿、杏仁等药加入面粉或麸皮混合后，经

发酵制成的曲剂。性味：甘、辛，温。归经：归脾、胃经。功能主治：消食化积，健脾和胃；主治饮食停滞，消化不良，脘腹胀满，食欲不振，呕吐泻痢。用法用量：内服，煎汤，10~15g；或入丸、散。使用注意：脾阴不足、胃火盛及孕妇慎服。(《中华本草》)

[7]牵牛：即牵牛子：为旋花科植物裂叶牵牛或圆叶牵牛的干燥成熟种子。性味：苦，寒；有毒。归经：归肺、肾、大肠经。功能主治：泻水通便，消痰涤饮，杀虫攻积；主治水肿胀满，二便不通，痰饮积聚，气逆喘咳，虫积腹痛。用法用量：3~6g；入丸散服，每次1.5~3g。使用注意：孕妇禁用，不宜与巴豆、巴豆霜同用。(《中国药典》2020年版)

[8]艾：即艾叶，为菊科植物艾的干燥叶。归经：归脾、肝、肾经。性味：辛、苦，温；有小毒。功能主治：温经止血、散寒止痛，外用祛湿止痒；主治吐血、衄血、崩漏、月经过多、胎漏下血、少腹冷痛、经寒不调、宫冷不孕，外治皮肤瘙痒；醋艾炭温经止血，主治虚寒性出血。用法用量：3~9g；外用，适量，供灸治或熏洗用。(《中国药典》2020年版)

[9]藿香：即广藿香，为唇形科植物广藿香的地上部分。性味：辛，微温。归经：归脾、胃、肺经。功能主治：芳香化浊，和中止呕，发表解暑；主治湿浊中阻，脘痞呕吐，暑湿表证，湿温初起，发热倦怠，胸闷不舒，寒湿闭暑，腹痛吐泻，鼻渊头痛。用法用量：3~10g。(《中国药典》2020年版)《神农本草经疏》云："阴虚火旺，胃弱欲呕及胃热作呕，中焦火盛热极，温病热病，阳明胃家邪实作呕作胀，法并禁用。"《本经逢原》云："其茎能耗气，用者审之。"

[10]大黄：为蓼科植物掌叶大黄、唐古特大黄或药用大黄的干燥根和根茎。性味：苦，寒。归经：归脾、胃、大肠、肝、心包经。功能主治：泻下攻积、清热泻火、凉血解毒、逐瘀通经、利湿退黄，主治实热积滞便秘、血热吐衄、目赤咽肿、痈肿疔疮、肠痈腹痛、瘀血经闭、产后瘀阻、跌打损伤、湿热痢疾、黄疸尿赤、淋证、水肿，外治烧烫伤；酒大黄善清上焦血分热毒，主治目赤咽肿、齿龈肿痛；熟大黄泻下力缓、泻火解毒，主治火毒疮疡；大黄炭凉血化瘀止血，主治血热有瘀出血证。用法用量：3~15g（用于泻下不宜久煎）；外用，适量，研末敷于患处。使用注意：孕妇及月经期、哺乳期慎用。(《中国药典》2020年版)

[11]半夏：为天南星科植物半夏的干燥块茎。性味：辛，温；有毒。归经：归脾、胃、肺经。功能主治：燥湿化痰、降逆止呕、消痞散结，主治湿痰寒痰、咳喘痰多、痰饮眩悸、风痰眩晕、痰厥头痛、呕吐反胃、胸脘痞闷、梅核气，外治痈肿痰核。用法用量：内服一般炮制后使用，3～9g；外用，适量，磨汁涂，或研末以酒调敷患处。使用注意：不宜与川乌、制川乌、草乌、制草乌、附子同用；生品内服宜慎。（《中国药典》2020年版）

[12]远志：为远志科植物远志或卵叶远志的干燥根。性味：苦、辛，温。归经：归心、肾、肺经。功能主治：安神益智，交通心肾，祛痰，消肿；主治心肾不交引起的失眠多梦、健忘惊悸、神志恍惚，以及咳痰不爽，疮疡肿毒，乳房肿痛。用法用量：3～10g。（《中国药典》2020年版）《本草经集注》云："得茯苓、冬葵子、龙骨良，杀天雄、附子毒，畏真珠、藜芦、蜚蠊、齐蛤。"《证类本草》载《药性论》云："远志畏蛴螬。"

[13]从容：即肉苁蓉，为列当科植物肉苁蓉或管花肉苁蓉的干燥带鳞叶的肉质茎。性味：甘、咸，温。归经：归肾、大肠经。功能主治：补肾阳，益精血，润肠通便；主治肾阳不足，精血亏虚，阳痿不孕，腰膝酸软，筋骨无力，肠燥便秘。用法用量：6～10g。（《中国药典》2020年版）《得配本草》云："忌铜、铁。"《本草蒙筌》云："忌轻铁器，切勿犯之。"

[14]决明

①决明子：为豆科植物钝叶决明或决明（小决明）的干燥成熟种子，又称草决明。性味：甘、咸、苦，微寒。归经：归肝、大肠经。功能主治：清热明目，润肠通便；主治目赤涩痛，羞明多泪，头痛眩晕，目暗不明，大便秘结。用法用量：9～15g。（《中国药典》2020年版）《本草经集注》云："蓍实为之使。恶大麻子。"

②石决明：为鲍科动物杂色鲍、皱纹盘鲍、羊鲍、澳洲鲍、耳鲍或白鲍的贝壳。性味：咸，寒。归经：归肝经。功能主治：平肝潜阳，清肝明目；主治头痛眩晕，目赤翳障，视物昏花，青盲雀目。用法用量：6～20g，先煎。（《中国药典》2020年版）

[15]旋苏：即紫苏叶，为唇形科植物紫苏的干燥叶（或带嫩枝）。性味：辛，温。归经：归肺、脾经。功能主治：解表散寒，行气和胃；主治风寒感冒，咳嗽呕恶，妊娠呕吐，鱼蟹中毒。用法用量：5～10g。（《中国药典》

2020 年版）

[16]酒：为高粱、大麦、米、甘薯、玉米、葡萄等为原料酿制而成的饮料。性味：辛、甘、苦，温；有毒。归经：归心、肝、肺、胃经。功能主治：通血脉，行药势；主治风寒痹痛，筋脉挛急，胸痹，心痛，脘腹冷痛。用法用量：内服，适量，温饮，或和药同煎，或浸药；外用，适量，单用，或制成酒剂涂搽，或湿敷，或漱口。使用注意：阴虚、失血及湿热甚者忌服。(《中华本草》)

[17]当归：为伞形科植物当归的干燥根。性味：甘、辛，温。归经：归肝、心、脾经。功能主治：补血活血、调经止痛、润肠通便，主治血虚萎黄、眩晕心悸、月经不调、经闭痛经、虚寒腹痛、风湿痹痛、跌仆损伤、痈疽疮疡、肠燥便秘；酒当归活血通经，主治经闭痛经、风湿痹痛、跌仆损伤。用法用量：6 ~ 12g。(《中国药典》2020 年版)《本草经集注》云："畏菖蒲、海藻、牡蒙。"《本草害利》云："肠胃薄弱，泄泻溏薄及一切脾胃病，恶食不思食及食不消者，并禁用。即在胎前产后亦忌。"

[18]阳起石：为硅酸盐类角闪石族矿物透闪石及其异种透闪石石棉。性味：咸，温。归经：归肾经。功能主治：温肾壮阳；主治肾阳虚衰，腰膝冷痹，男子阳痿遗精，女子宫冷不孕，崩漏，癥瘕。用法用量：内服，煎汤，3 ~ 5g，或入丸、散；外用，适量，研末调敷。使用注意：阴虚火旺者禁服，不宜久服。(《中华本草》)

[19]相思子：别称红豆。相思子为豆科植物相思子的成熟种子。性味：苦、辛，平；有大毒。功能主治：清热解毒，祛痰，杀虫；主治痈疮，腮腺炎、疥癣，风湿骨痛。用法用量：外用，适量，研末调敷；或煎水洗；或熬膏涂。(《中华本草》)

（孙景环、彭丽桥）

五月望舟中书怀

林　瀚

客途过半夏[1]，榕圜正当归[2]。

欲附子[3]音信，天南星[4]使稀。

【作者】 林瀚（1434—1519），字亨大，号泉山。明代诗文作家、官员。成化二年进士。授编修。正德时官南京兵部侍郎，条上时政十二事，因语涉近幸，多格不行。与守备中官不合，又裁抑内臣因进贡经南京者，为刘瑾所恨，谪浙江参政，致仕。瑾诛，复官。谥文安。林瀚作诗不耐深思，往往信口吟咏，间或有些尚可讽诵的作用。著有《泉山集》二十五卷。

[1]半夏：为天南星科植物半夏的干燥块茎。性味：辛，温；有毒。归经：归脾、胃、肺经。功能主治：燥湿化痰、降逆止呕、消痞散结；主治湿痰寒痰、咳喘痰多、痰饮眩悸、风痰眩晕、痰厥头痛、呕吐反胃、胸脘痞闷、梅核气，外治痈肿痰核。用法用量：内服一般炮制后使用，3～9g；外用，适量，磨汁涂，或研末以酒调敷患处。使用注意：不宜与川乌、制川乌、草乌、制草乌、附子同用，生品内服宜慎。（《中国药典》2020年版）

[2]当归：为伞形科植物当归的干燥根。性味：甘、辛，温。归经：归肝、心、脾经。功能主治：补血活血、调经止痛、润肠通便，主治血虚萎黄、眩晕心悸、月经不调、经闭痛经、虚寒腹痛、风湿痹痛、跌仆损伤、痈疽疮疡、肠燥便秘；酒当归活血通经，主治经闭痛经、风湿痹痛、跌仆损伤。用法用量：6～12g。（《中国药典》2020年版）《本草经集注》云："畏葛蒲、海藻、牡蒙。"《本草害利》云："肠胃薄弱，泄泻溏薄及一切脾胃病，恶食不思食及食不消者，并禁用。即在胎前产后亦忌。"

[3]附子：为毛茛科植物乌头的子根的加工品。性味：辛、甘，大热；有毒。归经：归心、肾、脾经。功能主治：回阳救逆，补火助阳，散寒止痛；主治亡阳虚脱，肢冷脉微，心阳不足，胸痹心痛，虚寒吐泻，脘腹冷痛，肾阳虚衰，阳痿宫冷，阴寒水肿，阳虚外感，寒湿痹痛。用法用量：3～15g，先煎，久煎。使用注意：孕妇慎用，不宜与半夏、瓜蒌、瓜蒌子、瓜蒌皮、天花粉、川贝母、浙贝母、平贝母、伊贝母、湖北贝母、白蔹、白及同用。（《中国药典》2020年版）

[4]天南星：为天南星科植物天南星、异叶天南星或东北天南星的干燥块茎。性味：苦、辛，温；有毒。归经：归肺、肝、脾经。功能主治：散结消肿；外用治痈肿，蛇虫咬伤。用法用量：外用生品适量，研末以醋或酒调敷患处。使用注意：孕妇慎用，生品内服宜慎；天南星中毒，可致舌、喉发痒而灼热，肿大，严重的以致窒息，呼吸停止。轻者可服稀醋或鞣酸及浓茶、蛋清、甘草水、姜汤等解之；如呼吸困难则给氧气，必要时作气管切开。(《中国药典》2020 年版)

（孙景环）

北蛾驿戏作药名诗

王　缜

赤车[1]使者何汲汲，海马[2]大空千里急[3]。

烈节琅玕[4]百丈青[5]，景天[6]远志[7]谁能屈。

修途滑石[8]草木通[9]，兰桂沉香[10]苦认冬[11]。

车前[12]不识无名异[13]，一株青黛[14]排双峰。

飞鸿踏雪无踪迹，万里天南星[15]斗隔。

几回翘首凤凰台[16]，皓月当空青[17]海碧。

【作者】王缜（1462—1523），字文哲。成化二十二年乡试中举人，弘治六年登进士，选庶吉士，授兵科给事中。曾出使安南，国王设毡为拜具，并送他许多金银珠宝，他令将拜具撤去，金银珠宝不受，保持了使节的清正廉洁。后转为礼科右给事中，不久又升为工科都给事中。有《梧山集》传世。

[1]赤车：为荨麻科植物赤车的全草或根。性味：辛、苦，温；有小毒。

功能主治：祛风胜湿，活血行瘀，解毒止痛；主治风湿骨痛，跌打肿痛，骨折，疮疖，牙痛，骨髓炎，丝虫病引起的淋巴管炎，肝炎，支气管炎，毒蛇咬伤，烧烫伤。用法用量：内服，煎汤，15～30g；外用，适量，鲜品捣敷，或研末调敷。（《中华本草》）

[2]海马：为海龙科动物线纹海马、刺海马、大海马、三斑海马或小海马（海蛆）的干燥体。性味：甘、咸，温。归经：归肝、肾经。功能主治：温肾壮阳、散结消肿；主治阳痿、遗尿、肾虚作喘、癥瘕积聚、跌仆损伤，外治痈肿疔疮。用法用量：3～9g；外用，适量，研末敷患处。（《中国药典》2020年版）

[3]千里急：即千里光，为菊科植物千里光的干燥地上部分。性味：苦，寒。归经：归肺、肝经。功能主治：清热解毒，明目，利湿；主治痈肿疮毒，感冒发热，目赤肿痛，泄泻痢疾，皮肤湿疹。用法用量：15～30g；外用，适量，煎水熏洗。（《中国药典》2020年版）

[4]琅玕：即鹿角，为鹿角珊瑚科动物鹿角珊瑚群体的骨骼及其共肉（软体部分）。性味：辛，平。功能主治：祛风止痒，解毒，行瘀；主治皮肤瘙痒，白秃，痈疡，产后瘀血内停，石淋。用法用量：内服，研末，0.3～0.6g，或煎汤，15～30g；外用，适量，研末调涂。（《中华本草》）

[5]百丈青：性味：苦，寒，平。功能主治：解诸毒物，天行烽疟疫毒，并煮服，亦生捣绞汁。生江南林泽，顺豆紧砚，叶如署预，对生。提眼令人下痢。（《本草拾遗》）

[6]景天：为景天科植物八宝的全草。性味：苦、酸，寒。归经：归心、肝经。功能主治：清热解毒，止血；主治赤游丹毒，疔疮痈疖，火眼目翳，烦热惊狂，风疹，漆疮，烧烫伤，蛇虫咬伤，吐血，咯血，月经量多，外伤出血。用法用量：内服，煎汤，15～30g（鲜品50～100g），或捣汁；外用，适量，捣敷，或取汁摩涂、滴眼，或研粉调搽，或煎水外洗。使用注意：脾胃虚寒者慎服。（《中华本草》）《神农本草经疏》言："一切病得之寒湿，恶寒喜热者，勿服。"《本草汇言》曰："苟非实热火邪，勿得轻用，以动脾气，惟外涂无碍耳。"

[7]远志：为远志科植物远志或卵叶远志的干燥根。性味：苦、辛，温。归经：归心、肾、肺经。功能主治：安神益智，交通心肾，祛痰，消肿；主

治心肾不交引起的失眠多梦、健忘惊悸、神志恍惚，以及咳痰不爽，疮疡肿毒，乳房肿痛。用法用量：3 ~ 10g。(《中国药典》2020 年版)《本草经集注》云："得茯苓、冬葵子、龙骨良，杀天雄、附子毒，畏真珠、藜芦、蜚蠊、齐蛤。"《证类本草》载《药性论》云："远志畏蛴螬。"

[8] 滑石：为硅酸盐类矿物滑石族滑石。性味：甘、淡，寒。归经：归膀胱、肺、胃经。功能主治：利尿通淋、清热解暑，外用祛湿敛疮；主治热淋、石淋、尿热涩痛、暑湿烦渴、湿热水泻，外治湿疹、湿疮、痱子。用法用量：10 ~ 20g，先煎；外用，适量。(《中国药典》2020 年版)

[9] 木通：为木通科植物木通、三叶木通或白木通的干燥藤茎。性味：苦，寒。归经：归心、小肠、膀胱经。功能主治：利尿通淋，清心除烦，通经下乳；主治淋证，水肿，心烦尿赤，口舌生疮，经闭乳少，湿热痹痛。用法用量：3 ~ 6g。(《中国药典》2020 年版)《本草害利》云："凡精滑不固，梦遗及阳虚气弱，内无湿热者均忌，妊娠尤忌。"《得配本草》云："肾气虚，心气弱，汗不彻，口舌燥，皆禁用。"

[10] 沉香：为瑞香科植物白木香含有树脂的木材。性味：辛、苦，微温。归经：归脾、胃、肾经。功能主治：行气止痛，温中止呕，纳气平喘；主治胸腹胀闷疼痛，胃寒呕吐呃逆，肾虚气逆喘急。用法用量：1 ~ 5g，后下。(《中国药典》2020 年版)

[11] 认冬：即忍冬，又名金银花，为忍冬科植物忍冬的干燥花蕾或带初开的花。性味：甘，寒。归经：归肺、心、胃经。功能主治：清热解毒，疏散风热；主治痈肿疔疮，喉痹，丹毒，热毒血痢，风热感冒，温病发热。用法用量：6 ~ 15g。(《中国药典》2020 年版)

[12] 车前

①车前子：为车前科植物车前大车前及平车前的干燥成熟种子。性味：甘，寒。归经：归肝、肾、肺、小肠经。功能主治：清热利尿通淋，渗湿止泻，明目，祛痰；主治热淋涩痛，水肿胀满，暑湿泄泻，目赤肿痛，痰热咳嗽。用法用量：9 ~ 15g，包煎。(《中国药典》2020 年版)

②车前草：为车前科植物车前或平车前的全草。性味：甘，寒。归经：归肝、肾、肺、小肠经。功能主治：清热利尿通淋，祛痰，凉血，解毒；主治热淋涩痛，水肿尿少，暑湿泄泻，痰热咳嗽，吐血衄血，痈肿疮毒。用法

用量：9～30g。(《中国药典》2020年版)《本经逢原》云："若虚滑精气不固者禁用。"

[13]无名异：又名土子、秃子、铁砂等，为氧化物类金红石族矿物软锰矿。性味：甘，平。归经：归肝、肾经。功能主治：祛瘀止血，消肿止痛，生肌敛疮；主治跌打损伤，金疮出血，痈肿疮疡，水火烫伤。用法用量：外用，适量，研末调敷；内服，研末，每次2.5～4.5g，或入丸、散。使用注意：不可久服，无瘀滞者慎服。(《中华本草》)

[14]青黛：为爵床科马蓝属植物马蓝、蓼科蓼属植物蓼蓝、豆科木蓝属植物木蓝、十字花科菘蓝属植物菘蓝的叶或茎叶经加工制得的干燥粉末、团块或颗粒。性味：咸，寒。归经：归肝经。功能主治：清热解毒，凉血消斑，泻火定惊；主治温毒发斑，血热吐衄，胸痛咳血，口疮，痄腮，喉痹，小儿惊痫。用法用量：1～3g，宜入丸散用；外用，适量。(《中国药典》2020年版)

[15]天南星：为天南星科植物天南星、异叶天南星或东北天南星的干燥块茎。性味：苦、辛，温；有毒。归经：归肺、肝、脾经。功能主治：散结消肿；外用治痈肿，蛇虫咬伤。用法用量：外用生品适量，研末以醋或酒调敷患处。使用注意：孕妇慎用，生品内服宜慎；天南星中毒，可致舌、喉发痒而灼热，肿大，严重的以致窒息，呼吸停止。轻者可服稀醋或鞣酸及浓茶、蛋清、甘草水、姜汤等解之；如呼吸困难则给氧气，必要时作气管切开。(《中国药典》2020年版)

[16]凤凰台：味辛，平，无毒。主劳损，积血，利血脉，安神。《异志》云：惊邪，癫痫，鸡痫，发热狂走，水磨服之。此凤凰脚下物，如白石也。凤虽灵鸟，时或来仪，候其栖止处，掘土二三尺取之。状如圆石，白似卵。然凤鸟非梧桐不栖，非竹实不食。(《证类本草》)

[17]空青：为碳酸盐类孔雀石族矿物蓝铜矿呈球形或中空者。性味：甘、酸，寒；有小毒。归经：归肝经。功能主治：凉肝清热，明目去翳，活血利窍；主治目赤肿痛，青盲，雀目，翳膜内障，中风口㖞，手臂不仁，头风，耳聋。用法用量：外用，适量，研细，水飞，点眼；内服，研末，每次0.3～1g。使用注意：内服宜慎，不宜多服、久服。(《中华本草》)《药性论》云："畏菟丝子。"

（孙景环）

山居杂体药名

王夫之

白日及^[1]闲年，寻常山^[2]色妍。

古松香^[3]满径，修竹叶^[4]参天。

紫菀^[5]朝霞雨，黄连^[6]夕照烟。

柴桑寄生^[7]理，不受督邮^[8]怜。

【作者】 王夫之（1619—1692），字而农，号姜斋，又号夕堂，又称一瓢道人、双髻外史，武夷先生王朝聘之子。中国明清之际思想家、学者、诗人、词人，与顾炎武、黄宗羲并称明清之际三大思想家。其著有《周易外传》《黄书》《尚书引义》《永历实录》《春秋世论》《噩梦》《读通鉴论》《宋论》等书。王夫之自幼跟随自己的父兄读书，青年时期王夫之积极参加反清起义，晚年王夫之隐居于石船山，著书立传，自署船山病叟、南岳遗民，学者遂称之为船山先生。

[1] 白日及：即白及，为兰科植物白及的干燥块茎。性味：苦、甘、涩，微寒。归经：归肺、胃、肝经。功能主治：收敛止血，消肿生肌；主治咯血，吐血，外伤出血，疮疡肿毒，皮肤皲裂。用法用量：6～15g；研末吞服3～6g；外用，适量。使用注意：不宜与川乌、制川乌、草乌、制草乌、附子同用。（《中国药典》2020年版）

[2] 常山：为虎耳草科植物常山的干燥根。性味：苦、辛，寒；有毒。归经：归肺、肝、心经。功能主治：涌吐痰涎，截疟；主治痰饮停聚，胸膈痞塞，疟疾。用法用量：5～9g。（《中国药典》2020年版）

[3]松香：为松科松属若干植物中渗出的油树脂，经蒸馏或提取除去挥发油后所余固体树脂。性味：苦、甘，温。归经：归肝，脾经。功能主治：祛

风燥湿，排脓拔毒，生肌止痛；主治痈疽恶疮，瘰疬，瘘症，疥癣，白秃，疠风，痹症，金疮，扭伤，妇女白带，血栓闭塞性脉管炎。用法用量：外用，适量，研末干掺，或调敷；内服，煎汤，3～5g，或入丸、散，亦可浸酒服。使用注意：血虚者、内热实火者禁服，不可久服，未经严格炮制者不可服。（《中华本草》）

[4] 竹叶：带竹叶的药名有很多，竹叶兰、竹叶莲、竹叶防风、竹叶蕉、竹叶菜等。其中，最常见的是淡竹叶，其为禾本科植物淡竹的干燥叶。性味：甘、淡，寒。归经：归心、胃、小肠经。功能主治：清热泻火，除烦止渴，利尿通淋；主治热病烦渴，小便短赤涩痛，口舌生疮。用法用量：6～10g。（《中国药典》2020年版）

[5] 紫菀：为菊科植物紫菀的干燥根及根茎。性味：辛，苦，温。归经：归肺经。功能主治：润肺下气，消痰止咳；主治痰多喘咳，新久咳嗽，劳嗽咳血。用法用量：5～10g。（《中国药典》2020年版）

[6] 黄连：为毛茛科植物黄连、三角叶黄连或云连的干燥根茎，以上三种分别习称"味连""雅连""云连"。性味：苦，寒。归经：归心、脾、胃、肝、胆、大肠经。功能主治：清热燥湿，泻火解毒；主治湿热痞满、呕吐吞酸、泻痢、黄疸、高热神昏、心火亢盛、心烦不寐、心悸不宁、血热吐衄、目赤、牙痛、消渴、痈肿疔疮，外治湿疹，湿疮，耳道流脓；酒黄连善清上焦火热，主治目赤、口疮；姜黄连清胃和胃止呕，主治寒热互结、湿热中阻、痞满呕吐；萸黄连疏肝和胃止呕，主治肝胃不和、呕吐吞酸。用法用量：2～5g；外用，适量。（《中国药典》2020年版）

[7] 桑寄生：为桑寄生科植物桑寄生的干燥带叶茎枝。性味：苦、甘，平。归经：归肝、肾经。功能主治：祛风湿，补肝肾，强筋骨，安胎元；主治风湿痹痛，腰膝酸软，筋骨无力，崩漏经多，妊娠漏血，胎动不安，头晕目眩。用法用量：9～15g。（《中国药典》2020年版）

[8] 督邮：即鬼督邮，又名徐长卿，为萝藦科植物徐长卿的干燥根和根茎。性味：辛，温。归经：归肝、胃经。功能主治：祛风，化湿，止痛，止痒；主治风湿痹痛，胃痛胀满，牙痛，腰痛，跌仆伤痛，风疹、湿疹。用法用量：3～12g，后下。（《中国药典》2020年版）

（孙景环、林小丽）

赠御医尹巨川

高 拱

乌头[1]早续杏[2]林春，远志[3]高标更除尘。

厚朴[4]晚须成大器，从容[5]金尚德润身。

百年阴德当归[6]后，六枝神功独活[7]人。

别玄参[8]辰应念我，天南星[9]斗望中深。

【作者】 高拱（1513—1578），字肃卿，号中玄。中国明朝中期政治改革家、思想家，内阁首辅。嘉靖二十年进士。朱载坖为裕王时，任侍讲学士。嘉靖四十五年以徐阶荐，拜文渊阁大学士。隆庆五年升任内阁首辅。明神宗即位后，高拱以主幼，欲收司礼监之权，还之于内阁。与张居正谋，张居正与冯保交好，冯保进谗太后责高拱专恣，被勒令致仕。万历六年卒于家中，次年赠复原官。著作有《高文襄公集》。

---

[1] 乌头：为毛茛科乌头属草植物。

①川乌：为毛茛科植物乌头的干燥母根。性味：辛、苦，热；大毒。归经：归心、肝、脾、肾经。功能主治：祛风除湿，温经止痛；主治风寒湿痹，关节疼痛，心腹冷痛，寒疝作痛，并可用于麻醉止痛。用法用量：一般炮制后用。使用注意：生品内服宜慎，孕妇禁用，不宜与半夏、瓜蒌、瓜蒌子、瓜蒌皮、天花粉、川贝母、浙贝母、平贝母、伊贝母、湖北贝母、白蔹、白及同用。（《中国药典》2020年版）

②附子：为毛茛科植物乌头的子根的加工品。性味：辛、甘，大热；有毒。归经：归心、肾、脾经。功能主治：回阳救逆，补火助阳，散寒止痛；主治亡阳虚脱，肢冷脉微，心阳不足，胸痹心痛，虚寒吐泻，脘腹冷痛，肾阳虚衰，阳痿宫冷，阴寒水肿，阳虚外感，寒湿痹痛。用法用量：3～15g，

先煎，久煎。使用注意：孕妇慎用，不宜与半夏、瓜蒌、瓜蒌子、瓜蒌皮、天花粉、川贝母、浙贝母、平贝母、伊贝母、湖北贝母、白蔹、白及同用。（《中国药典》2020年版）

[2]杏

①杏子：为蔷薇科植物杏、山杏等的果实。性味：酸、甘，温；有毒。归经：归肺、心经。功能主治：润肺定喘，生津止渴；主治肺燥咳嗽，津伤口渴。用法用量：内服，煎汤，6～12g；或生食；或晒干为脯，适量。使用注意：不宜多食。（《中华本草》）《本草衍义》云："小儿尤不可食，多致疮痈及上膈热。"

②杏仁：一般入药的多为苦杏仁。苦杏仁为蔷薇科植物山杏、西伯利亚杏、东北杏或杏的干燥成熟种子。性味：苦，微温；有小毒。归经：归肺、大肠经。功能主治：降气止咳平喘，润肠通便；主治咳嗽气喘，胸满痰多，肠燥便秘。用法用量：5～10g，生品入煎剂后下。（《中国药典》2020年版）《本草经集注》曰："得火良，恶黄芪、黄芩、葛根、胡粉，畏蘘草。"《本经逢原》云："亡血家尤为切禁。"

[3]远志：为远志科植物远志或卵叶远志的干燥根。性味：苦、辛，温。归经：归心、肾、肺经。功能主治：安神益智，交通心肾，祛痰，消肿；主治心肾不交引起的失眠多梦、健忘惊悸、神志恍惚，以及咳痰不爽，疮疡肿毒，乳房肿痛。用法用量：3～10g。（《中国药典》2020年版）《本草经集注》云："得茯苓、冬葵子、龙骨良，杀天雄、附子毒，畏真珠、藜芦、蜚蠊、齐蛤。"《证类本草》载《药性论》云："远志畏蛴螬。"

[4]厚朴：为木兰科植物厚朴或凹叶厚朴的干燥干皮、根皮及枝皮。性味：苦、辛，温。归经：归脾、胃、肺、大肠经。功能主治：燥湿消痰，下气除满；主治湿滞伤中，脘痞吐泻，食积气滞，腹胀便秘，痰饮喘咳。用法用量：3～10g。（《中国药典》2020年版）

[5]从容：即肉苁蓉，为列当科植物肉苁蓉或管花肉苁蓉的干燥带鳞叶的肉质茎。性味：甘、咸，温。归经：归肾、大肠经。功能主治：补肾阳，益精血，润肠通便；主治肾阳不足，精血亏虚，阳痿不孕，腰膝酸软，筋骨无力，肠燥便秘。用法用量：6～10g。（《中国药典》2020年版）《得配本草》云："忌铜、铁。"《本草蒙筌》云："忌轻铁器，切勿犯之。"

[6] 当归：为伞形科植物当归的干燥根。性味：甘、辛，温。归经：归肝、心、脾经。功能主治：补血活血，调经止痛，润肠通便；主治血虚萎黄，眩晕心悸，月经不调，经闭痛经，虚寒腹痛，风湿痹痛，跌仆损伤，痈疽疮疡，肠燥便秘。酒当归活血通经；主治经闭痛经，风湿痹痛，跌仆损伤。用法用量：6～12g。（《中国药典》2020年版）《本草经集注》云："畏菖蒲、海藻、牡蒙。"《本草害利》云："肠胃薄弱，泄泻溏薄及一切脾胃病，恶食不思食及食不消者，并禁用。即在胎前产后亦忌。"

[7] 独活：为伞形科植物重齿毛当归的干燥根。性味：辛、苦，微温。归经：归肾、膀胱经。功能主治：祛风除湿，通痹止痛；主治风寒湿痹，腰膝疼痛，少阴伏风头痛。用法用量：3～10g。（《中国药典》2020年版）

[8] 玄参：为玄参科植物玄参的干燥根。性味：甘、苦、咸，微寒。归经：归肺、胃、肾经。功能主治：清热凉血，滋阴降火，解毒散结；主治热入营血，温毒发斑，热病伤阴，舌绛烦渴，津伤便秘，骨蒸劳嗽，目赤，咽痛，白喉，瘰疬，痈肿疮毒。用法用量：9～15g。使用注意：不宜与藜芦同用。（《中国药典》2020年版）

[9] 天南星：为天南星科植物天南星、异叶天南星或东北天南星的干燥块茎。性味：苦、辛，温；有毒。归经：归肺、肝、脾经。功能主治：散结消肿；外用治痈肿，蛇虫咬伤。用法用量：外用生品适量，研末以醋或酒调敷患处。使用注意：孕妇慎用，生品内服宜慎；天南星中毒，可致舌、喉发痒而灼热，肿大，严重的以致窒息，呼吸停止。轻者可服稀醋或鞣酸及浓茶、蛋清、甘草水、姜汤等解之；如呼吸困难则给氧气，必要时作气管切开。（《中国药典》2020年版）

（孙景环、黄玉萍）

西　游　记

吴承恩

自从益智[1]登山盟，王不留行[2]送出城。

路上相逢三棱子[3]，途中催趱马兜铃[4]。

寻坡转涧求荆芥[5]，迈岭登山拜茯苓[6]。

防己[7]一身如竹沥[8]，茴香[9]何日拜朝廷。

【作者】吴承恩（约 1504—1582），字汝忠，号射阳居士、射阳山人。中国明代作家、官员。科举屡遭挫折，嘉靖中补贡生，后任浙江长兴县丞。耻为五斗米折腰，拂袖而归，专意著述。自幼喜读野言稗史、志怪小说，善谐谑，晚年作《西游记》，叙述唐高僧玄奘取经故事。另有《射阳先生存稿》《禹鼎志》等。

---

[1]益智：即益智仁，为姜科植物益智的干燥成熟果实。性味：辛，温。归经：归脾、肾经。功能主治：温脾止泻摄涎，暖肾固精缩尿，温脾止泻摄唾；主治肾虚遗尿，小便频数，遗精白浊，脾寒泄泻，腹中冷痛，口多唾涎。用法用量：3 ~ 10g。（《中国药典》2020 年版）

[2]王不留行：为石竹科植物麦蓝菜的干燥成熟种子。性味：苦，平。归经：归肝，肾经。功能主治：活血通经，下乳消肿，利尿通淋；主治经闭，痛经，乳汁不下，乳痈肿痛，淋证涩痛。用法用量：5 ~ 10g。使用注意：孕妇慎用。（《中国药典》2020 年版）

[3]三棱子：别名阳桃（杨桃）、五敛子，为酢浆草科植物阳桃的果实。性味：甘、酸，寒。归经：归肺、胃经。功能主治：清热，生津，利尿，解毒；主治风热咳嗽，咽痛，烦渴，石淋，口糜，牙痛，疟母，酒毒。用法用量：内服煎汤，30 ~ 60g，鲜果生食，或捣汁饮；外用，适量，绞汁滴耳。使用注意：脾胃虚寒忌服。（《中华本草》）

[4]马兜铃：为马兜铃科植物北马兜铃和马兜铃的果实。性味：苦、微辛，寒。归经：归肺、大肠经。功能主治：清肺降气，止咳平喘，清泄大肠；主治肺热咳嗽，痰壅气促，肺虚久咳，肠热痔血，痔疮肿痛，水肿。用法用量：内服煎汤，3 ~ 9g，或入丸、散；止咳清热多炙用，外用熏洗宜生用。使用注意：本品味苦而寒，内服过量，可致呕吐；虚寒喘咳及脾虚泄泻者禁服，胃弱者慎服。（《中华本草》）

[5]荆芥：为唇形科植物荆芥的干燥地上部分。性味：辛，微温。归经：归肝、肺经。功能主治：解表散风，透疹，消疮；主治感冒，头痛，麻疹，风疹，疮疡初起。用法用量：5～10g。（《中国药典》2020年版）《本草纲目》云："反驴肉、无鳞鱼。"

[6]茯苓：为多孔菌科真菌茯苓的菌核。性味：甘、淡，平。归经：归心、肺、脾、肾经。功能主治：渗湿利水，健脾和胃，宁心安神；主治小便不利，水肿胀满，痰饮咳逆，呕吐，脾虚食少，泄泻，心悸不安，失眠健忘，遗精白浊。用法用量：10～15g。（《中国药典》2020年版）

[7]防己：为防己科植物粉防己的干燥根。性味：苦，寒。归经：归膀胱、肺经。功能主治：祛风止痛，利水消肿；主治风湿痹痛，水肿脚气，小便不利，湿疹疮毒。用法与用量：5～10g。（《中国药典》2020年版）

[8]竹沥：为禾本科植物淡竹等的茎经火烤后所流出的液汁。性味：甘、苦、寒。归经：归心、肝、肺经。功能主治：清热降火，滑痰利窍；主治中风痰迷，肺热痰壅，惊风，癫痫，热病痰多，壮热烦渴，子烦，破伤风。用法用量：内服，冲服，30～60g，或入丸剂，或熬膏；外用，适量，调敷，或点眼。使用注意：寒饮湿痰及脾虚便溏者禁服。（《中华本草》）

[9]茴香：为伞形科植物茴香的干燥成熟果实。性味：辛，温。归经：归肝、肾、脾、胃经。功能主治：散寒止痛、理气和胃，主治寒疝腹痛、睾丸偏坠、痛经、少腹冷痛、脘腹胀痛、食少吐泻；盐小茴香暖肾散寒止痛，主治寒疝腹痛、睾丸偏坠、经寒腹痛。用法用量：3～6g。（《中国药典》2020年版）

（孙景环、黄玉萍）

和栖贤山居韵·其十七

释函可

五老何年见，人间隔九霄。

黄精[1]金井洗，苍术[2]玉门烧。

未遂玄沙志，翻将白纸[3]招。

龙津终有合，携手步山腰。

【作者】释函可（1611—1659），字祖心，号剩人，俗姓韩，名宗骒，广东博罗人。他是明代最后一位礼部尚书韩日缵的长子。明清之际著名诗僧。释函可生前著述颇丰，有《千山语录》《千山诗集》。

---

[1]黄精：为百合科植物滇黄精、黄精或多花黄精的干燥根茎。性味：甘，平。归经：归脾、肺、肾经。功能主治：补气养阴，健脾，润肺，益肾；主治脾胃气虚，体倦乏力，胃阴不足，口干食少，肺虚燥咳，劳嗽咳血，精血不足，腰膝酸软，须发早白，内热消渴。用法用量：9～15g。（《中国药典》2020年版）

[2]苍术：为菊科植物茅苍术或北苍术的干燥根茎。性味：辛、苦，温。归经：归脾、胃、肝经。功能主治：燥湿健脾，祛风散寒，明目；主治湿阻中焦，脘腹胀满，泄泻，水肿，脚气痿躄，风湿痹痛，风寒感冒，夜盲，眼目昏涩。用法用量：3～9g。（《中国药典》2020年版）《本草纲目》云："忌桃、李、雀肉、菘菜、青鱼。"《医学入门》云："惟血虚怯弱及七情气闷者慎用。误服耗气血，燥津液，虚火动而痞闷愈甚。"

[3]白纸：同白芷，为伞形科植物白芷或杭白芷的干燥根。性味：辛，温。归经：归肺、胃、大肠经。功能主治：解表散寒，祛风止痛，宣通鼻窍，燥湿止带，消肿排脓；主治感冒头痛，眉棱骨痛，鼻塞流涕，鼻衄，鼻渊，牙痛，带下，疮疡肿痛。用法用量：3～10g。（《中国药典》2020年版）《本草害利》云："凡呕吐因于火者禁用。漏下赤白，由阴虚火炽，血热所致者勿用。痈疽已溃，宜渐减。"

（孙景环、柯凤）

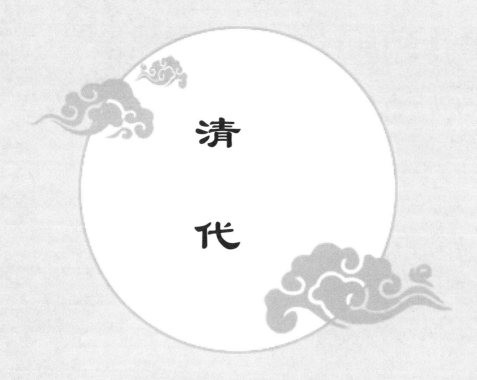

清代

生查子·春闺·俱戏用药名

宋 琬

明日杏初[1]红，新来黄白[2]瘦。

栀子[3]几时回，验取丁香[4]扣。

兔丝[5]蔓已长，枳壳[6]花开又。

结喉[7]画双蛾，青黛[8]眉儿皱。

【作者】宋琬（1614—1673），清初著名诗人，清八大诗家之一，字玉叔，号荔裳。顺治四年进士，授户部主事，累迁永平兵仆道、宁绍台道。族子因宿憾，诬其与闻逆谋，下狱三年。久之得白，流寓吴、越间，寻起四川按察使。琬诗入杜、韩之室，与施闰章齐名，有南施北宋之目，又与严沆、施闰章、丁澎等合称为燕台七子，著有《安雅堂集》及《二乡亭词》。

---

[1]杏初：即杏花，为蔷薇科植物杏等的花。性味：苦，温。功能主治：活血补虚；主治妇女不孕，肢体痹痛，手足逆冷。用法用量：内服，煎汤，5 ~ 10g；或研末。（《中华本草》）

[2]黄白：即黄柏，为芸香科植物黄皮树的干燥树皮。性味：苦，寒。归经：归肾、膀胱经。功能主治：清热燥湿、泻火除蒸、解毒疗疮，主治湿热泻痢、黄疸尿赤、带下阴痒、热淋涩痛、脚气痿躄、骨蒸劳热、盗汗、遗精、疮疡肿毒、湿疹湿疮；盐黄柏滋阴降火，主治阴虚火旺、盗汗骨蒸。用法用量：3 ~ 12g；外用，适量。（《中国药典》2020年版）

[3]栀子：为茜草科植物栀子的干燥成熟果实。性味：苦、寒。归经：归心、肺、三焦经。功能主治：泻火除烦、清热利湿、凉血解毒，外用消肿止痛；主治热病心烦、湿热黄疸、淋证涩痛、血热吐衄、目赤肿痛、火毒疮疡，外治扭挫伤痛。用法用量：6 ~ 10g；外用生品适量，研末调敷。（《中国药典》

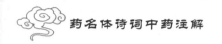

2020 年版)《得配本草》云:"清虚火上升,二者禁用。"

[4]丁香:为桃金娘科植物丁香的干燥花蕾。性味:辛,温。归经:归脾、胃、肺、肾经。功能主治:温中降逆,补肾助阳;主治脾胃虚寒,呃逆呕吐,食少吐泻,心腹冷痛,肾虚阳痿。用法用量:1～3g,内服;或研末外敷。使用注意:不宜与郁金同用。(《中国药典》2020 年版)

[5]兔丝:即菟丝子,为旋花科植物南方菟丝子或菟丝子的干燥成熟种子。性味:辛、甘,平。归经:归肝、肾、脾经。功能主治:补益肝肾、固精缩尿、安胎、明目、止泻,外用消风祛斑;主治肝肾不足、腰膝酸软、阳痿遗精、遗尿尿频、肾虚胎漏、胎动不安、目昏耳鸣、脾肾虚泻,外治白癜风。用法用量:6～12g;外用,适量。(《中国药典》2020 年版)《得配本草》云:"孕妇、血崩、阳强、便结、肾脏有火、阴虚火动,六者禁用。"

[6]枳壳:为芸香科植物酸橙及其栽培变种的干燥未成熟果实。性味:苦、辛、酸,微寒。归经:归脾、胃经。功能主治:理气宽中,行滞消胀;主治胸胁气滞,胀满疼痛,食积不化,痰饮内停,脏器下垂。用法用量:3～10g。使用注意:孕妇慎用。(《中国药典》2020 年版)《本草害利》云:"肺气虚弱者忌之;脾胃虚,中宫不运而痰涌喘急者忌之。咳嗽不因于风寒入肺而气壅者,服之反能作剧。咳嗽由阴虚火炎者,立致危殆。"

[7]结哽:即桔梗,为桔梗科植物桔梗的干燥根。性味:苦、辛,平。归经:归肺经。功能主治:宣肺,利咽,祛痰,排脓;主治咳嗽痰多,胸闷不畅,咽痛音哑,肺痈吐脓。用法用量:3～10g。(《中国药典》2020 年版)《本经逢原》云:"惟阴虚久嗽不宜用,以其通阳泄气也。"

[8]青黛:为爵床科马蓝属植物马蓝、蓼科蓼属植物蓼蓝、豆科木蓝属植物木蓝、十字花科菘蓝属植物菘蓝的叶或茎叶经加工制得的干燥粉末、团块或颗粒。性味:咸,寒。归经:归肝经。功能主治:清热解毒,凉血消斑,泻火定惊;主治温毒发斑,血热吐衄,胸痛咳血,口疮,痄腮,喉痹,小儿惊痫。用法用量:1～3g,宜入丸散用;外用,适量。(《中国药典》2020 年版)

（孙景环）

生查子·夏闺·俱戏用药名

宋 琬

二月算当归[1]，于今将半夏[2]。
谁与醉菖蒲[3]，芍药[4]吹残也。
啼鸟宿纱[5]窗，清泪珍珠[6]泻。
红豆[7]尽抛残，笑把林禽[8]打。

---

[1]当归：为伞形科植物当归的干燥根。性味：甘、辛，温。归经：归肝、心、脾经。功能主治：补血活血、调经止痛、润肠通便，主治血虚萎黄、眩晕心悸、月经不调、经闭痛经、虚寒腹痛、风湿痹痛、跌仆损伤、痈疽疮疡、肠燥便秘。酒当归活血通经，主治经闭痛经、风湿痹痛、跌仆损伤。用法用量：6～12g。（《中国药典》2020年版）《本草经集注》云："畏葛蒲、海藻、牡蒙。"《本草害利》云："肠胃薄弱，泄泻溏薄及一切脾胃病，恶食不思食及食不消者，并禁用。即在胎前产后亦忌。"

[2]半夏：为天南星科植物半夏的干燥块茎。性味：辛，温；有毒。归经：归脾、胃、肺经。功能主治：燥湿化痰、降逆止呕、消痞散结，主治湿痰寒痰、咳喘痰多、痰饮眩悸、风痰眩晕、痰厥头痛、呕吐反胃、胸脘痞闷、梅核气；外治痈肿痰核。用法用量：内服一般炮制后使用，3～9g；外用，适量，磨汁涂，或研末以酒调敷患处。使用注意：不宜与川乌、制川乌、草乌、制草乌、附子同用，生品内服宜慎。（《中国药典》2020年版）

[3]菖蒲：即石菖蒲，为天南星科植物石菖蒲的干燥根茎。性味：辛、苦，温。归经：归心、胃经。功能主治：开窍豁痰，醒神益智，化湿开胃；主治神昏癫痫，健忘失眠，耳鸣耳聋，脘痞不饥，噤口下痢。用法用量：3～10g。（《中国药典》2020年版）

[4]芍药

①白芍：为毛茛科植物芍药的干燥根。性味：苦、酸，微寒。归经：归肝、脾经。功能主治：养血调经，敛阴止汗，柔肝止痛，平抑肝阳；主治血虚萎黄，月经不调，自汗，盗汗，胁痛，腹痛，四肢挛痛，头痛眩晕。用法用量：6～15g。使用注意：不宜与藜芦同用。(《中国药典》2020年版)

②赤芍：为毛茛科植物芍药或川赤芍的干燥根。性味：苦，微寒。归经：归肝经。功能主治：清热凉血，散瘀止痛；主治热入营血，温毒发斑，吐血衄血，目赤肿痛，肝郁胁痛，经闭痛经，癥瘕腹痛，跌仆损伤，痈肿疮疡。用法用量：6～12g。使用注意：不宜与藜芦同用。(《中国药典》2020年版)

[5]宿纱：即缩砂仁，亦称砂仁，为姜科植物阳春砂、绿壳砂或海南砂的干燥成熟果实。性味：辛，温。归经：归脾、胃、肾经。功能主治：化湿开胃，温脾止泻，理气安胎；主治湿浊中阻，脘痞不饥，脾胃虚寒，呕吐泄泻，妊娠恶阻，胎动不安。用法用量：3～6g，后下。(《中国药典》2020年版)

[6]珍珠：为珍珠贝科动物马氏珍珠贝、蚌科动物三角帆蚌或褶纹冠蚌等双壳类动物受刺激形成的珍珠。性味：甘、咸，寒。归经：归心、肝经。功能主治：安神定惊，明目消翳，解毒生肌，润肤祛斑；主治惊悸失眠，惊风癫痫，目赤翳障，疮疡不敛，皮肤色斑。用法用量：0.1～0.3g，多入丸散用；外用，适量。(《中国药典》2020年版)《海药本草》云："须久研如粉面，方堪服饵。研之不细，伤人脏腑。"《本草新编》云："疮毒若内毒示净，遽用真珠以生肌，转难收口。"

[7]红豆：对应的中药为相思子。相思子为豆科植物相思子的成熟种子。性味：苦、辛，平；有大毒。功能主治：清热解毒，祛痰，杀虫；主治痈疮，腮腺炎，疥癣，风湿骨痛。用法用量：外用，适量，研末调敷，或煎水洗，或熬膏涂。(《中华本草》)

[8]林禽：林檎，即沙果，为蔷薇科植物花红的果实。性味：酸、甘，温。归经：归胃、大肠经。功能主治下气宽胸，生津止渴，和中止痛；主治痰饮积食，胸膈痞塞，消渴，霍乱，吐泻腹痛，痢疾。用法用量：内服煎汤，30～90g，或捣汁；外用，适量，研末调敷。使用注意：不宜多食。(《中华本草》)《备急千金要方·食治》云："不可多食，令人百脉弱。"《证类本草》云："不可多食，发热涩气，令人好睡，发冷痰，生疮疖，脉闭不行。"

（孙景环）

生查子·秋闺·俱戏用药名

宋 琬

凉夜正悬参[1]，贪看牵牛[2]卧。

欲睡复防风[3]，故纸[4]窗棂破。

晓起郁金[5]堂，篆里沈香[6]盉。

纤手泛茱萸[7]，满地黄金[8]涴。

---

[1]悬参：即玄参，为玄参科植物玄参的干燥根。性味：甘、苦、咸，微寒。归经：归肺、胃、肾经。功能主治：清热凉血，滋阴降火，解毒散结；主治热入营血，温毒发斑，热病伤阴，舌绛烦渴，津伤便秘，骨蒸劳嗽，目赤，咽痛，白喉，瘰疬，痈肿疮毒。用法用量：9～15g。使用注意：不宜与藜芦同用。(《中国药典》2020 年版)

[2]牵牛：即牵牛子，为旋花科植物裂叶牵牛或圆叶牵牛的干燥成熟种子。性味：苦，寒；有毒。归经：归肺、肾、大肠经。功能主治：泻水通便，消痰涤饮，杀虫攻积；主治水肿胀满，二便不通，痰饮积聚，气逆喘咳，虫积腹痛。用法用量：3～6g；入丸散服，每次 1.5～3g。使用注意：孕妇禁用，不宜与巴豆、巴豆霜同用。(《中国药典》2020 年版)

[3]防风：为伞形科植物防风的干燥根。性味：辛、甘，微温。归经：归膀胱、肝、脾经。功能主治：祛风解表，胜湿止痛，止痉；主治感冒头痛，风湿痹痛，风疹瘙痒，破伤风。用法用量：5～10g。(《中国药典》2020 年版)《本草经集注》云："恶干姜、藜芦、白蔹、芫花。"《本草害利》云："诸病血虚痉急，头痛不因于风寒，溏泄不因于寒湿，二便秘涩，小儿脾虚发搐，慢惊慢脾风，气升作呕，火升发嗽，阴虚盗汗，阳虚自汗等病，法所同忌。"《得配本草》云："元气虚，病不因风湿者禁用。"

[4]故纸：即补骨脂，为豆科植物补骨脂的干燥成熟果实。性味：辛、苦，温。归经：归肾、脾经。功能主治：温肾助阳、纳气平喘、温脾止泻，外用

消风祛斑；主治肾阳不足、阳痿遗精、遗尿尿频、腰膝冷痛、肾虚作喘、五更泄泻，外用治白癜风、斑秃。用法用量：6～10g；外用20%～30%酊剂涂患处。(《中国药典》2020年版)《本草害利》云："凡病阴虚火动，梦遗，尿血，小便短涩及目赤口苦舌干，大便燥结，内热作渴，火升目赤，易饥嘈杂，湿热成痿，以致骨乏无力者，皆不宜服。"

[5]郁金：为姜科植物温郁金、姜黄、广西莪术或蓬莪术的干燥块根。性味：辛、苦，寒。归经：归肝、心、肺经。功能主治：活血止痛，行气解郁，清心凉血，利胆退黄；主治胸胁刺痛，胸痹心痛，经闭痛经，乳房胀痛，热病神昏，癫痫发狂，血热吐衄，黄疸尿赤。用法用量：3～10g，注意不宜与丁香、母丁香同用。(《中国药典》2020年版)

[6]沈香：即沉香，为瑞香科植物白木香含有树脂的木材。性味：辛、苦，微温。归经：归脾、胃、肾经。功能主治：行气止痛，温中止呕，纳气平喘；主治胸腹胀闷疼痛，胃寒呕吐呃逆，肾虚气逆喘急。用法用量：1～5g，后下。(《中国药典》2020年版)

[7]茱萸

①山茱萸：为山茱萸科植物山茱萸的干燥成熟果肉。性味：酸、涩，微温。归经：归肝、肾经。功能主治：补益肝肾，涩精固脱；主治眩晕耳鸣，腰膝酸痛，阳痿遗精，遗尿尿频，崩漏带下，大汗虚脱，内热消渴。用法用量：6～12g。(《中国药典》2020年版)

②吴茱萸：为芸香科植物吴茱萸、石虎或疏毛吴茱萸的干燥近成熟果实。性味：辛、苦，热；有小毒。归经：归肝、脾、胃、肾经。功能主治：散寒止痛，降逆止呕，助阳止泻；主治厥阴头痛，寒疝腹痛，寒湿脚气，经行腹痛，脘腹胀痛，呕吐吞酸，五更泄泻。用法用量：2～5g；外用，适量。(《中国药典》2020年版)

[8]黄金：谐音黄精，为百合科植物滇黄精、黄精或多花黄精的干燥根茎。性味：甘，平。归经：归脾、肺、肾经。功能主治补气养阴，健脾，润肺，益肾；主治脾胃气虚，体倦乏力，胃阴不足，口干食少，肺虚燥咳，劳嗽咳血，精血不足，腰膝酸软，须发早白，内热消渴。用法用量：9～15g。(《中国药典》2020年版)

（孙景环）

生查子·冬闺·俱戏用药名

宋 琬

人言[1]欢欲来，续断[2]庞儿㕛。

寒夜转相思[3]，相思增五倍[4]。

侬似款冬花[5]，心为檀郎翠。

十斛[6]买香醪[7]，此夕因沉[8]醉。

---

[1]人言：信石的别名，又名砒石，为氧化物类矿物砷华，或硫化物类矿物毒砂、雄黄、雌黄经加工制成的三氧化二砷。性味：辛、酸，热；有大毒。归经：归肺、大肠、胃、脾经。功能主治：蚀疮去腐，杀虫，祛痰定喘，截疟；主治痔疮、瘰疬、溃疡腐肉不脱、走马牙疳、顽癣、寒痰哮喘、疟疾。用法用量：外用，适量，研末撒，或调敷；内服，入丸、散，每次 1 ~ 3mg。使用注意：用时宜慎，体虚及孕妇、哺乳妇女禁服，肝肾功能损害者禁服；应严格控制剂量，单用要加赋形剂；外敷面积不宜过大，注意防止中毒。

[2]续断：为川续断科植物川续断的根。性味：苦、辛，微温。归经：归肝、肾经。功能主治：补肝肾、强筋骨、续折伤、止崩漏；主治肝肾不足、腰膝酸软、风湿痹痛、跌仆损伤、筋伤骨折、崩漏、胎漏；酒续断多主治风湿痹痛、跌仆损伤、筋伤骨折；盐续断多主治腰膝酸软。用法用量：9 ~ 15g。(《中国药典》2020 年版)《得配本草》云："初痢勿用，怒气郁者禁用。"

[3]相思：对应的中药为相思子，别称红豆。相思子为豆科植物相思子的成熟种子。性味：苦、辛，平；有大毒。功能主治：清热解毒，祛痰，杀虫；主治痈疮，腮腺炎，疥癣，风湿骨痛。用法用量：外用，适量，研末调敷，或煎水洗，或熬膏涂。(《中华本草》)

[4]五倍：即五倍子，为漆树科植物盐肤木、青麸杨和红麸杨等树上寄生

倍蚜科昆虫角倍蚜或倍蛋蚜后形成的虫瘿。性味：酸、涩、寒。归经：归肺、大肠、肾经。功能主治：内服，煎汤，3～10g，或研末，1.5～6g，或入丸、散；外用，适量，煎汤熏洗，研末撒或调敷。使用注意：外感风寒或肺有实热之咳嗽，以及积滞未清之泻痢忌服。（《中华本草》）

[5]款冬花：为菊科植物款冬的干燥花蕾。性味：辛、微苦，温。归经：归肺经。功能主治：润肺下气，止咳化痰；主治新久咳嗽，喘咳痰多，劳嗽咳血。用法用量：5～10g。（《中国药典》2020年版）《本草经集注》云："得紫菀良。恶皂荚、硝石、玄参，畏贝母、辛夷、麻黄、黄芩、黄连、黄耆、青葙。"《本草崇原》云："若肺火燔灼，肺气焦满者，不可用。"

[6]十斛：即石斛，为兰科植物金钗石斛、霍山石斛、鼓槌石斛或流苏石斛的栽培品及其同属植物近似种的新鲜或干燥茎。性味：甘，微寒。归经：归胃、肾经。功能主治：益胃生津，滋阴清热；主治热病津伤，口干烦渴，胃阴不足，食少干呕，病后虚热不退，阴虚火旺，骨蒸劳热，目暗不明，筋骨痿软。用法用量：6～12g（鲜品15～30g）。（《中国药典》2020年版）

[7]香薷：即香蓼，为蓼科植物粘毛蓼的茎叶。性味：辛，平。功能主治：理气除湿，健胃消食；主治胃气痛，消化不良，小儿疳积，风湿疼痛。用法用量：内服，煎汤，6～15g。（《中华本草》）

[8]因沉：即茵陈，为菊科植物滨蒿或茵陈蒿的干燥地上部分。性味：苦、辛，性微寒。归经：归脾、胃、肝、胆经。功能主治：清利湿热，利胆退黄；主治黄疸尿少，湿温暑湿，湿疮瘙痒。用法用量：6～15g；外用适量，煎汤熏洗。（《中国药典》2020年版）

（孙景环）

菩萨蛮·闺情·再用药名二首·其一

宋 琬

桃腮杏靥[1]春风面。车前[2]马上曾相见。蝉鬓退鸦黄。

氤氲苏合香[3]。泪光云母[4]惨。絮絮灯心[5]短。螺黛[6]麝兰[7]膏。凭谁赠阿娇[8]。

---

[1]杏靥：即杏花，为蔷薇科植物杏等的花。性味：苦，温。功能主治：活血补虚；主治妇女不孕，肢体痹痛，手足逆冷。用法用量：内服，煎汤，5～10g；或研末。（《中华本草》）

[2]车前

①车前子：为车前科植物车前大车前及平车前的干燥成熟种子。性味：甘，寒。归经：归肝、肾、肺、小肠经。功能主治：清热利尿通淋，渗湿止泻，明目，祛痰；主治热淋涩痛，水肿胀满，暑湿泄泻，目赤肿痛，痰热咳嗽。用法用量：9～15g，包煎。（《中国药典》2020年版）

②车前草：为车前科植物车前或平车前的全草。性味：甘，寒。归经：归肝、肾、肺、小肠经。功能主治：清热利尿通淋，祛痰，凉血，解毒；主治热淋涩痛，水肿尿少，暑湿泄泻，痰热咳嗽，吐血衄血，痈肿疮毒。用法用量：9～30g。（《中国药典》2020年版）《本经逢原》云："若虚滑精气不固者禁用。"

[3]苏合香：为金缕梅科植物苏合香树的树干渗出的香树脂经加工精制而成。性味：辛，温。归经：归心、脾经。功能主治：开窍，辟秽，止痛；主治中风痰厥，猝然昏倒，胸腹冷痛，惊痫。用法用量：0.3～1g，宜入丸散服。（《中国药典》2020年版）

[4]云母：为硅酸盐类云母族矿物白云母。性味：甘，温。归经：归心、肝、肺经。功能主治：安神镇惊，敛疮止血；主治心悸、失眠，眩晕，癫痫，久泻，带下，外伤出血，湿疹。用法用量：内服，煎汤，10～15g，或入丸、散；外用，适量，研末撒或调敷。使用注意：阴虚火旺及大便秘结者禁服。（《中华本草》）《本草经集注》曰："泽泻为之使，畏鮀甲及流水。"《药性论》曰："恶徐长卿，忌羊血。"《本经逢原》云："阴虚火炎者，慎勿误与。"

[5]灯心：即灯心草，为灯心草科植物灯心草。性味：甘、淡，微寒。归经：归心、肺、小肠经。功能主治：清心火，利小便；主治心烦失眠，尿少

涩痛，口舌生疮。用法用量：1～3g。（《中国药典》2020年版）

[6]螺黛：即青黛，为爵床科马蓝属植物马蓝、蓼科蓼属植物蓼蓝、豆科木蓝属植物木蓝、十字花科菘蓝属植物菘蓝的叶或茎叶经加工制得的干燥粉末、团块或颗粒。性味：咸，寒。归经：归肝经。功能主治：清热解毒，凉血消斑，泻火定惊；主治温毒发斑，血热吐衄，胸痛咳血，口疮，痄腮，喉痹，小儿惊痫。用法用量：1～3g，宜入丸散用；外用，适量。（《中国药典》2020年版）

[7]麝兰

①麝香：为鹿科动物林麝、马麝或原麝成熟雄体香囊中的干燥分泌物。性味：辛，温。归经：归心、脾经。功能主治：开窍醒神，活血通经，消肿止痛；主治热病神昏，中风痰厥，气郁暴厥，中恶昏迷，经闭，癥瘕，难产死胎，胸痹心痛，心腹暴痛，跌仆伤痛，痹痛麻木，痈肿瘰疬，咽喉肿痛。用法用量：0.03～0.1g，多入丸散用；外用，适量。使用注意：孕妇禁用。（《中国药典》2020年版）

②兰香：即兰香草，为马鞭草科植物兰香草的全草。性味：辛，温。功能主治：疏风解表，祛寒除湿，散瘀止痛；主治风寒感冒，头痛，咳嗽，脘腹冷痛，伤食吐泻，寒瘀痛经，产后瘀滞腹痛，风寒湿痹，跌打瘀肿，阴疽不消，湿疹，蛇伤。用法用量：内服，煎汤，10～15g，或浸酒；外用，适量，捣烂敷，或绞汁涂，或煎水熏洗。（《中华本草》）

[8]阿娇：即阿胶，马科动物驴的干燥皮或鲜皮经煎煮、浓缩制成的固体胶。性味：甘，平。归经：归肺、肝、肾经。功能主治：补血滋阴，润燥，止血；主治血虚萎黄，眩晕心悸，肌痿无力，心烦不眠，虚风内动，肺燥咳嗽，劳嗽咯血，吐血尿血，便血崩漏，妊娠胎漏。用法用量：3～9g。烊化兑服。（《中国药典》2020年版）

菩萨蛮·闺情·再用药名二首·其二

宋琬

天门东[1]畔天涯远。摧残豆蔻[2]香痕浅。懊恼不留行[3]。

连敲[4]砧杵声。细心[5]挑锦字。远志[6]侬愁记。
翠钿共犀梳[7]。封题好寄奴[8]。

---

[1]天门东：即天冬，为百合科植物天冬的干燥块根。性味：甘、苦，寒。归经：归肺、肾经。功能主治：养阴润燥，清肺生津；主治肺燥干咳，顿咳痰黏，腰膝酸痛，骨蒸潮热，内热消渴，热病津伤，咽干口渴，肠燥便秘。用法用量：6 ~ 12g。(《中国药典》2020 年版)

[2]豆蔻：为姜科植物白豆蔻或爪哇白豆蔻的干燥成熟果实。按产地不同分为"原豆蔻"和"印度尼西亚白蔻"。性味：辛、温。归经：归肺、脾、胃经。功能主治：化湿行气，温中止呕，开胃消食；主治湿浊中阻，不思饮食，湿温初起，胸闷不饥，寒湿呕逆，胸腹胀痛，食积不消。用法用量：3 ~ 6g，后下。(《中国药典》2020 年版)

[3]不留行：即王不留行，为石竹科植物麦蓝菜的干燥成熟种子。性味：苦，平。归经：归肝，肾经。功能主治：活血通经，下乳消肿，利尿通淋；主治经闭，痛经，乳汁不下，乳痈肿痛，淋证涩痛。用法用量：5 ~ 10g。使用注意：孕妇慎用。(《中国药典》2020 年版)

[4]连敲：即连翘，为木犀科植物连翘的干燥果实。性味：苦，微寒。归经：归心、肺、小肠经。功能主治：清热解毒，消肿散结，疏散风热；主治痈疽，瘰疬，乳痈，丹毒，风热感冒，温病初起，温热入营，高热烦渴，神昏发斑，热淋涩痛。用法用量：6 ~ 15g。(《中国药典》2020 年版)《本草经疏》云："痈疽已溃勿服，大热由于虚者勿服，脾胃薄弱易于作泄者勿服。"

[5]细心：即细辛，为马兜铃科植物北细辛、汉城细辛或华细辛的干燥根和根茎。性味：辛，温；有小毒。归经：归肺、肾、心经。功能主治：解表散寒，祛风止痛，通窍，温肺化饮；主治风寒感冒，头痛，牙痛，鼻塞流涕，鼻鼽，鼻渊，风湿痹痛，痰饮喘咳。用法用量：1 ~ 3g，散剂每次服0.5 ~ 1g；外用，适量。使用注意：不宜与藜芦同用。(《中国药典》2020 年版)《本草害利》云："凡病内热及火生炎上，上盛下虚，气虚 有汗，血虚头痛，阴虚咳嗽，法皆禁用。"《得配本草》云："风热、阴虚、血虚头痛

者，禁用。"

[6] 远志：为远志科植物远志或卵叶远志的干燥根。性味：苦、辛，温。归经：归心、肾、肺经。功能主治：安神益智，交通心肾，祛痰，消肿；主治心肾不交引起的失眠多梦、健忘惊悸、神志恍惚，以及咳痰不爽，疮疡肿毒，乳房肿痛。用法用量：3～10g。(《中国药典》2020年版)《本草经集注》云："得茯苓、冬葵子、龙骨良，杀天雄、附子毒，畏真珠、藜芦、蜚蠊、齐蛤。"《证类本草》载《药性论》云："远志畏蛴螬。"

[7] 犀梳：犀牛角制的梳子。即犀角，为犀科动物印度犀、爪哇犀、苏门犀黑犀及白犀等的角。性味：苦、酸、咸，寒。归经：归心、肝经。功能主治：清热凉血，解毒定惊；主治烦躁惊狂，热病神昏谵语，斑疹，血热妄行，吐血，衄血，下血，痈疽肿毒，丹毒等。用法用量：内服，磨汁或研末，1.5～3g，或煎汤，2.5～10g，或入丸、散；外用，磨汁涂。(《全国中草药汇编》)《雷公炮炙论》云："妇人有妊勿服，能消胎气。"《本草纲目》载："升麻为之使。恶雷丸、藿菌、乌头、乌喙。"

[8] 寄奴：即刘寄奴，为菊科植物奇蒿的带花全草。性味：辛、微苦，温。归经：归心、肝、脾经。功能主治：破瘀通经，止血消肿，消食化积；主治经闭，痛经，产后瘀滞腹痛，恶露不尽，癥瘕，跌打损伤，金疮出血，风湿痹痛，便血，尿血，痈疮肿毒，烫伤，食积腹痛，泄泻痢疾。用法用量：内服煎汤，5～10g（消食积单味可用至15～30g），或入散剂；外用，适量，捣敷，或研末掺；若消肿宜生用，行血宜酒炒，止血宜醋炒。使用注意：孕妇禁服，气血虚弱、脾虚作泄者慎服。(《中华本草》)

（孙景环）

凤凰台上忆吹箫·闺怨集药名

盛氏（盛进士女）

菱鉴空青[1]，蟾酥[2]半缺，绮疏深掩葳蕤[3]。

喜朱砂[4]印臂，青黛[5]匀眉。

慵续断[6]肠诗句。

检旧奁、败扇频题。

相思[7]甚、抛残梳篦，蠹损诃梨[8]。

遥想云母[9]帐前，珍珠[10]帘畔，琥珀[11]床西。

剩牡丹[12]雨浸，豆蔻[13]香披。

怕踏落红花[14]径，琼阶滑、石[15]齿痕欹。

铅泪滴、春愁五倍[16]，嘱咐辛夷[17]。

【作者】盛氏，自号蓑衣道人，江阴人，盛进士女。

---

[1]空青：为碳酸盐类孔雀石族矿物蓝铜矿呈球形或中空者。性味：甘、酸，寒；有小毒。归经：归肝经。功能主治：凉肝清热，明目去翳，活血利窍；主治目赤肿痛，青盲，雀目，翳膜内障，中风口㖞，手臂不仁，头风，耳聋。用法用量：外用，适量，研细，水飞，点眼；内服，研末，每次0.3 ~ 1g。使用注意：内服宜慎，不宜多服、久服。(《中华本草》)《药性论》云："畏菟丝子。"

[2]蟾酥：为蟾蜍科动物中华大蟾蜍或黑眶蟾蜍的干燥分泌物。性味：辛，温；有毒。归经：归心经。功能主治：解毒，止痛，开窍醒神；主治痈疽疔疮，咽喉肿痛，中暑神昏，痧胀腹痛吐泻。用法用量：0.015 ~ 0.03g，多入丸散用；外用，适量。使用注意：孕妇慎用。(《中国药典》2020年版)

[3]葳蕤：即玉竹，为百合科植物玉竹的干燥根茎。性味：甘，微寒。归经：归肺、胃经。功能主治：养阴润燥，生津止渴；主治肺胃阴伤，燥热咳嗽，咽干口渴，内热消渴。用法用量：6 ~ 12g。(《中国药典》2020年版)

[4]朱砂：为硫化物类矿物辰砂族辰砂，主含硫化汞。性味：甘，微寒；有毒。归经：归心经。功能主治：清心镇惊，安神，明目，解毒；主治心悸

易惊，失眠多梦，癫痫发狂，小儿惊风，视物昏花，口疮，喉痹，疮疡肿毒。用法用量：0.1～0.5g，多入丸散服，不宜入煎剂；外用，适量。使用注意：本品有毒，不宜大量服用，也不宜少量久服；孕妇及肝肾功能不全者禁用。（《中国药典》2020年版）《吴普本草》云："畏磁石。恶咸水。"《药对》云："忌一切血。"《本草从新》云："独用多用，令人呆闷。"

[5]青黛：为爵床科马蓝属植物马蓝、蓼科蓼属植物蓼蓝、豆科木蓝属植物木蓝、十字花科菘蓝属植物菘蓝的叶或茎叶经加工制得的干燥粉末、团块或颗粒。性味：咸，寒。归经：归肝经。功能主治：清热解毒，凉血消斑，泻火定惊；主治温毒发斑，血热吐衄，胸痛咳血，口疮，痄腮，喉痹，小儿惊痫。用法用量：1～3g，宜入丸散用；外用，适量。（《中国药典》2020年版）

[6]续断：为川续断科植物川续断的根。性味：苦、辛，微温。归经：归肝、肾经。功能主治：补肝肾、强筋骨、续折伤、止崩漏，主治肝肾不足、腰膝酸软、风湿痹痛、跌仆损伤、筋伤骨折、崩漏、胎漏；酒续断多主治风湿痹痛、跌仆损伤、筋伤骨折；盐续断多主治腰膝酸软。用法用量：9～15g。（《中国药典》2020年版）《得配本草》云："初痢勿用，怒气郁者禁用。"

[7]相思：对应的中药为相思子，别称红豆。相思子为豆科植物相思子的成熟种子。性味：苦、辛，平；有大毒。功能主治：清热解毒，祛痰，杀虫；主治痈疮，腮腺炎，疥癣，风湿骨痛。用法用量：外用，适量，研末调敷，或煎水洗，或熬膏涂。（《中华本草》）

[8]诃梨：即诃子，为使君子科植物诃子或绒毛诃子的干燥成熟果实。性味：苦、酸、涩，平。归经：归肺、大肠经。功能主治：涩肠止泻，敛肺止咳，降火利咽；主治久泻久痢，便血脱肛，肺虚喘咳，久嗽不止，咽痛音哑。用法用量：3～10g。（《中国药典》2020年版）《本草害利》云："咳嗽因于肺经实热，泄泻因于湿热所致，气喘因于火逆冲上，带下因于虚热，而不因于虚寒，及肠澼初发，湿热正盛，小便不禁，因于肾家虚火，法并忌之。"《本草求真》云："虚人不宜独用。"

[9]云母：为硅酸盐类云母族矿物白云母。性味：甘，温。归经：归心、肝、肺经。功能主治：安神镇惊，敛疮止血；主治心悸、失眠，眩晕，癫痫，久泻，带下，外伤出血，湿疹。用法用量：内服，煎汤，10～15g，或入丸、散；外用，适量，研末撒或调敷。使用注意：阴虚火旺及大便秘结者禁服。

(《中华本草》)《本草经集注》曰："泽泻为之使，畏鮀甲及流水。"《药性论》曰："恶徐长卿，忌羊血。"《本经逢原》云："阴虚火炎者，慎勿误与。"

[10]珍珠：为珍珠贝科动物马氏珍珠贝、蚌科动物三角帆蚌或褶纹冠蚌等双壳类动物受刺激形成的珍珠。性味：甘、咸，寒。归经：归心、肝经。功能主治：安神定惊，明目消翳，解毒生肌，润肤祛斑；主治惊悸失眠，惊风癫痫，目赤翳障，疮疡不敛，皮肤色斑。用法用量：0.1～0.3g，多入丸散用；外用，适量。(《中国药典》2020年版)《海药本草》云："须久研如粉面，方堪服饵。研之不细，伤人脏腑。"《本草新编》云："疮毒若内毒示净，遽用真珠以生肌，转难收口。"

[11]琥珀：为古代松科松属植物的树脂，埋藏地下经年久转化而成的化石样物质。性味：甘，平。归经：归心、肝、膀胱经。功能主治：镇惊安神，散瘀止血，利水通淋，去翳明目；主治惊悸失眠，惊风癫痫，血滞经闭，产后瘀滞腹痛，癥瘕积聚，血淋尿血，目生障翳，痈肿疮毒。用法用量：内服，研末，1～3g，或入丸、散；外用，适量，研末撒，或点眼。使用注意：阴虚内热及无瘀滞者慎服。(《中华本草》)《神农本草经疏》云："凡阴虚内热，火炎水涸，小便因少而不利者，勿服琥珀以强利之，利之则愈损其阴。"

[12]牡丹：为芍药科植物牡丹的花。性味：苦、淡，平。归经：归肝经。功能主治：活血调经；主治妇女月经不调，经行腹痛。用法用量：内服，煎汤，3～6g。(《中华本草》)

[13]豆蔻：为姜科植物白豆蔻或爪哇白豆蔻的干燥成熟果实。按产地不同分为"原豆蔻"和"印度尼西亚白蔻"。性味：辛，温。归经：归肺、脾、胃经。功能主治：化湿行气，温中止呕，开胃消食；主治湿浊中阻，不思饮食，湿温初起，胸闷不饥，寒湿呕逆，胸腹胀痛，食积不消。用法用量：3～6g，后下。(《中国药典》2020年版)

[14]红花：为菊科植物红花的干燥花。性味：辛、温。归经：归心、肝经。功能主治：活血通经，散瘀止痛；主治经闭，痛经，恶露不行，癥瘕痞块，胸痹心痛，瘀滞腹痛，胸胁刺痛，跌仆损伤，疮疡肿痛。用法用量：3～10g。使用注意：孕妇慎用。(《中国药典》2020年版)

[15]滑石：为硅酸盐类矿物滑石族滑石。性味：甘、淡，寒。归经：归膀胱、肺、胃经。功能主治：利尿通淋，清热解暑；外用祛湿敛疮；主治热淋，

石淋，尿热涩痛，暑湿烦渴，湿热水泻；外治湿疹，湿疮，痱子。用法用量：10～20g，先煎；外用，适量。（《中国药典》2020年版）

[16]五倍：即五倍子，为漆树科植物盐肤木、青麸杨或红麸杨叶上的虫瘿，主要由五倍子蚜寄生而形成。性味：酸、涩，寒。归经：归肺、肾、大肠经。功能主治：敛肺降火，涩肠止泻，敛汗，止血，收湿敛疮；主治肺虚久咳，肺热痰嗽，久泻久痢，自汗盗汗，消渴，便血痔血，外伤出血，痈肿疮毒，皮肤湿烂。用法用量：3～6g；外用，适量。（《中国药典》2020年版）

[17]辛夷：为木兰科植物望春花、玉兰或武当玉兰的干燥花蕾。性味：辛，温。归经：归肺、胃经。功能主治：散风寒，通鼻窍；主治风寒头痛，鼻塞流涕，鼻鼽，鼻渊。用法用量：3～10g，包煎；外用，适量。（《中国药典》2020年版）《本草经集注》云："芎䓖为之使。恶五石脂。畏菖蒲、蒲黄、黄连、石膏、黄环。"《本草害利》云："气虚人偶感风寒而鼻塞者，禁之。"

（孙景环）

拟怀锡山药名离合二首·其一

弘　历

九龙忆得春光淡，竹[1]径僧房有路通[2]。
草[3]色铺茵香蓊郁，金[4]轮顶礼法云中。

【作者】清高宗爱新觉罗·弘历，清朝第六位皇帝，别署长春居士、信天主人，晚号古稀天子、十全老人。年号"乾隆"，寓意"天道昌隆"。在位六十年，禅位后训政三年，实际行使最高权力长达六十三年零四个月，是中国历史上实际执掌国家最高权力最久的皇帝，也是最长寿的皇帝。乾隆皇帝即位之前就已经有了作品集《乐善堂全集》，登位之后先后又增加诗集《御制诗初集》《二集》《三集》《四集》《五集》，五本诗集共计四百三十四卷，收录诗词四万一千八百首。退位之后还有《御制诗余集》。他的诗题材十分广泛，内容涉及政治、军事、经济、文化（特别是人文景观）、社会等各个方面和环节。

---

[1]淡竹：即淡竹叶，为禾本科植物淡竹叶的干燥茎叶。性味：甘、淡、寒。归经：归心、胃、小肠经。功能主治：清热泻火，除烦止渴，利尿通淋；主治热病烦渴，小便短赤涩痛，口舌生疮。用法用量：6～10g。（《中国药典》2020年版）

[2]路通：即路路通，为金缕梅科植物枫香树的果序。性味：苦，平。归经：归肝、膀胱经。功能主治：祛风除湿，疏肝活络，利水；主治风湿痹痛，肢体麻木，手足拘挛，脘腹疼痛，经闭，乳汁不通，水肿胀满，湿疹。用法用量：内服，煎汤，3～10g，或煅存性研末服；外用，适量，研末敷，或烧烟闻嗅。使用注意：孕妇慎服。（《中华本草》）

[3]通草：为五加科植物通脱木的茎髓。性味：甘、淡、微寒。归经：归肺、胃经。功能主治：清热利水，通乳。主淋证涩痛，小便不利，水肿，黄疸，湿温病，小便短赤，产后乳少，经闭，带下。用法用量：内服，煎汤，2～5g。使用注意：气阴两虚，内无湿热及孕妇慎服。（《中华本草》）

[4]郁金：为姜科植物温郁金、姜黄、广西莪术或蓬莪术的干燥块根。性味：辛、苦，寒。归经：归肝、心、肺经。功能主治：活血止痛，行气解郁，清心凉血，利胆退黄；主治胸胁刺痛，胸痹心痛，经闭痛经，乳房胀痛，热病神昏，癫痫发狂，血热吐衄，黄疸尿赤。用法用量：3～10g。使用注意：不宜与丁香、母丁香同用。（《中国药典》2020年版）

拟怀锡山药名离合二首·其二

弘　历

上方结构灵山半，夏^[1]日何当坐听松。

香^[2]界现前心独远，志^[3]依云水镇重重。

[1]半夏：为天南星科植物半夏的干燥块茎。性味：辛，温；有毒。归经：归脾、胃、肺经。功能主治：燥湿化痰，降逆止呕，消痞散结；主治湿痰寒痰，咳喘痰多，痰饮眩悸，风痰眩晕，痰厥头痛，呕吐反胃，胸脘痞闷，梅核气；外治痈肿痰核。用法用量：内服一般炮制后使用，3~9g；外用，适量，磨汁涂，或研末以酒调敷患处。使用注意：不宜与川乌、制川乌、草乌、制草乌、附子同用，生品内服宜慎。（《中国药典》2020年版）

[2]松香：为松科松属若干植物中渗出的油树脂，经蒸馏或提取除去挥发油后所余固体树脂。性味：苦、甘，温。归经：归肝，脾经。功能主治：祛风燥湿，排脓拔毒，生肌止痛；主治痈疽恶疮，瘰疬，瘘症，疥癣，白秃，疠风，痹症，金疮，扭伤，妇女白带，血栓闭塞性脉管炎。用法用量：外用，适量，研末干掺，或调敷；内服，煎汤，3~5g；或入丸、散；亦可浸酒服。使用注意：血虚者、内热实火者禁服，不可久服，未经严格炮制者不可服。（《中华本草》）

[3]远志：为远志科植物远志或卵叶远志的干燥根。性味：苦、辛，温。归经：归心、肾、肺经。功能主治：安神益智，交通心肾，祛痰，消肿；主治心肾不交引起的失眠多梦、健忘惊悸、神志恍惚，以及咳痰不爽，疮疡肿毒，乳房肿痛。用法用量：3~10g。（《中国药典》2020年版）《本草经集注》云："得茯苓、冬葵子、龙骨良，杀天雄、附子毒，畏真珠、藜芦、蜚蠊、齐蛤。"《证类本草》载《药性论》云："远志畏蛴螬。"

（孙景环）

秋宵吟·避乱汉皋，得夔笙讣，泪枯词竭。长至阁雪，江云奔黯，谱此醊之

程颂万

桂山倾，楚树赭，骇浪吴江风打。

词场老，趁病渴仙龛，几留虚舍。

摘新樱[1]，凭旧榭。忍道修梅[2]人寡。

云涯并，似琐织春还，细书清话。

独领秋悲，况故侣、风烟尽化。

梦余寻我，些怯招君，老泪一江泻。

天厌文章价。

独活[3]何缘，当归[4]恁罢。

望瑶京、侧帽枯槎。风雪中、汝又去也。

【作者】程颂万（1865—1932），字子大，一字鹿川，号十发居士。清末民初人。少有文才，善应对，喜研辞章。虽勤奋好学，但屡试未第，对科举制度遂无好感，而对时局新学甚为热心，为张之洞、张百熙所倚重，曾充湖广抚署文案。其平生喜作诗词，并擅长书法，篆、隶、楷均精。陈衍在《近代诗钞》中谓其"惊才绝艳"。另钱钟书《石语》载陈衍语："程颂万（子大）诗学古乐府六朝，下及中晚唐李贺、温庭筠、李商隐。"

---

[1]樱：即樱桃，为蔷薇科樱属植物樱桃的果实。性味：甘、酸，温。归经：归脾、肾经。功能主治：补脾益肾；主治脾虚泄泻，肾虚遗精，腰腿疼痛，四肢不仁，瘫痪。用法用量：内服，煎汤，30～150g，或浸酒；外用，浸酒涂擦，或捣敷。使用注意：不宜多食。(《中华本草》)《日华子》云："多食令人吐。"《本草图经》云："虽多（食）无损，但发虚热耳。"

[2]梅：即梅花，为蔷薇科植物梅的干燥花蕾。性味：微酸，平。归经：归肝、胃、肺经。功能主治：疏肝和中，化痰散结；主治肝胃气痛，郁闷心烦，梅核气，瘰疬疮毒。用法用量：3～5g。(《中国药典》2020年版)

[3]独活：为伞形科植物重齿毛当归的干燥根。性味：辛、苦，微温。归经：归肾、膀胱经。功能主治：祛风除湿，通痹止痛；主治风寒湿痹，腰膝

疼痛，少阴伏风头痛。用法用量：3 ~ 10g。(《中国药典》2020 年版)

[4] 当归：为伞形科植物当归的干燥根。性味：甘、辛，温。归经：归肝、心、脾经。功能主治：补血活血、调经止痛、润肠通便，主治血虚萎黄、眩晕心悸、月经不调、经闭痛经、虚寒腹痛、风湿痹痛、跌仆损伤、痈疽疮疡、肠燥便秘；酒当归活血通经，主治经闭痛经、风湿痹痛、跌仆损伤。用法用量：6 ~ 12g。(《中国药典》2020 年版)《本草经集注》云："畏菖蒲、海藻、牡蒙。"《本草害利》云："肠胃薄弱，泄泻溏薄及一切脾胃病，恶食不思食及食不消者，并禁用。即在胎前产后亦忌。"

（孙景环）

南乡子·其二·病集药名

尤侗

弱骨怯天冬[1]。满地黄[2]花憔悴同。
云母[3]屏边休伫立。
防风[4]。乌头[5]却似白头翁[6]。
自笑寄生[7]穷。愁脉难将草木通[8]。
泉石膏[9]肓甘遂[10]老。
从容[11]。领取云山药[12]饵功。

【作者】 尤侗（1618—1704），字展成，一字同人，早年自号三中子，又号悔庵，晚号艮斋、西堂老人、鹤栖老人、梅花道人等。明末清初诗人、戏曲家，曾被顺治誉为"真才子"，康熙誉为"老名士"。康熙十八年举博学鸿儒，授翰林院检讨，参与修《明史》，分撰列传三百余篇、《艺文志》五卷，二十二年告老归家。四十二年康熙"南巡"，得晋官号为侍讲，享年八十七岁。侗天才富赡，诗多新警之思，杂以谐谑，每一篇出，传诵遍人口，著述颇丰，有《西堂全集》。

    [1]天冬：又名天门冬，为百合科植物天冬的干燥块根。性味：甘、苦，寒。归经：归肺、肾经。功能主治：养阴润燥，清肺生津；主治肺燥干咳，顿咳痰黏，腰膝酸痛，骨蒸潮热，内热消渴，热病津伤，咽干口渴，肠燥便秘。用法用量：6 ~ 12g。（《中国药典》2020 年版）

    [2]地黄：为玄参科植物地黄的新鲜或干燥块根。鲜用；或将地黄缓缓烘焙至约八成干。前者习称"鲜地黄"，后者习称"生地黄"。性味：鲜地黄为甘、苦，寒；生地黄为甘，寒。归经：归心、肝、肾经。功能主治：鲜地黄可清热生津、凉血、止血；主治热病伤阴、舌绛烦渴、发斑发疹、吐血、衄血、咽喉肿痛；生地黄可清热凉血、养阴、生津，主治热病舌绛烦渴、阴虚内热、骨蒸劳热、内热消渴、吐血、衄血、发斑发疹。用法用量：鲜地黄为12 ~ 30g，生地黄为9 ~ 15g。（《中国药典》2020 年版）

    [3]云母：为硅酸盐类云母族矿物白云母。性味：甘，温。归经：归心、肝、肺经。功能主治：安神镇惊，敛疮止血；主治心悸、失眠、眩晕、癫痫、久泻，带下，外伤出血，湿疹。用法用量：内服，煎汤，10 ~ 15g，或入丸、散；外用，适量，研末撒或调敷。使用注意：阴虚火旺及大便秘结者禁服。（《中华本草》）《本草经集注》曰："泽泻为之使，畏鮀甲及流水。"《药性论》曰："恶徐长卿，忌羊血。"《本经逢原》云："阴虚火炎者，慎勿误与。"

    [4]防风：为伞形科植物防风的干燥根。性味：辛、甘，微温。归经：归膀胱、肝、脾经。功能主治：祛风解表，胜湿止痛，止痉；主治感冒头痛，风湿痹痛，风疹瘙痒，破伤风。用法用量：5 ~ 10g。（《中国药典》2020 年版）《本草经集注》云："恶干姜、藜芦、白蔹、芫花。"《本草害利》云："诸病血虚痉急，头痛不因于风寒，溏泄不因于寒湿，二便秘涩，小儿脾虚发搐，慢惊慢脾风，气升作呕，火升发嗽，阴虚盗汗，阳虚自汗等病，法所同忌。"《得配本草》云："元气虚，病不因风湿者禁用。"

    [5]乌头：为毛茛科乌头属草植物。

    ①川乌：为毛茛科植物乌头的干燥母根。性味：辛、苦，热；大毒。归经：归心、肝、脾、肾经。功能主治：祛风除湿，温经止痛；主治风寒湿痹，关节疼痛，心腹冷痛，寒疝作痛，并可用于麻醉止痛。用法用量：一般炮制

后用。使用注意：生品内服宜慎，孕妇禁用，不宜与半夏、瓜蒌、瓜蒌子、瓜蒌皮、天花粉、川贝母、浙贝母、平贝母、伊贝母、湖北贝母、白蔹、白及同用。（《中国药典》2020 年版）

②附子：为毛茛科植物乌头的子根的加工品。性味：辛、甘，大热；有毒。归经：归心、肾、脾经。功能主治：回阳救逆，补火助阳，散寒止痛；主治亡阳虚脱，肢冷脉微，心阳不足，胸痹心痛，虚寒吐泻，脘腹冷痛，肾阳虚衰，阳痿宫冷，阴寒水肿，阳虚外感，寒湿痹痛。用法用量：3～15g，先煎，久煎。使用注意：孕妇慎用，不宜与半夏、瓜蒌、瓜蒌子、瓜蒌皮、天花粉、川贝母、浙贝母、平贝母、伊贝母、湖北贝母、白蔹、白及同用。（《中国药典》2020 年版）

[6] 白头翁：为毛茛科植物白头翁的干燥根。性味：苦，寒。归经：归胃、大肠经。功能主治：清热解毒，凉血止痢；主治热毒血痢，阴痒带下。用法用量：9～15g。（《中国药典》2020 年版）

[7] 寄生：即桑寄生，为桑寄生科植物桑寄生的干燥带叶茎枝。性味：苦、甘，平。归经：归肝、肾经。功能主治：祛风湿，补肝肾，强筋骨，安胎元；主治风湿痹痛，腰膝酸软，筋骨无力，崩漏经多，妊娠漏血，胎动不安，头晕目眩。用法用量：9～15g。（《中国药典》2020 年版）

[8] 木通：为木通科植物木通、三叶木通或白木通的干燥藤茎。性味：苦，寒。归经：归心、小肠、膀胱经。功能主治：利尿通淋，清心除烦，通经下乳；主治淋证，水肿，心烦尿赤，口舌生疮，经闭乳少，湿热痹痛。用法用量：3～6g。（《中国药典》2020 年版）《本草害利》云："凡精滑不固，梦遗及阳虚气弱，内无湿热者均忌，妊娠尤忌。"《得配本草》云："肾气虚，心气弱，汗不彻，口舌燥，皆禁用。"

[9] 石膏：为硫酸盐类石膏族矿物石膏。性味：辛、甘，大寒。归经：归胃、肺经。功能主治：清热泻火，除烦止渴；主治外感热病，高热烦渴，肺热喘咳，胃火亢盛，头痛，牙痛。用法用量：15～50g，先煎。（《中国药典》2020 年版）

[10] 甘遂：为大戟科植物甘遂的干燥块根。性味：苦，寒；有毒。归经：归肺、肾、大肠经。功能主治：泻水逐饮，消肿散结；主治水肿胀满，胸腹积水，痰饮积聚，气逆咳喘，二便不利，风痰癫痫，痈肿疮毒。用法用量：0.5～1.5g，炮制后多入丸散用；外用，适量，生用。使用注意：孕妇禁用，

不宜与甘草同用。(《中国药典》2020 年版）

[11] 从容：即肉苁蓉，为列当科植物肉苁蓉或管花肉苁蓉的干燥带鳞叶的肉质茎。性味：甘、咸，温。归经：归肾、大肠经。功能主治：补肾阳，益精血，润肠通便；主治肾阳不足，精血亏虚，阳痿不孕，腰膝酸软，筋骨无力，肠燥便秘。用法用量：6 ~ 10g。(《中国药典》2020 年版）《得配本草》云："忌铜、铁。"《本草蒙筌》云："忌轻铁器，切勿犯之。"

[12] 山药：为薯蓣科植物薯蓣的干燥根茎。性味：甘，平。归经：归脾、肺、肾经。功能主治：补脾养胃、生津益肺、补肾涩精，主治脾虚食少、久泻不止、肺虚喘咳、肾虚遗精、带下、尿频、虚热消渴；麸炒山药补脾健胃，主治脾虚食少、泄泻便溏、白带过多。用法用量：5 ~ 30g。(《中国药典》2020 年版）

（孙景环）

续断令·
万红友出所制药名藏头词视余，辄戏为之

顾贞观

断红兼雨梦，当归[1]身世，等闲蕉鹿[2]。

再枕凉生冰簟滑，石[3]鼎声中幽独。

活[4]火泉甘松[5]涛嫩，乳香[6]候，龙团熟。

地[7]偏丛桂枝[8]阴，又吐丛菊。

花[9]时约过柴桑。白[10]衣寒蚤，休[11]负深杯绿。

青[12]镜流光，看逝水银[13]汉，漂残落木。

瓜[14]蔓连钱，草[15]虫吟细，辛[16]苦惊髀肉。

从容[17]乌兔，丝[18]丝短发难续[19]。

【作者】顾贞观（1637—1714）清代文学家。原名华文，字远平、华峰，亦作华封，号梁汾。明末东林党人顾宪成四世孙。康熙五年举人，擢秘书院典籍。曾馆纳兰相国家，与相国子纳兰性德交契，康熙二十三年致仕，读书终老。贞观工诗文，词名尤著，著有《弹指词》《积书岩集》等。顾贞观与陈维崧、朱彝尊并称明末清初"词家三绝"，同时又与纳兰性德、曹贞吉共享"京华三绝"之誉。

[1]当归：为伞形科植物当归的干燥根。性味：甘、辛，温。归经：归肝、心、脾经。功能主治：补血活血，调经止痛，润肠通便；主治血虚萎黄，眩晕心悸，月经不调，经闭痛经，虚寒腹痛，风湿痹痛，跌仆损伤，痈疽疮疡，肠燥便秘。酒当归活血通经；主治经闭痛经，风湿痹痛，跌仆损伤。用法用量：6～12g。（《中国药典》2020年版）《本草经集注》云："畏葛蒲、海藻、牡蒙。"《本草害利》云："肠胃薄弱，泄泻溏薄及一切脾胃病，恶食不思食及食不消者，并禁用。即在胎前产后亦忌。"

[2]蕉鹿：即鹿角，为鹿角珊瑚科动物鹿角珊瑚群体的骨骼及其共肉（软体部分）。性味：辛，平。功能主治：祛风止痒，解毒，行瘀；主治皮肤瘙痒，白秃，痈疡，产后瘀血内停，石淋。用法用量：内服，研末，0.3～0.6g，或煎汤，15～30g；外用，适量，研末调涂。（《中华本草》）

[3]滑石：为硅酸盐类矿物滑石族滑石。性味：甘、淡，寒。归经：归膀胱、肺、胃经。功能主治：利尿通淋、清热解暑，外用祛湿敛疮；主治热淋、石淋、尿热涩痛、暑湿烦渴、湿热水泻，外治湿疹、湿疮、痱子。用法用量：10～20g，先煎；外用，适量。（《中国药典》2020年版）

[4]独活：为伞形科植物重齿毛当归的干燥根。性味：辛、苦，微温。归经：归肾、膀胱经。功能主治：祛风除湿，通痹止痛；主治风寒湿痹，腰膝疼痛，少阴伏风头痛。用法用量：3～10g。（《中国药典》2020年版）

[5]甘松：为败酱科植物甘松的干燥根及根茎。性味：辛、甘，温。归经：归脾、胃经。功能主治：理气止痛、开郁醒脾，外用祛湿消肿；主治脘腹胀满、食欲不振、呕吐，外用治牙痛、脚气肿毒。用法用量：3～6g；外用，适量，泡汤漱口，或煎汤洗脚，或研末敷患处。（《中国药典》2020年版）

[6]乳香：为橄榄科植物乳香树及同属植物树皮渗出的树脂。分为索马里

乳香和埃塞俄比亚乳香，每种乳香又分为乳香珠和原乳香。性味：辛、苦，温。归经：归心、肝、脾经。功能主治：活血定痛，消肿生肌；主治胸痹心痛，胃脘疼痛，痛经经闭，产后瘀阻，癥瘕腹痛，风湿痹痛，筋脉拘挛，跌打损伤，痈肿疮疡。用法用量：煎汤或入丸、散，3～5g；外用，适量，研末调敷。使用注意：孕妇及胃弱者慎用。（《中国药典》2020年版）

[7]熟地：即熟地黄，为生地黄的炮制加工品。性味：甘，微温。归经：归肝、肾经。功能主治：补血滋阴，益精填髓；主治血虚萎黄，心悸怔忡，月经不调，崩漏下血，肝肾阴虚，腰膝酸软，骨蒸潮热，盗汗遗精，内热消渴，眩晕，耳鸣，须发早白。用法用量：9～15g。（《中国药典》2020年版）《雷公炮炙论》云："勿令犯铜铁器，令人肾消并白髭发、损荣卫也。"《本草从新》云："气郁之人，能窒碍胸膈，用宜斟酌。"《医学入门》云："中满痰盛者慎用。"

[8]桂枝：为樟科植物肉桂的干燥嫩枝。性味：辛、甘，温。归经：归膀胱、心、肺经。功能主治：发汗解肌，温通经脉，助阳化气，平冲降气；主治风寒感冒，脘腹冷痛，血寒经闭，关节痹痛，痰饮，水肿，心悸，奔豚。用法用量：3～10g。使用注意：孕妇慎用。（《中国药典》2020年版）

[9]菊花：为菊科植物菊的干燥头状花序。性味：甘、苦，微寒。归经：归肺、肝经。功能主治：散风清热，平肝明目，清热解毒；主治风热感冒，头痛眩晕，目赤肿痛，眼目昏花，疮痈肿毒。用法用量：5～10g。（《中国药典》2020年版）

[10]桑白：即桑白皮，为桑科植物桑的干燥根皮。性味：甘，寒。归经：肺经。功能主治：泻肺平喘，利水消肿；主治肺热喘咳，水肿胀满尿少，面目肌肤浮肿。用法用量：6～12g。（《中国药典》2020年版）

[11]蚤休：即重楼，为百合科植物云南重楼或七叶一枝花的干燥根茎。性味：苦，微寒；有小毒。归经：归肝经。功能主治：清热解毒，消肿止痛，凉肝定惊；主治疔疮痈肿，咽喉肿痛，蛇虫咬伤，跌仆伤痛，惊风抽搐。用法用量：3～9g；外用，适量，研末调敷。（《中国药典》2020年版）《本草汇言》云："热伤营阴，吐衄血证，忌用之。"《本经逢原》云："元气虚者禁用。"

[12]绿青：为碳酸盐类矿物孔雀石的矿石。性味：酸，寒；有毒。归经：归肝经。功能主治：催吐祛痰，镇惊，敛疮。主风痰壅塞，眩晕昏仆，痰迷

惊痫，疳疮。用法用量：内服，入丸、散，0.5～1g；外用，适量，研末撒或调敷。使用注意：体弱者慎服。(《中华本草》)《本草衍义》云："损心肺。"

[13]水银：为自然元素类液态矿物自然汞，主要从辰砂矿经加工提炼制成。性味：辛，寒；有毒。归经：归心、肝、肾经。功能主治：杀虫，攻毒；主治疥癣，梅毒，恶疮，痔瘘。用法用量：外用，适量，涂擦。使用注意：大毒之品，不宜内服，孕妇禁用；外用亦不可过量或久用，用于溃疡创面时，尤须注意，以免吸收中毒。(《中华本草》)《证类本草》载陈藏器云："人患疮疥，多以水银涂之，性滑重，直入肉，宜慎之。"

[14]木瓜：为蔷薇科植物贴梗海棠的干燥近成熟果实。性味：酸，温。归经：归肝、脾经。功能主治：舒筋活络，和胃化湿；主治湿痹拘挛，腰膝关节酸重疼痛，暑湿吐泻，转筋挛痛，脚气水肿。用法用量：6～9g。(《中国药典》2020年版)《本草害利》云："下部腰膝无力，由于精血虚、真阴不足者不宜用。伤食脾胃未虚、积滞多者，不宜用。"

[15]连钱草：为唇形科植物活血丹的干燥地上部分。归经：归肝、肾、膀胱经。性味：辛、微苦，微寒。功能主治：利湿通淋，清热解毒，散瘀消肿；主治热淋，石淋，湿热黄疸，疮痈肿痛，跌仆损伤。用法用量：15～30g；外用，适量，煎汤洗。(《中国药典》2020年版)

[16]细辛：为马兜铃科植物北细辛、汉城细辛或华细辛的干燥根和根茎。性味：辛，温；有小毒。归经：归肺、肾、心经。功能主治：解表散寒，祛风止痛，通窍，温肺化饮；主治风寒感冒，头痛，牙痛，鼻塞流涕，鼻鼽，鼻渊，风湿痹痛，痰饮喘咳。用法用量：1～3g，散剂每次服0.5～1g；外用，适量。使用注意：不宜与藜芦同用。(《中国药典》2020年版)《本草害利》云："凡病内热及火生炎上，上盛下虚，气虚有汗，血虚头痛，阴虚咳嗽，法皆禁用。"《得配本草》云："风热、阴虚、血虚头痛者，禁用。"

[17]从容：即肉苁蓉，为列当科植物肉苁蓉或管花肉苁蓉的干燥带鳞叶的肉质茎。性味：甘、咸，温。归经：归肾、大肠经。功能主治：补肾阳，益精血，润肠通便；主治肾阳不足，精血亏虚，阳痿不孕，腰膝酸软，筋骨无力，肠燥便秘。用法用量：6～10g。(《中国药典》2020年版)《得配本草》云："忌铜、铁。"《本草蒙筌》云："忌轻铁器，切勿犯之。"

[18]兔丝：即菟丝，为旋花科植物南方菟丝子或菟丝子的干燥成熟种子。

性味：辛、甘，平。归经：归肝、肾、脾经。功能主治：补益肝肾、固精缩尿、安胎，明目、止泻，外用消风祛斑；主治肝肾不足、腰膝酸软、阳痿遗精、遗尿尿频、肾虚胎漏、胎动不安、目昏耳鸣、脾肾虚泻，外治白癜风。用法用量：6～12g；外用，适量。（《中国药典》2020年版）《得配本草》云："孕妇、血崩、阳强、便结、肾脏有火、阴虚火动，六者禁用。"

[19]续断：为川续断科植物川续断的根。性味：苦、辛，微温。归经：归肝、肾经。功能主治：补肝肾、强筋骨、续折伤、止崩漏，主治肝肾不足、腰膝酸软、风湿痹痛、跌仆损伤、筋伤骨折、崩漏、胎漏；酒续断多主治风湿痹痛、跌仆损伤、筋伤骨折；盐续断多主治腰膝酸软。用法用量：9～15g。（《中国药典》2020年版）《得配本草》云："初痢勿用，怒气郁者禁用。"

（孙景环）

药 名 诗

王端履

常山[1]西去一帆通，旭日瞳胧映日红[2]。

听得歌声时断续[3]，蓬窗互说要防风[4]。

薄荷[5]贴水尚平铺，水藻[6]参差绿满湖。

我识渔人无远志[7]，卖来鳖甲[8]醉当垆。

粽缠益智[9]喜开筵，户插菖蒲[10]艾并悬。

节过中天才半夏[11]，螳螂奋斧逞车前[12]。

淡竹[13]环篱境绝尘，藏书百部[14]未全贫。

生平五味[15]都尝遍，且嚼干姜[16]伴细辛[17]。

满地黄[18]花九月初，蚤休[19]陶令爱吾庐。

茱萸[20]插鬓人何在，空抚长松[21]泪满裙。

大儒出处严防己[22]，肯任雌黄[23]道路饥。

王不留行[24]孟子去，漫劳尹士劝当归[25]。

老去射干[26]难贯众[27]，暗室挑灯草决明[28]。

文坛掉鞅车旋覆[29]，少年炬胜[30]总关情。

少妇深堂号郁金[31]，药炉时配紫团参[32]。

年来石斛[33]金钗少，不信花名尚玉簪。

秋高气爽仙人掌[34]，作意凝霜逗白薇[35]。

百尺凌霄[36]盘溢处，晓寒白及[37]未应希。

杞白麻黄[38]已及[39]时，牵牛花[40]放露花滋。

诗才杜若[41]人谁是，谁问青莲[42]也不知。

【作者】王端履，生卒年不详，清藏书家。字福将，号小谷。嘉庆十九年进士，官翰林院庶吉士。父王宗炎，以其"十万卷楼"藏书著名一时，继承家藏书，又将书楼命名为"重论文斋""南野草堂"，其抄本有宋施谔《淳佑临安志》六卷，宋张洪等《朱子读书法》四卷，宋陈模《东宫备览》六卷，宋王令《广陵文集》三十卷、附录一卷，明高儒《百川书志》二十卷等。著有《重论文斋笔录》《绍兴先正遗书》等。

---

[1]常山：为虎耳草科植物常山的干燥根。性味：苦、辛，寒；有毒。归经：归肺、肝、心经。功能主治：涌吐痰涎，截疟；主治痰饮停聚，胸膈痞塞，疟疾。用法用量：5～9g。（《中国药典》2020年版）

[2]映日红：即茜草，为茜草科植物茜草的干燥根和根茎。性味：苦，寒。归经：归肝经。功能主治：凉血，祛瘀，止血，通经；主治吐血，衄血，崩漏，外伤出血，瘀阻经闭，关节痹痛，跌仆肿痛。用法用量：6～10g。（《中国药典》2020年版）

[3]断续：即续断，为川续断科植物川续断的根。性味：苦、辛，微温。

归经：归肝、肾经。功能主治：补肝肾、强筋骨、续折伤、止崩漏，主治肝肾不足、腰膝酸软、风湿痹痛、跌仆损伤、筋伤骨折、崩漏、胎漏；酒续断多主治风湿痹痛、跌仆损伤、筋伤骨折；盐续断多主治腰膝酸软。用法用量：9～15g。(《中国药典》2020年版)《得配本草》云："初痢勿用。怒气郁者禁用。"

[4]防风：为伞形科植物防风的干燥根。性味：辛、甘，微温。归经：归膀胱、肝、脾经。功能主治：祛风解表，胜湿止痛，止痉；主治感冒头痛，风湿痹痛，风疹瘙痒，破伤风。用法用量：5～10g。(《中国药典》2020年版)《本草经集注》云："恶干姜、藜芦、白蔹、芫花。"《本草害利》云："诸病血虚痉急，头痛不因于风寒，溏泄不因于寒湿，二便秘涩，小儿脾虚发搐，慢惊慢脾风，气升作呕，火升发嗽，阴虚盗汗，阳虚自汗等病，法所同忌。"《得配本草》云："元气虚，病不因风湿者禁用。"

[5]薄荷：为唇形科植物薄荷的干燥地上部分。性味：辛，凉。归经：归肺、肝经。功能主治：疏散风热，清利头目，利咽，透疹，疏肝行气；主治风热感冒，风温初起，头痛，目赤，喉痹，口疮，风疹，麻疹，胸胁胀闷。用法用量：3～6g，后下。(《中国药典》2020年版)《增广和剂局方药性总论》云："新病人勿食，令人虚汗不止。"《本经逢原》云："多服久服令人虚冷，瘦弱人多服动消渴病；阴虚发热，咳嗽自汗者勿施。"《本草从新》云："辛香伐气，多服损肺伤心，虚者远之。"

[6]水藻：即海藻，为马尾藻科植物海蒿子或羊栖菜的干燥藻体。前者习称"大叶海藻"，后者习称"小叶海藻"。性味：苦、咸，寒。归经：归肝、胃、肾经。功能主治：消痰软坚散结，利水消肿；主治瘿瘤，瘰疬，睾丸肿痛，痰饮水肿。用法用量：6～12g。使用注意：不宜与甘草同用。(《中国药典》2020年版)

[7]远志：为远志科植物远志或卵叶远志的干燥根。性味：苦、辛，温。归经：归心、肾、肺经。功能主治：安神益智，交通心肾，祛痰，消肿；主治心肾不交引起的失眠多梦、健忘惊悸、神志恍惚，以及咳痰不爽，疮疡肿毒，乳房肿痛。用法用量：3～10g。(《中国药典》2020年版)《本草经集注》云："得茯苓、冬葵子、龙骨良，杀天雄、附子毒，畏真珠、藜芦、蜚蠊、齐蛤。"《证类本草》载《药性论》云："远志畏蛴螬。"

[8] 鳖甲：为鳖科动物中华鳖及山瑞鳖的背甲。性味：咸，微寒。归经：归肝、肾经。功能主治：滋阴潜阳，退热除蒸，软坚散结；主治阴虚发热，骨蒸劳热，阴虚阳亢，头晕目眩，虚风内动，手足瘛疭，经闭，癥瘕，久疟，疟母。用法用量：9～24g，先煎。（《中国药典》2020年版）

[9] 益智：即益智仁，为姜科植物益智的干燥成熟果实。性味：辛，温。归经：归脾、肾经。功能主治：温脾止泻摄涎，暖肾固精缩尿，温脾止泻摄唾；主治肾虚遗尿，小便频数，遗精白浊，脾寒泄泻，腹中冷痛，口多唾涎。用法用量：3～10g。（《中国药典》2020年版）

[10] 菖蒲：即石菖蒲，为天南星科植物石菖蒲的干燥根茎。性味：辛、苦，温。归经：归心、胃经。功能主治：开窍豁痰，醒神益智，化湿开胃；主治神昏癫痫，健忘失眠，耳鸣耳聋，脘痞不饥，噤口下痢。用法用量：3～10g。（《中国药典》2020年版）

[11] 半夏：为天南星科植物半夏的干燥块茎。性味：辛，温；有毒。归经：归脾、胃、肺经。功能主治：燥湿化痰、降逆止呕、消痞散结；主治湿痰寒痰、咳喘痰多、痰饮眩悸、风痰眩晕、痰厥头痛、呕吐反胃、胸脘痞闷、梅核气，外治痈肿痰核。用法用量：内服一般炮制后使用，3～9g；外用，适量，磨汁涂，或研末以酒调敷患处。使用注意：不宜与川乌、制川乌、草乌、制草乌、附子同用；生品内服宜慎。（《中国药典》2020年版）

[12] 车前

①车前子：为车前科植物车前大车前及平车前的干燥成熟种子。性味：甘，寒。归经：归肝、肾、肺、小肠经。功能主治：清热利尿通淋，渗湿止泻，明目，祛痰；主治热淋涩痛，水肿胀满，暑湿泄泻，目赤肿痛，痰热咳嗽。用法用量：9～15g，包煎。（《中国药典》2020年版）

②车前草：为车前科植物车前或平车前的全草。性味：甘，寒。归经：归肝、肾、肺、小肠经。功能主治：清热利尿通淋，祛痰，凉血，解毒；主治热淋涩痛，水肿尿少，暑湿泄泻，痰热咳嗽，吐血衄血，痈肿疮毒。用法用量：9～30g。（《中国药典》2020年版）《本经逢原》云："若虚滑精气不固者禁用。"

[13] 淡竹：即淡竹叶，为禾本科植物淡竹叶的干燥茎叶。性味：甘、淡，寒。归经：归心、胃、小肠经。功能主治：清热泻火，除烦止渴，利尿通淋；主治热病烦渴，小便短赤涩痛，口舌生疮。用法用量：6～10g。（《中国药典》

2020 年版）

[14]百部：为百部科植物直立百部、蔓生百部和对叶百部的干燥块根。性味：甘、苦，微温。归经：归肺经。功能主治：润肺下气止咳、杀虫灭虱，内服主治新久咳嗽、肺痨咳嗽、顿咳，外用治疗头虱、体虱、蛲虫病、阴痒；蜜百部润肺止咳，主治阴虚劳嗽。用法用量：3 ~ 9g；外用，适量，水煎，或酒浸。(《中国药典》2020 年版)《得配本草》云："热嗽，水亏火炎者禁用。"

[15]五味：为木兰科植物五味子的干燥成熟果实，习称"北五味子"。性味：酸、甘，温。归经：归肺、心、肾经。功能主治：收敛固涩，益气生津，补肾宁心；主治久嗽虚喘，梦遗滑精，遗尿尿频，久泻不止，自汗盗汗，津伤口渴，内热消渴，心悸失眠。用法用量：2 ~ 6g。(《中国药典》2020 年版)《景岳全书》云："但感寒初嗽当忌，恐其敛束不散。肝旺吞酸当忌，恐其助木伤土。"《顾松园医镜》云："风邪在表，痧疹初发，一切停饮，及肺家有实热者皆禁。"

[16]干姜：为姜科植物姜的干燥根茎。性味：辛，热。归经：归脾、胃、心、肺经。功能主治：温中散寒，回阳通脉，温肺化饮；主治脘腹冷痛，呕吐泄泻，肢冷脉微，寒饮喘咳。用法用量：3 ~ 10g。(《中国药典》2020 年版)

[17]细辛：为马兜铃科植物北细辛、汉城细辛或华细辛的干燥根和根茎。性味：辛，温；有小毒。归经：归肺、肾、心经。功能主治：解表散寒，祛风止痛，通窍，温肺化饮；主治风寒感冒，头痛，牙痛，鼻塞流涕，鼻鼽，鼻渊，风湿痹痛，痰饮喘咳。用法用量：1 ~ 3g，散剂每次服 0.5 ~ 1g；外用，适量。使用注意：不宜与藜芦同用。(《中国药典》2020 年版)《本草害利》云："凡病内热及火生炎上，上盛下虚，气虚有汗，血虚头痛，阴虚咳嗽，法皆禁用。"《得配本草》云："风热、阴虚、血虚头痛者，禁用。"

[18]地黄：为玄参科植物地黄的新鲜或干燥块根。鲜用；或将地黄缓缓烘焙至约八成干。前者习称"鲜地黄"，后者习称"生地黄"。性味：鲜地黄为甘、苦，寒；生地黄为甘，寒。归经：归心、肝、肾经。功能主治：鲜地黄清热生津、凉血、止血，主治热病伤阴、舌绛烦渴、发斑发疹、吐血、衄血、咽喉肿痛；生地黄可清热凉血、养阴、生津，主治热病舌绛烦渴、阴虚内热、骨蒸劳热、内热消渴、吐血、衄血、发斑发疹。用法用量：鲜地黄为12 ~ 30g；生地黄为 9 ~ 15g。(《中国药典》2020 年版)

[19]蚤休：即重楼，为百合科植物云南重楼或七叶一枝花的干燥根茎。性味：苦，微寒；有小毒。归经：归肝经。功能主治：清热解毒，消肿止痛，凉肝定惊；主治疔疮痈肿，咽喉肿痛，蛇虫咬伤，跌仆伤痛，惊风抽搐。用法用量：3～9g；外用，适量，研末调敷。(《中国药典》2020年版)《本草汇言》云："热伤营阴，吐衄血证，忌用之。"《本经逢原》云："元气虚者禁用。"

[20]茱萸

①山茱萸：为山茱萸科植物山茱萸的干燥成熟果肉。性味：酸、涩，微温。归经：归肝、肾经。功能主治：补益肝肾，涩精固脱；主治眩晕耳鸣，腰膝酸痛，阳痿遗精，遗尿尿频，崩漏带下，大汗虚脱，内热消渴。用法用量：6～12g。(《中国药典》2020年版)

②吴茱萸：为芸香科植物吴茱萸、石虎或疏毛吴茱萸的干燥近成熟果实。性味：辛，苦，热；有小毒。归经：归肝、脾、胃、肾经。功能主治：散寒止痛，降逆止呕，助阳止泻；主治厥阴头痛，寒疝腹痛，寒湿脚气，经行腹痛，脘腹胀痛，呕吐吞酸，五更泄泻。用法用量：2～5g；外用，适量。(《中国药典》2020年版)

[21]长松：为松科植物偃松的枝叶。性味：甘，温；无毒。功能主治：化痰止咳，平喘。主慢性气管炎咳嗽，哮喘。用法用量：内服，煎汤，15～30g；或制成蒸馏液。(《中华本草》)

[22]防己：为防己科植物粉防己的干燥根。性味：苦，寒。归经：归膀胱、肺经。功能主治：祛风止痛，利水消肿；主治风湿痹痛，水肿脚气，小便不利，湿疹疮毒。用法与用量：5～10g。(《中国药典》2020年版)

[23]雌黄：为硫化物类矿物雌黄的矿石。采挖后，除去杂石、泥土。性味：辛，平；有毒。功能主治：燥湿，杀虫，解毒；主治疥癣，恶疮，蛇虫咬伤，癫痫，寒痰咳喘，虫积腹痛。用法用量：内服，入丸、散，每次0.15～0.3g；外用，适量，研末调敷，或制膏涂。使用注意：阴亏血虚及孕妇禁服。(《中华本草》)《得配本草》云雌黄"入肝经阴分"。

[24]王不留行：为石竹科植物麦蓝菜的干燥成熟种子。性味：苦，平。归经：归肝，肾经。功能主治：活血通经，下乳消肿，利尿通淋；主治经闭，痛经，乳汁不下，乳痈肿痛，淋证涩痛。用法用量：5～10g。使用注意：孕妇慎用。(《中国药典》2020年版)

[25]当归：为伞形科植物当归的干燥根。性味：甘、辛，温。归经：归肝、心、脾经。功能主治：补血活血、调经止痛、润肠通便，主治血虚萎黄、眩晕心悸、月经不调、经闭痛经、虚寒腹痛、风湿痹痛、跌仆损伤、痈疽疮疡、肠燥便秘；酒当归活血通经，主治经闭痛经、风湿痹痛、跌仆损伤。用法用量：6～12g。（《中国药典》2020年版）《本草经集注》云："畏菖蒲、海藻、牡蒙。"《本草害利》云："肠胃薄弱，泄泻溏薄及一切脾胃病，恶食不思食及食不消者，并禁用。即在胎前产后亦忌。"

[26]射干：为鸢尾科植物射干的干燥根茎。性味：苦，寒。归经：归肺经。功能主治：清热解毒，消痰，利咽；主治热毒痰火郁结，咽喉肿痛，痰涎壅盛，咳嗽气喘。用法用量：3～10g。（《中国药典》2020年版）

[27]贯众：即绵马贯众，为鳞毛蕨科植物粗茎鳞毛蕨的干燥根茎和叶柄残基。性味：苦，微寒；有小毒。归经：归肝、胃经。功能主治：清热解毒驱虫；主治虫积腹痛，疮疡。用法用量：4.5～9g。（《中国药典》2020年版）

[28]草决明：即决明子，为豆科植物钝叶决明或决明（小决明）的干燥成熟种子。性味：甘、咸、苦，微寒。归经：归肝、大肠经。功能主治：清热明目，润肠通便；主治目赤涩痛，羞明多泪，头痛眩晕，目暗不明，大便秘结。用法用量：9～15g。（《中国药典》2020年版）《本草经集注》云："蓍实为之使。恶大麻子。"

[29]旋覆：即旋覆花，为菊科植物旋覆花或欧亚旋覆花的干燥头状花序。性味：苦、辛、咸，微温。归经：归肺、脾、胃、大肠经。功能主治：降气，消痰，行水，止呕；主治风寒咳嗽，痰饮蓄结，胸膈痞满，喘咳痰多，呕吐噫气，心下痞硬。用法用量：3～9g，包煎。（《中国药典》2020年版）

[30]炬胜：即巨胜，别名胡麻、油麻、黑芝麻，为脂麻科植物脂麻的干燥成熟种子。性味：甘，平。归经：归肝、肾、大肠经。功能主治：补肝肾，益精血，润肠燥；主治精血亏虚，头晕眼花，耳鸣耳聋，须发早白，病后脱发，肠燥便秘。用法用量：9～15g。（《中国药典》2020年版）

[31]郁金：为姜科植物温郁金、姜黄、广西莪术或蓬莪术的干燥块根。性味：辛、苦，寒。归经：归肝、心、肺经。功能主治：活血止痛，行气解郁，清心凉血，利胆退黄；主治胸胁刺痛，胸痹心痛，经闭痛经，乳房胀痛，热病神昏，癫痫发狂，血热吐衄，黄疸尿赤。用法用量：3～10g。注意不宜与

丁香、母丁香同用。(《中国药典》2020 年版)

[32]紫参:即拳参,为蓼科植物拳参或耳叶蓼的根茎。性味:苦,微寒;有小毒。归经:归肺、肝、大肠经。功能主治:清热利湿,凉血止血,解毒散结;主治肺热咳嗽,热病惊痫,赤痢,热泻,吐血,衄血,痔疮出血,痈肿疮毒。用法用量:内服,煎汤,3 ~ 12g,或入丸、散;外用,适量,捣敷,或煎水含漱、熏洗。使用注意:无实火热者不宜用,阴疽患者禁服。(《中华本草》)

[33]石斛:为兰科植物金钗石斛、霍山石斛、鼓槌石斛或流苏石斛的栽培品及其同属植物近似种的新鲜或干燥茎。性味:甘,微寒。归经:归胃、肾经。功能主治:益胃生津,滋阴清热;主治热病津伤,口干烦渴,胃阴不足,食少干呕,病后虚热不退,阴虚火旺,骨蒸劳热,目暗不明,筋骨痿软。用法用量:6 ~ 12g(鲜品 15 ~ 30g)。(《中国药典》2020 年版)

[34]仙人掌:为仙人掌科植物仙人掌及绿仙人掌的根及茎。性味:苦,寒。归经:归肺、胃、大肠三经。功能主治:行气活血,凉血止血,解毒消肿;主治胃痛,痞块,痢疾,喉痛,肺热咳嗽,肺痨咯血,吐血,痔血,疮疡疔疖,乳痈,作腮,癣疾,蛇虫咬伤,烫伤,冻伤。用法用量:内服,煎汤,10 ~ 30g,或焙干研末,3 ~ 6g;外用,适量,鲜品捣敷。(《中华本草》)

[35]白薇:为萝藦科植物白薇或蔓生白薇的干燥根和根茎。性味:苦、咸,寒。归经:归胃、肝、肾经。功能主治:清热凉血,利尿通淋,解毒疗疮;主治温邪伤营发热,阴虚发热,骨蒸劳热,产后血虚发热,热淋,血淋,痈疽肿毒。用法用量:5 ~ 10g。(《中国药典》2020 年版)

[36]凌霄:即凌霄花,为紫葳科植物凌霄或美洲凌霄的干燥花。性味:甘、酸,寒。归经:归肝、心包经。功能主治:活血通经,凉血祛风;主治月经不调,经闭癥瘕,产后乳肿,风疹发红,皮肤瘙痒,痤疮。用法用量:5 ~ 9g。使用注意:孕妇慎用。(《中国药典》2020 年版)

[37]白及:为兰科植物白及的干燥块茎。性味:苦、甘、涩,微寒。归经:归肺、胃、肝经。功能主治:收敛止血,消肿生肌;主治咯血,吐血,外伤出血,疮疡肿毒,皮肤皲裂。用法用量:6 ~ 15g,或研末吞服 3 ~ 6g;外用,适量。使用注意:不宜与川乌、制川乌、草乌、制草乌、附子同用。(《中国药典》2020 年版)

[38]麻黄:为麻黄科植物草麻黄、木贼麻黄或中麻黄的干燥草质茎。性

味：辛、微苦，温。归经：归肺、膀胱经。功能主治：发汗散寒、宣肺平喘、利水消肿，主治风寒感冒、胸闷喘咳、风水浮肿；蜜麻黄润肺止咳，多主治表证已解的气喘咳嗽。用法用量：2～10g。（《中国药典》2020年版）

[39]已及：即及己，为金粟兰科植物及己的根。性味：苦，平；有毒。归经：归肝经。功能主治：活血散瘀，祛风止痛，解毒杀虫；主治跌打损伤，骨折，经闭，风湿痹痛，疔疮疖肿，疥癣，皮肤瘙痒，毒蛇咬伤。用法用量：外用，适量，捣敷，或煎水熏洗；内服，煎汤，1.5～3g，或泡酒，或入丸，散。（《中华本草》）

[40]牵牛花：《增广和剂局方药性总论》载牵牛花："味苦，寒；有毒。主下气，疗脚满水肿，除风毒，利小便。《药性论》云：使。味有小毒。治痃癖气块，利大小便，除水气虚肿，落胎。《日华子》云：味苦。得青木香、干姜，良。取腰痛，下冷脓，泻蛊毒药，并一切气壅滞。"

[41]杜若：竹叶莲的别名，为鸭跖草科植物竹叶花的根茎和全草。性味：微苦，凉。功能主治：清热利尿，解毒消肿；主治小便黄赤，热淋，疔痈疖肿，蛇虫咬伤。用法用量：内服，煎汤，6～12g；外用，适量，捣敷。（《中华本草》）

[42]青莲：青天葵的别名，为兰科植物毛唇芋兰的块茎和全草。性味：甘，凉。功能主治：润肺止咳，清热解毒，散瘀止痛；主治肺痨咯血，肺热咳嗽，口腔炎，咽喉肿痛、瘰疬，疮疡肿毒，跌打损伤。用法用量：内服，煎汤，9～15g；外用，适量，捣敷。（《中华本草》）

（孙景环）

浣溪沙·集药名

叶璧华

满地繁花粉[1]坠红。单衣小立暗防风[2]。

丁香[3]热罢启熏笼。

祇事郎君怀远志[4]，首乌[5]容易白头翁[6]。

当归^[7]时节忆天冬^[8]。

【作者】叶璧华（1841—1915），字润生，别字婉仙，客家人，自号古香阁主人。是清末民初岭东著名女诗人、教育家。与范荑香、黎玉贞被誉为"岭东三大女诗人""粤东三大女诗人"或"岭南三大女诗人"。叶璧华擅长诗词文赋，生前结集为《古香阁集》。黄遵宪为之作序，丘逢甲、叶衍兰等名流称扬，名闻一时。近代爱国诗人丘逢甲为其《古香阁集》题诗赞道："滴粉搓酥绮意新，溶溶梅水写丰神；桐花阁外论词笔，更缵香阁作替人。"

---

[1] 花粉：即天花粉，为葫芦科植物栝楼或双边栝楼的干燥根。性味：甘、微苦，微寒。归经：归肺、胃经。功能主治：清热泻火，生津止渴，消肿排脓；主治热病烦渴，肺热燥咳，内热消渴，疮疡肿毒。用法用量：10 ～ 15g。使用注意：脾胃虚寒大便滑泄者忌服。(《中国药典》2020 年版)《得配本草》云："胃虚湿痰，亡阳作渴，病在表者，禁用。"《本经逢原》云："凡痰饮色白清稀者，皆当忌用。"

[2] 防风：为伞形科植物防风的干燥根。性味：辛、甘，微温。归经：归膀胱、肝、脾经。功能主治：祛风解表，胜湿止痛，止痉；主治感冒头痛，风湿痹痛，风疹瘙痒，破伤风。用法用量：5 ～ 10g。(《中国药典》2020 年版)《本草经集注》云："恶干姜、藜芦、白蔹、芫花。"《本草害利》云："诸病血虚痉急，头痛不因于风寒，溏泄不因于寒湿，二便秘涩，小儿脾虚发搐，慢惊慢脾风，气升作呕，火升发嗽，阴虚盗汗，阳虚自汗等病，法所同忌。"《得配本草》云："元气虚，病不因风湿者禁用。"

[3] 丁香：为桃金娘科植物丁香的干燥花蕾。性味：辛，温。归经：归脾、胃、肺、肾经。功能主治：温中降逆，补肾助阳；主治脾胃虚寒，呃逆呕吐，食少吐泻，心腹冷痛，肾虚阳痿。用法用量：1 ～ 3g，内服；或研末外敷。使用注意：不宜与郁金同用。(《中国药典》2020 年版)

[4] 远志：为远志科植物远志或卵叶远志的干燥根。性味：苦、辛，温。归经：归心、肾、肺经。功能主治：安神益智，交通心肾，祛痰，消肿；主

治心肾不交引起的失眠多梦、健忘惊悸、神志恍惚，以及咳痰不爽，疮疡肿毒，乳房肿痛。用法用量：3 ～ 10g。（《中国药典》2020 年版）《本草经集注》云："得茯苓、冬葵子、龙骨良，杀天雄、附子毒，畏真珠、藜芦、蜚蠊、齐蛤。"《证类本草》载《药性论》云："远志畏蛴螬。"

[5] 首乌：即何首乌，为蓼科植物何首乌的干燥块根。性味：苦、甘、涩，微温。归经：归肝、心、肾经。功能主治：解毒，消痈，截疟，润肠通便；主治疮痈，瘰疬，风疹瘙痒，久疟体虚，肠燥便秘。用法用量：3 ～ 6g。（《中国药典》2020 年版）

[6] 白头翁：为毛茛科植物白头翁的干燥根。性味：苦，寒。归经：归胃、大肠经。功能主治：清热解毒，凉血止痢；主治热毒血痢，阴痒带下。用法用量：9 ～ 15g。（《中国药典》2020 年版）

[7] 当归：为伞形科植物当归的干燥根。性味：甘、辛，温。归经：归肝、心、脾经。功能主治：补血活血、调经止痛、润肠通便，主治血虚萎黄、眩晕心悸、月经不调、经闭痛经、虚寒腹痛、风湿痹痛、跌仆损伤、痈疽疮疡、肠燥便秘；酒当归活血通经，主治经闭痛经、风湿痹痛、跌仆损伤。用法用量：6 ～ 12g。（《中国药典》2020 年版）《本草经集注》云："畏菖蒲、海藻、牡蒙。"《本草害利》云："肠胃薄弱，泄泻溏薄及一切脾胃病，恶食不思食及食不消者，并禁用。即在胎前产后亦忌。"

[8] 天冬：又名天门冬，为百合科植物天冬的干燥块根。性味：甘、苦，寒。归经：归肺、肾经。功能主治：养阴润燥，清肺生津；主治肺燥干咳，顿咳痰黏，腰膝酸痛，骨蒸潮热，内热消渴，热病津伤，咽干口渴，肠燥便秘。用法用量：6 ～ 12g。（《中国药典》2020 年版）

（孙景环）

夏初临·药名闺怨，和周羽步

范　姝

竹叶[1]低斟，相思[2]无限，车前[3]细问归期。

织女牵牛[4]，天河水界东西。

比似寄生[5]天上。胜孤身、独活[6]空闺。

人言[7]郎去，合欢[8]不远，半夏[9]当归[10]。

徘徊郁金[11]堂北，玳瑁[12]床西。

香烧龙麝[13]，窗饰文犀[14]。

稿本[15]拈来，缃囊故纸[16]留题。

五味[17]慵调，恹恹病、没药[18]能医。

从容[19]待，乌头[20]变白，枯柳生稊[21]。

【作者】范姝，清代女诗人。字洛仙，如皋人，诗人范献重侄女，同邑诸生李延公妻。有《贯月舫集》问世。

---

[1]竹叶：带竹叶的药名有很多，竹叶兰、竹叶莲、竹叶防风、竹叶蕉、竹叶菜等。其中，最常见的是淡竹叶，其为禾本科植物淡竹的干燥叶。性味：甘、淡，寒。归经：归心、胃、小肠经。功能主治：清热泻火，除烦止渴，利尿通淋；主治热病烦渴，小便短赤涩痛，口舌生疮。用法用量：6～10g。（《中国药典》2020年版）

[2]相思：对应的中药为相思子，别称红豆。相思子为豆科植物相思子的成熟种子。性味：苦、辛，平；有大毒。功能主治：清热解毒，祛痰，杀虫；主治痈疮，腮腺炎，疥癣，风湿骨痛。用法用量：外用，适量，研末调敷，或煎水洗，或熬膏涂。（《中华本草》）

[3]车前

①车前子：为车前科植物车前大车前及平车前的干燥成熟种子。性味：甘，寒。归经：归肝、肾、肺、小肠经。功能主治：清热利尿通淋，渗湿止泻，明目，祛痰；主治热淋涩痛，水肿胀满，暑湿泄泻，目赤肿痛，痰热咳嗽。用法用量：9～15g，包煎。（《中国药典》2020年版）

②车前草：为车前科植物车前或平车前的全草。性味：甘，寒。归经：归肝、肾、肺、小肠经。功能主治：清热利尿通淋，祛痰，凉血，解毒；主治热淋涩痛，水肿尿少，暑湿泄泻，痰热咳嗽，吐血衄血，痈肿疮毒。用法用量：9～30g。(《中国药典》2020年版)《本经逢原》云："若虚滑精气不固者禁用。"

[4]牵牛：即牵牛子，为旋花科植物裂叶牵牛或圆叶牵牛的干燥成熟种子。性味：苦，寒；有毒。归经：归肺、肾、大肠经。功能主治：泻水通便，消痰涤饮，杀虫攻积；主治水肿胀满，二便不通，痰饮积聚，气逆喘咳，虫积腹痛。用法用量：3～6g；入丸、散服，每次1.5～3g。使用注意：孕妇禁用，不宜与巴豆、巴豆霜同用。(《中国药典》2020年版)

[5]寄生：即桑寄生，为桑寄生科植物桑寄生的干燥带叶茎枝。性味：苦、甘，平。归经：归肝、肾经。功能主治：祛风湿，补肝肾，强筋骨，安胎元；主治风湿痹痛，腰膝酸软，筋骨无力，崩漏经多，妊娠漏血，胎动不安，头晕目眩。用法用量：9～15g。(《中国药典》2020年版)

[6]独活：为伞形科植物重齿毛当归的干燥根。性味：辛、苦，微温。归经：归肾、膀胱经。功能主治：祛风除湿，通痹止痛；主治风寒湿痹，腰膝疼痛，少阴伏风头痛。用法用量：3～10g。(《中国药典》2020年版)

[7]人言：即砒石，为氧化物类矿物砷华，或硫化物类矿物毒砂、雄黄、雌黄经加工制成的三氧化二砷。性味：辛、酸，热；有大毒。归经：归肺、脾、胃、大肠经。功能主治：蚀疮去腐，杀虫，祛痰定喘，截疟；主治痔疮，瘰疬，溃疡腐肉不脱，走马牙疳，顽癣，寒痰哮喘，疟疾。用法用量：外用，适量，研末撒，或调敷；内服，入丸、散，每次1～3mg。使用注意：用时宜慎，体虚及孕妇、哺乳妇女禁服，肝肾功能损害者禁服；应严格控制剂量，单用要加赋形剂；外敷面积不宜过大，注意防止中毒。(《中华本草》)

[8]合欢：即合欢花，为豆科植物合欢的干燥花序或花蕾。性味：甘，平。归经：归心、肝经。功能主治：解郁安神；主治心神不安，忧郁失眠。用法用量：5～10g。(《中国药典》2020年版)

[9]半夏：为天南星科植物半夏的干燥块茎。性味：辛，温；有毒。归经：归脾、胃、肺经。功能主治：燥湿化痰、降逆止呕、消痞散结，主治湿痰寒痰、咳喘痰多、痰饮眩悸、风痰眩晕、痰厥头痛、呕吐反胃、胸脘痞闷、梅核气；外治痈肿痰核。用法用量：内服一般炮制后使用，3～9g；外用，适

量，磨汁涂，或研末以酒调敷患处。使用注意：不宜与川乌、制川乌、草乌、制草乌、附子同用，生品内服宜慎。(《中国药典》2020年版）

[10]当归：为伞形科植物当归的干燥根。性味：甘、辛，温。归经：归肝、心、脾经。功能主治：补血活血，调经止痛，润肠通便；主治血虚萎黄，眩晕心悸，月经不调，经闭痛经，虚寒腹痛，风湿痹痛，跌仆损伤，痈疽疮疡，肠燥便秘。酒当归活血通经；主治经闭痛经，风湿痹痛，跌仆损伤。用法用量：6～12g。(《中国药典》2020年版《本草经集注》云："畏菖蒲、海藻、牡蒙。"《本草害利》云："肠胃薄弱，泄泻溏薄及一切脾胃病，恶食不思食及食不消者，并禁用。即在胎前产后亦忌。"

[11]郁金：为姜科植物温郁金、姜黄、广西莪术或蓬莪术的干燥块根。性味：辛、苦，寒。归经：归肝、心、肺经。功能主治：活血止痛，行气解郁，清心凉血，利胆退黄；主治胸胁刺痛，胸痹心痛，经闭痛经，乳房胀痛，热病神昏，癫痫发狂，血热吐衄，黄疸尿赤。用法用量：3～10g。使用注意：不宜与丁香、母丁香同用。(《中国药典》2020年版）

[12]玳瑁：为海龟科动物玳瑁的背甲。性味：甘、咸，寒。归经：归心、肝经。功能主治：平肝定惊，清热解毒。主治热病高热，神昏谵语抽搐，小儿惊痫，眩晕，心烦失眠，痈肿疮毒。用法用量：内服煎汤，9～15g，或磨汁，亦可入丸、散；外用，适量，研末调涂。使用注意：虚寒证无火毒者禁服。(《中华本草》)

[13]麝：即麝香，为鹿科动物林麝、马麝或原麝成熟雄体香囊中的干燥分泌物。性味：辛，温。归经：归心、脾经。功能主治：开窍醒神，活血通经，消肿止痛；主治热病神昏，中风痰厥，气郁暴厥，中恶昏迷，经闭，癥瘕，难产死胎，胸痹心痛，心腹暴痛，跌仆伤痛，痹痛麻木，痈肿瘰疬，咽喉肿痛。用法用量：0.03～0.1g，多入丸散用；外用，适量。使用注意：孕妇禁用。(《中国药典》2020年版）

[14]文犀：即犀角，为犀科动物印度犀、爪哇犀、苏门犀黑犀及白犀等的角。性味：苦、酸、咸，寒。归经：归心、肝经。功能主治：清热凉血，解毒定惊；主治烦躁惊狂，热病神昏谵语，斑疹，血热妄行，吐血，衄血，下血，痈疽肿毒，丹毒等。用法用量：内服，磨汁或研末，1.5～3g，或煎汤，2.5～10g，或入丸、散；外用，磨汁涂。(《全国中草药汇编》)《雷公炮炙论》云："妇人有妊

勿服，能消胎气.”《本草纲目》载：“升麻为之使。恶雷丸、藋菌、乌头、乌喙。”

[15]稿本：即藁本，为伞形科藁本属植物藁本或辽藁本的干燥根茎和根。性味：辛，温。归经：归膀胱经。功能主治：祛风，散寒，除湿，止痛；主治风寒感冒，颠顶疼痛，风湿痹痛。用法用量：3～10g。(《中国药典》2020年版）

[16]故纸：又名补骨脂，为豆科植物补骨脂的干燥成熟果实。性味：辛、苦，温。归经：归肾、脾经。功能主治：温肾助阳、纳气平喘、温脾止泻，外用消风祛斑；主治肾阳不足、阳痿遗精、遗尿尿频、腰膝冷痛、肾虚作喘、五更泄泻，外用治白癜风、斑秃。用法用量：6～10g；外用20%～30%酊剂涂患处。(《中国药典》2020年版)《本草害利》云：“凡病阴虚火动，阳道妄举，梦遗尿血，小便短涩及目赤口苦舌干，大便燥结，内热作渴，火升目赤，易饥嘈杂，湿热成痿，以致骨乏无力者，皆忌服。”

[17]五味：即五味子，为木兰科植物五味子的干燥成熟果实，习称“北五味子”。性味：酸、甘，温。归经：归肺、心、肾经。功能主治：收敛固涩，益气生津，补肾宁心；主治久嗽虚喘，梦遗滑精，遗尿尿频，久泻不止，自汗盗汗，津伤口渴，内热消渴，心悸失眠。用法用量：2～6g。(《中国药典》2020年版)《景岳全书》云：“但感寒初嗽当忌，恐其敛束不散。肝旺吞酸当忌，恐其助木伤土。”《顾松园医镜》云：“风邪在表，痧疹初发，一切停饮，及肺家有实热者皆禁。”

[18]没药：为橄榄科植物地丁树或哈地丁树的干燥树脂。性味：辛、苦，平。归经：归心、肝、脾经。功能主治：散瘀定痛，消肿生肌；主治胸痹心痛，胃脘疼痛，痛经经闭，产后瘀阻，癥瘕腹痛，风湿痹痛，跌打损伤，痈肿疮疡。用法用量：3～5g，炮制去油，多入丸散用。使用注意：孕妇及胃弱者慎用。(《中国药典》2020年版)《顾松园医镜》云：“凡胸腹胁肋骨节筋痛，不由血瘀，而因于血虚者忌之。”

[19]从容：即肉苁蓉，为列当科植物肉苁蓉或管花肉苁蓉的干燥带鳞叶的肉质茎。性味：甘、咸，温。归经：归肾、大肠经。功能主治：补肾阳，益精血，润肠通便；主治肾阳不足，精血亏虚，阳痿不孕，腰膝酸软，筋骨无力，肠燥便秘。用法用量：6～10g。(《中国药典》2020年版)《得配本草》云：“忌铜、铁。”《本草蒙筌》云：“忌轻铁器，切勿犯之。”

[20]乌头：为毛茛科乌头属草植物。

①川乌：为毛茛科植物乌头的干燥母根。性味：辛、苦，热；有大毒。归经：归心、肝、脾、肾经。功能主治：祛风除湿，温经止痛；主治风寒湿痹，关节疼痛，心腹冷痛，寒疝作痛，并可用于麻醉止痛。用法用量：一般炮制后用。使用注意：生品内服宜慎，孕妇禁用，不宜与半夏、瓜蒌、瓜蒌子、瓜蒌皮、天花粉、川贝母、浙贝母、平贝母、伊贝母、湖北贝母、白蔹、白及同用。(《中国药典》2020年版)

②附子：为毛茛科植物乌头的子根的加工品。性味：辛、甘，大热；有毒。归经：归心、肾、脾经。功能主治：回阳救逆，补火助阳，散寒止痛；主治亡阳虚脱，肢冷脉微，心阳不足，胸痹心痛，虚寒吐泻，脘腹冷痛，肾阳虚衰，阳痿宫冷，阴寒水肿，阳虚外感，寒湿痹痛。用法用量：3 ~ 15g，先煎，久煎。使用注意：孕妇慎用，不宜与半夏、瓜蒌、瓜蒌子、瓜蒌皮、天花粉、川贝母、浙贝母、平贝母、伊贝母、湖北贝母、白蔹、白及同用。(《中国药典》2020年版)

[21]生秭：即生地黄，为玄参科植物地黄的新鲜或干燥块根。鲜用；或将地黄缓缓烘焙至约八成干。前者习称"鲜地黄"，后者习称"生地黄"。性味：鲜地黄为甘、苦，寒；生地黄为甘，寒。归经：归心、肝、肾经。功能主治：鲜地黄清热生津、凉血、止血，主治热病伤阴、舌绛烦渴、发斑发疹、吐血、衄血、咽喉肿痛；生地黄清热凉血、养阴、生津，主治热病舌绛烦渴、阴虚内热、骨蒸劳热、内热消渴、吐血、衄血、发斑发疹。用法用量：鲜地黄为12 ~ 30g；生地黄为9 ~ 15g。(《中国药典》2020年版)

（孙景环）

参考书目

[1] 彭定求. 全唐诗 [M]. 北京：中华书局，2018.

[2] 唐圭璋. 全宋词 [M]. 北京：中华书局，1999 年.

[3] 逯钦立. 先秦汉魏晋南北朝诗 [M]. 北京：中华书局，2024.

[4] 北京大学古文献研究所. 全宋诗 [M]. 北京：北京大学出版社，2019.

[5] 阎凤梧，康金声. 全辽金诗 [M]. 太原：山西古籍出版社，2013.

[6] 杨镰. 全元诗 [M]. 北京：中华书局，2013.

[7] 徐征. 全元曲 [M]. 石家庄：河北教育出版社，1998.

[8] 章培恒. 全明诗：第 3 册 [M]. 上海：上海古籍出版社，1994.

[9] 福建师范大学中文系古典文学教研室. 清诗选 [M]. 北京：人民文学出版社，
2009.

[10] 国家中医药管理局编委会. 中华本草 [M]. 上海：上海科学技术出版社，1999.

[11] 江苏新医学院. 中药大辞典 [M]. 上海：上海科学技术出版社，2003.

[12] 王国强. 全国中草药汇编：第 3 版 [M]. 上海：上海科学技术出版社，2014.

[13] 国家药典委员会. 中华人民共和国药典：2020 年版一部 [M]. 北京：中国医药
科技出版社，2020.

[14] 孔文仲，孔武仲，孔平仲. 清江三孔集 [M]. 济南：齐鲁书社，2002.

[15] 吴承恩. 西游记 [M]. 北京：人民文学出版社，2010.